# ¡GESUNDHEIT!

# ¡GESUNDHEIT!

**Por la buena salud del individuo,
el sistema médico, y la sociedad
a través de servicios médicos,
terapias complementarias,
humor y alegría**

## PATCH ADAMS, M.D.
### con Maureen Mylander

**Traducción por Christopher Jones**

Inner Traditions en Español
Rochester, Vermont • Toronto, Canada

Inner Traditions en Español
One Park Street
Rochester, Vermont 05767 USA
www.InnerTraditions.com

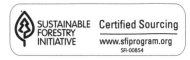

El stock de texto está SFI certificado

Inner Traditions en Español es una división de Inner Traditions International

Titulo original: *Gesundheit! Bringing Good Health to You, the Medical System, and Society through Physician Service, Complementary Therapies, Humor, and Joy* publicado por Healing Arts Press, sección de Inner Traditions International

**Nota para el lector:** La intención de este libro es ser sólo una guía informativa. Los remedios, enfoques y técnicas descritos aquí, tienen el propósito de complementar y no ser un sustituto de un cuidado médico profesional o un tratamiento. No deberán usarse para tratar alguna enfermedad seria, sin previa consulta con un profesional calificado en el cuidado de la salud.

ISBN 978-159477-369-3

Impreso y encuadernado en los Estados Unidos por Lake Book Manufacturing
El stock de texto está SFI certificado.

10 9 8 7 6 5 4 3 2 1

Este libro fue compuesto en Garamond Premier Pro con Kabel como la pantalla tipo de letra

Página 27: Patch con regadera. Foto por Ben Stechschulte.
Página 119: Patch con los niños. Foto por Ben Stechschulte.
Paginas 168, 169: Exterior, entrada, y planta de Gesundheit Hospital. Ilustraciones de Dave Sellers
Artículos 171, 172, 173: oftalmología, oído, y equipo hospitalario. Ilustraciones de John Connell. E-mail: connell@madriver.com

# Dedicación

*Para Anna Hunter, mi mamá, quien me dio la base para todo lo que me gusta de mí mismo.*

*Para Linda, que estaba allí desde el principio, trabajando duro por el sueño y tenia la tenacidad para hacer frente a veintiséis años conmigo, y J. J., Gareth, Kathy, Blair, y Heidi, sin cuya dedicación y ayuda, este sueño nunca habría ocurrido.*

# Contenido

# Prefacio
## del editor

Cuando los Universal Studios expresaron su interés en hacer una película sobre Patch Adams y ¡Gesundheit! todos en Healing Arts Press fueron entusiasmados. Del momento cuando el manuscrito de ¡Gesundheit! llego en nuestras oficinas, fuimos convertidos en ávidos fanáticos de Patch y su banda de curandero-payasos, y del espíritu verdadero de la vida y el amor que ponen en su trabajo. Su visión inspiradora de una clase diferente de la medicina y su creencia inquebrantable en un sueño que muchos cortos de vista han llamado "imposible" ha ganado respeto y admiración, no sólo entre nosotros, sino entre todo el mundo. Es un testimonio a la convencimiento de Patch y la determinación tenaz que nunca ha abandonado su búsqueda, y que sigue ayudando a curar a la gente y, así como para creer que su sueño de un nuevo paradigma de tratamiento médico, un hospital libre —se convertirá pronto en la realidad.

En diciembre de 1998, Universal Studios está lanzando una versión cinematográfica de la vida de Patch, protagonizada por Robin Williams, con lo que esta importante historia llegara a un público internacional. Parece lógico que un actor de tales talentos cómicos y dramáticos como Williams debería ser elegido para representar a Patch. Es fácil ver a estos dos hombres como espíritus comunes, dos individuos consagrados con la habilidad de hacernos reír y que enriquecen el mundo alrededor de ellos a través de la expresión generosa de sus talentos.

Miles de lectores se han movido por la historia de la vida y el trabajo de Patch y su sueño de construir un hospital que utiliza la risa como una forma de medicina, el amor como su moneda, y la confianza y la aceptación como los ladrillos mismos de sus cimientos. Nosotros en Healing Arts Press esperan que esta película y el nuevo reclamo que da a la historia del ¡Gesundheit! actuara como el catalizador que finalmente lleva a Patch y sus amigos el apoyo, el reconocimiento y el éxito que se merecen.

# Prólogo

Falta de autenticidad es nuestra forma moderna de la peste: mata la vida.

La esencia humana de las relaciones fundamentales es oscurecida por los procedimientos, la tecnología, y reglamentos. Fragmentos de sonido de ocho segundos dominan la política; nuestras familias están en el foco de la justicia que se afirma el derecho del niño al divorcio de sus padres; un estudiante MIT noruego esta asesinado a puñetazos por un trío de estudiantes de secundaria que buscaban emoción. Estamos fuera de contacto con las raíces históricas que dan sentido de nuestras vidas.

De este modo, estamos fuera de contacto con lo que nos da sentido, en nuestro sistema sanitario. En un momento de nuestra historia cuando el poder de la tecnología hace posible intervenciones jamás soñadas en las enfermedades de la humanidad, la relación entre el médico y el paciente se ha convertido en un campo de batalla. La desconfianza y la falta de respeto prevalecen donde la alianza y la intimidad son imprescindibles. Lo que nosotros —los médicos— hemos perdido en este proceso es casi demasiado para reconocer: los sueños que nos guiaron en una profesión que combina la diligencia hipocrática con la obligación samaritana.

La persona de Patch Adams es una llamada de atención poco usual para nosotros. Poco después de conocerlo, me di cuenta de que este payaso era muy serio. Sus bobadas tienen todo el poder del buen humor: para revelarnos lo que nos hemos convertido y hacerlo en un ambiente de buen humor que nos permite comprender.

En este libro, Patch nos devuelve lo que hemos olvidado:

- Que todos somos seres humanos y como tales habitamos nuestras propias historias y las tradiciones históricas que hacen de cada uno de nosotros un ser único, no sólo un "caso". De hecho, no solo las tradiciones de cada paciente se encuentran en la singularidad de este momento, que seguramente merezcan ser escuchadas y saboreadas, pero además forman una parte integrante de la generación del sufrimiento y la curación de este ser humano en particular. Escuchar, no sólo oír, es central. El payaso, dice, "cuando nos dimos por vencidos a domicilio, rendimos nuestro oro."

- Que, el médico y el paciente tienen una mejor oportunidad de lograr el éxito a través de los momentos más oscuros de la vida como pareja, no en las funciones jerárquicas. Basta ya de la bata blanca, y los equipos de personal de la casa cayendo a la cama para hablar de la "vesícula biliar" que fue ingresado anoche. El payaso se presenta a su paciente conduciendo un monociclo.

- Que la vida misma es más grande que la enfermedad, diagnóstico, tratamiento, o mecanismo de la enfermedad. Un momento de la risa, un paseo por el campo, simplemente la toca o lágrimas pueden reorganizar la biología que las drogas no puede en cierto modo. El payaso construye un hospital con una finca y un teatro de drama.

- Que la humildad es esencial. Él nos recuerda que somos mortales, que la muerte está siempre en segundo plano, y que si nos tomamos en apasionados, pero no pesada -importancia, podemos tener más diversión que tenemos ahora y ser al menos tan eficaz. Para el payaso, el humor, la celebración, la gratitud, y la invención son elementos cruciales.

Así, estimados lectores, profesionales y clientes (al final, todos somos pacientes), prepararos para un choque feliz mientras que esta leyendo estas páginas. Déjense ensoñar como la vida podría ser para alguien que tiene el coraje de vivir sus propios sueños.

Matthew A. Budd, MD

Asistente profesor de medicina

Harvard Medical School

Director de conducta Medicinal

Harvard Community Health Plan

Cambridge Massachusetts

# Agradecimientos
# del autor

Al principio, deseaba aplazar la redacción de este libro para después de un periodo de dos años de funcionamiento de nuestro nuevo hospital en el Condado de Pocahontas, West Virginia. Me imaginé un libro "hágalo usted mismo" sobre la manera de llevar un gran sueño desde su chispa inicial hacia su realidad final: un manual de un sueño-tejedor. La gran demanda de nuestras ideas y planes, provocada por mis conferencias y la correspondencia, ha hecho de este libro una realidad antes de tiempo. También estamos esperando que el libro le ayude a activar el empuje financiero necesario para completar nuestro hospital sueño.

Permítanme expresar mis agradecimientos preciosos:

Mi co-autora, Maureen Mylander, sin los cuales este libro no habría ocurrido. Ella tomó la materia prima de las entrevistas y numerosos ensayos y ha creado un libro coherente. Su creencia firme en el valor del proyecto me ha sostenido.

Ehud Sperling de Inner Traditions por creer en nuestro trabajo y por ser persistente. Mi mamá y mi hermano Wildman, que fueron mis compinches importantes en la vida y en mi carrera médica.

Mary Ann Kernecklian, quien, durante varios años antes de escribir el documento inicial sobre Gesundheit en marzo de 1971, pasó muchas noches conmigo ayudándome a encontrarme a mí mismo y definir mis valores, el fomento de mi idealismo, y creer en mis capacidades.

Clara Shumway, que ahora se perfila como el médico en el Medical

College de Virginia y que, por su ejemplo, me ha influenciado mas en convertirse en el tipo de médico que quería ser.

Gareth Branwyn, que durante diez años ha sido mi mano derecha en la creación del hospital de sueño ultimo. Viviendo con usted, en miles de horas de diálogo que chisporrotea, me ha extasiado. Gran parte de nuestra dirección ha venido de sus sugerencias inteligentes, y creativos.

J.J., probablemente la influencia más fuerte en mi compromiso inquebrantable con Gesundheit. Su amistad y devoción por nuestro sueño loco es embriagador. Estoy muy contento que Eva Oso y tú se reunieron. La devoción de ella por el sueño y la voluntad de ser el ayudante de dirección me han tomado una carga administrativa enorme de encima.

Y los "chiflados", esta masa amorfa de la humanidad tonta que se convirtió en la experiencia piloto donde forjábamos nuestras ideas e ideales para el Gesundheit. Sois mi inspiración para continuar. Yo os saludo, especialmente aquellos de vosotros que vivía conmigo y renunció a su intimidad para estar presente en la vida de tantas personas. Tuvimos una aventura gloriosa junta. Este nuevo hospital prosperará porque de lo que me enseñaste.

Y, por último, Linda, Zag, y Lars, mi familia, mis anclas:

Dondequiera que he ido estos más de veinte años, ustedes han estado allí. ¡Gracias por su amor y la diversión, porque tú eres el experimento más intensa y sorprendente de todos!

PATCH ADAMS, M.D.

# Prefacio del co-autora

Cuando lo vi por la primera vez, llevaba una nariz de goma, una camisa de impresión multicolor, y una corbata de lunares sobre los pantalones globo amarillo sostenida por tirantes. Debajo de la nariz de goma había un bigote de Dali; en la parte posterior de su cabeza, una cola de caballo que le llegaba a la cintura. Estaba frente a una audiencia de los administradores del hospital de Maryland que se rieron al principio, luego sonrieron y guardaron silencio, para luego terminar aplaudiendo estruendosamente y de invitarlo a la conferencia regional.

Les presento Hunter D. "Patch" Adams, MD, un revolucionario social y la demostración de una persona que cree en una medicina "caballo y carretilla" y nunca cobra un centavo a sus pacientes! En los círculos médicos, Patch se ha convertido en una estrella porque supo transformar sus ideales y sus planes en realidad, que tuvieron por consecuencia de encender la esperanza de redescubrir la alegría en la práctica de la medicina, a los profesionales sanitarios y pacientes.

Decidimos juntos de colaborar en un libro sobre un método único y positivo para la salud y la curación. Cuenta, en la voz de Patch, cómo él y algunos de sus colegas llegaron a fundar el Instituto Gesundheit en el norte de Virginia en 1971. Durante los doce años siguientes, se operaron un sitio lleno de diversión, medicina familiar en el hogar médico y alcanzaron a ver más de 15.000 personas que carecían de facturas u otra compensación, sin seguro de pleitos de negligencia, instalaciones formales, y otras "necesidades" de la medicina moderna.

Patch cree que la curación debe ser un intercambio humano lleno de cariño, creatividad, y humor, no una transacción comercial. La medicina de alta tecnología de hoy se ha vuelto demasiado costosa (por eso no cobra o usa un seguro de responsabilidad civil), deshumanizada (pasa hasta cuatro horas de tomar la historia inicial de cada paciente), sin confianza (se niega utilizar los seguros contra negligencia), y sombría ("La buena salud", dice, "es un motivo de ris").

Nuestro libro, ¡Gesundheit!, Es sobre la esperanza y el humanismo en la medicina. La introducción describe los aspectos prácticos de cómo Patch y sus colegas llegaron a crear una alternativa médica en instalaciones del Instituto Gesundheit, y cómo los ideales de Patch han conducido a este resultado sorprendente.

Parte I presenta la filosofía de Patch de cómo hacer que la gente se sienta mejor y se basa en decenas de sus ensayos más conocidos. Patch escribe sobre el agotamiento, seguro de responsabilidad civil, la negligencia, terapias alternativas, las visitas a domicilio, y las tasas de curación. Se explora el humor como un antídoto para todos los males. Sus escritos sobre la amistad y la comunidad de explorar los efectos del aburrimiento, la soledad y el miedo sobre la salud y la felicidad. De "Cómo ser un doctor chiflado", a "Diplomacia nasal" y "Muerte divertida", estos escritos presentan los valores centrales del Instituto Gesundheit y su enfoque único para la salud y la curación. También son una receta para la felicidad personal y profesional. ¿Qué pasa si no cogieron el?

La segunda parte presenta el plan para concretar el sueño de una revisión de cuarenta y cama hospitalaria gratuita en 310 hectáreas en una zona médicamente subtendidas de West Virginia. El Instituto Gesundheit, en su nuevo hogar, estará abierto a "cualquier persona de cualquier lugar."

Patch ha contado su historia en cientos de discursos, en la radio, y en apariciones en televisión durante la última década en los colegios, iglesias, corporaciones, grupos comunitarios, y escuelas de medicina y conferencias. Ha despertado el interés de los espectadores que han querido saber más. Y en el proceso, se ha convertido en un acontecimiento mediático en que utiliza el humor y talento para el espectáculo (payasos, caminar una cuerda floja, montar en monociclo) para obtener una mayor aceptación de sus ideas. En 1985, una presentación de Patch desencadenó un desfile de bobadas en el patio de Harvard Medical School que provocó sonrisas a los rostros de los transeúntes. Sacando los clientes del bar Windsor a la calle, uno de ellos dijo: ¡¿"Ustedes van a ser médicos?! ¡Eso es genial"!

Esta visión positiva del futuro a las preocupaciones de millones de estadounidenses que los sondeos muestran consistentemente, no están contentos —y cada vez más herido por las deficiencias de nuestro sistema de salud es ejemplar. Escuchar a esta voz sana pero un poco loca inspire a la comunidad médica y las personas que están en busca de esperanza y optimismo sobre su salud y la de las generaciones futuras.

MAUREEN MYLANDER

# Introducción

*Salud se basa en la felicidad, de abrazos y haciendo payasadas de encontrar alegría en la familia y amigos, la satisfacción en el trabajo, y el éxtasis en la naturaleza y las artes.*

Cuando un sueño se apodera de usted, ¿qué puedes hacer? Puede correr con ella, se deja correr su vida, o dejarlo ir y pensar por el resto de su vida acerca de lo que podría haber sido.

Instituto Gesundheit es el sueño de un número creciente de personas, un experimento en la atención médica integral basado en la creencia de que no se puede separar la salud del individuo de la salud de la familia, la comunidad, y el mundo. Hemos tomado el servicio más caro en los Estados Unidos, la atención médica, y le he dado de forma gratuita. Ahora estamos construyendo una planta en West Virginia que incorpora esta filosofía: un país libre, un hospital casera y centro de salud, abierta a cualquier persona proviniendo de cualquier lugar. Queremos que este centro sea un modelo de atención de salud, no necesariamente para ser copiado por otros, sino para estimular los médicos y hospitales para desarrollar una visión ideal médica para sus comunidades.

Uno de los principios más importantes de nuestra filosofía es que la salud se basa en

1

la felicidad, con abrazos y haciendo payasadas para encontrar alegría en la familia y amigos, la satisfacción en el trabajo, y el éxtasis en la naturaleza y las artes. Para nosotros, la curación no es sólo recetar medicamentos y terapias, pero trabajando juntos y compartiendo en un espíritu de alegría y de cooperación. Mucho más que un centro médico sencillo, la instalación Gesundheit será un microcosmos de la vida, la integración de la atención médica con la agricultura, las artes y la artesanía, las artes escénicas, la educación, la naturaleza, la recreación, la amistad y la diversión.

Sí, queremos que el mundo cambie. Instituto Gesundheit es un acto político-social que ha surgido de una profunda preocupación por la calidad de vida de las personas en un mundo dominado por los talantes inherentes a la codicia y el poder. La atención médica se encuentra en una crisis, así como la vida de la familia y la comunidad están en crisis. No queremos ser un curita para la atención de la salud en crisis, *queremos cambiar el sistema,* y llevar a cabo una revolución pacífica. Esperamos que este libro no sea visto como la respuesta definitiva, sino más bien como un estimulante para grandes sueños y grandes acciones. Cuanto más se extienda la palabra sobre nuestro trabajo, más que ayudar a otros a repensar el sistema, el más poderoso que la revolución será.

## Creciendo Gesundheit

*Un hombre necesita un poco de locura, de lo contrario*
*nunca se atreverá a cortar la cuerda y ser libre.*
Nikos Kazantzakis, *Zorba el griego,* la película

Considerando la dirección de mi vida ha tomado, puede parecer un comienzo poco probable: Nací un mocoso del ejército, una institución que se preocupa por y controla tanto a su gente y durante la preparación por la guerra. El ejército también me dio una idea de lo que el resto del mundo es y me permitió desarrollar habilidades sociales cuando me mudé de un lugar a otro: Alemania desde hace siete años, el Japón por tres, y Texas, Oklahoma, y muchos otros lugares por períodos breves. Aprendí a hacer nuevos amigos rápidamente porque semanas o meses más tarde ellos —o yo— tendrían que moverse cada vez que nuestros padres recibieron la orden de asumir otra tarea.

Siempre fui bien en la escuela, especialmente en matemáticas y ciencias. A menudo, niños inteligentes no son estimuladas lo suficiente en la escuela, y su respuesta es de actuar. No hice problemas por ser violento o romper cosas, sino por ser un agitador verbal: cuestionamiento de las normas, actuando como un payaso de la clase.

Después de la escuela, mis amigos y yo jugábamos mucho el billar. Esta era una parte muy importante de mi vida hasta que fui a la universidad. Era un buen jugador de billar porque tengo una inclinación matemática, y me disfruté con el cálculo de los ángulos de incidencia y refracción. Incluso hice un poco de dinero con ello. También me desafió al jugar partidos difíciles en solitario hasta que las dominaban.

Siendo una estudiante de matemáticas y ciencias hizo de la vida parecer fácil y me dio otra actividad solitaria. Recuerdo que recibí un microscopio para Navidad cuando tenía unos doce años y pasé meses contemplando un nuevo universo de formas de vida, cada uno único embriagadora. A continuación me apresuré a explorar la química. Yo vivía en Alemania en el momento y podía ir a farmacias locales para comprar cualquier producto químico de laboratorio que yo quería. En mi laboratorio de arriba, me diseccioné animales muertos y llevó a cabo todo tipo de experimentos. Me acuerdo de haber guardado sangre de pescado rancio, todavía puedo olerlo —en un tubo de ensayo. Cuando quería explorar la ciencia sin ser molestados, cada vez abría el tubo para "perfumar" la sala. Matemáticas, la madre de todas las ciencias, me encantó. Era tan perfecto y glorioso tan ordenado que pasé días tras día ahondar en los detalles más pequeños.

No recuerdo cuándo ni por qué la ciencia y la matemática comenzaron a dominar mi interés. Me encantó problemas exactos y racionales que, sin embargo muy complejos, tuvieron respuestas distintas. Crucigramas y rompecabezas mecánicos me mantenían ocupados durante horas, incluso días. Este amor por el orden corría en mi vida personal como una tendencia a la limpieza y la organización.

En el séptimo grado, cuando vivíamos en Kaiserslautern, empecé a entrar en ferias de ciencias. Una entrada involucraba la disección de una rana para los jueces (que ganó el primer lugar en la feria de la ciencia All-Europa), y otra mantener el corazón de un cerdo de Guinea vivo en solución de Ringer, una sustancia que era fisiológicamente lo suficientemente cerca de la sangre para mantener la "vida" en la forma de un corazón que late.

En el tercer año, decidido a llegar a la competencia All-Europa de nuevo, he creado un proyecto que yo estaba seguro de que ganaría. Decidí estudiar giberelina, una hormona vegetal que podría hacer crecer coles doce pies de alto y hacer que las plantas con flores maduran muy rápidamente. Yo había leído sobre el proyecto en una revista de ciencia y sabía que muy poco se estaba haciendo con esta hormona en Alemania. Así que elegí este tema no tanto por mi interés en giberelina como para impresionar a los jueces. La estrategia tuvo éxito. Gané el primer lugar en la ciencia biológica para un proyecto llamado "El Efecto de la Giberelina en los cultivos económicos". No recuerdo la reacción de mi padre, pero mi madre estaba encantada.

Mi mamá era la roca de mi infancia. Mi padre, un oficial del ejército en la infantería y la artillería, no estaba en casa mucho, pero mi madre derrochaba amor y la atención en nosotros. Tenía un gran sentido del humor y siempre estaba interesado en aprender cosas nuevas. La mayor parte de lo bueno en mí viene de mi madre. Mi hermano mayor, Robert Loughridge Adams, conocido como Salvaje, fue mi compañero durante gran parte de mi juventud. Hemos decidido estar cerca de manera que cualquier otra cosa que cambia, siempre tenemos unos a otros.

Poco después de que seria la última feria de ciencias, mi padre murió de repente. Yo tenía dieciséis años, y ocurrió justo después de haber pasado una semana a solas con él. Al estar mi madre y mi hermano fuera y de repente me pidió que llevara varios días sin trabajar. Yo acababa de comenzar mi primer trabajo. Estoy seguro de que los psíquicos diría que tenía algún presentimiento de que iba a morir y que esta toma de conciencia le hizo desnudar su alma a mí de una manera que nunca antes había tenido. Mientras yo crecía, él estaba ausente la mayor parte del tiempo y, en general se sentó en una silla y bebía cuando estaba en casa. Cuando le preguntamos acerca de las guerras que había luchado en, comenzaba a llorar.

Pero durante la semana que fuimos juntos, me contó cómo la Segunda Guerra Mundial y la Guerra de Corea había destruido su espíritu. Hoy en día se llama síndrome de estrés postraumático, una condición que fue totalmente reconocido y protegido, en esas guerras y los anteriores. La Guerra de Corea fue mucho más devastador para él que la Segunda Guerra Mundial debido a cuestiones de bien y mal no eran tan claras en Corea. Peor aún, su mejor amigo había enterrado una granada en el estómago para salvar la vida de mi padre. Mi padre se sentía culpable por eso y no haber resultado heridas. Pero el mayor culpable de todos los involucrados a su familia: él se disculpó por no haber sido un buen padre.

Así como finalmente cuando me hizo amigo de mi papá, lo perdí. Había llegado a casa desde la Segunda Guerra Mundial con cardiopatía no detectada y la presión arterial alta. Al final de esa semana en 1961 cuando por fin conectado como padre e hijo, que sufrió un ataque al corazón. Poco después de la ambulancia se lo llevó, le llamó al hospital para obtener noticias de él. Murió al cabo de media hora, sin familia a su alrededor y no hay oportunidad de decir adiós. A día de hoy, me siento enojado y engañado que yo no estaba con él.

Los tres años que siguieron fueron los más tumultuosos de mi vida. Mi madre, mi hermano, y yo se nos desarraigamos de Alemania, nuestro hogar de siete años, y catapultado a la vida civil de los suburbios del norte de Virginia, la ciudad natal de mi madre. Vivimos con mi tía y su tío durante varios meses antes de establecerse en un lugar de la nuestra. Mi tío era un hombre maravilloso, un abogado y un pensador independiente en una sociedad de conformistas. Era generoso y divertido y se preocupaba por mí. Jugamos al ajedrez junto. Amaba a los gadgets y me mostró cómo funcionaban. Rápidamente se convirtió en mi padre sustituto. Incluso después de mudarnos a nuestra propia casa, pasé muchas horas hablando con mi tío. Era un buen oyente y un narrador excelente.

Pocos meses después de la muerte de mi padre todavía estaba sufriendo, pero no podía expresar mis sentimientos, ni con mi madre o mí mismo. Ella se había criado con la actitud "Si es desagradable, no hablar de ello". En lugar de llorar, he luchado contra el sistema. En la escuela secundaria en Arlington, Virginia, donde estudié, me puse de pie contra la segregación y los prejuicios contra la gente de color y desarrollé una reputación como un amante de "negritos". Fui a las protestas sentadas y marchas. La religión no ofreció ningún consuelo. Yo la consideraba bastante hipócrita de manera que decidí de darla mi espalda. Buscaba a gente que creía en el cristianismo para aplastar a sus creencias por falta de pruebas. En la escuela me hizo cada vez más rebelde, aunque yo estaba en la sociedad de honor de matemáticas, mis profesores no me recomendaban para la Sociedad Nacional de Honor, debido a mi actitud desafiante. No me importaba.

Mi madre había conseguido un trabajo como profesor y nos dio todo su amor y apoyo, tal como había hecho siempre. Pero aún con su gran amor, yo ya no era una persona feliz. La ciencia y la razón había sido mi consuelo en el pasado, pero ya no podía encontrar placer en los misterios de la naturaleza inagotable.

Me volví a escribir artículos contra la segregación, la hipocresía religiosa, y la guerra. (Los artículos contra la guerra fueron muy útiles más adelante en el establecimiento de mi condición de objetor de conciencia con los militares.) También escribí poemas sobre el dolor que estaba sintiendo. Se inició, "Cansado estoy y lleno de desesperación que me mueve a través de este frío helado. . ."

Cuando no estaba luchando contra el sistema, estaba tratando de escapar de ella. Quería salir con chicas, pero que no estaban interesadas en mí. Cuando me rechazaron, buscaba consuelo en pensar como ellas eran como niñas escolares, superficiales y estúpidas, saliendo con lo que parecía a mi tonto atletas. Como no podía conseguir citas, me uní al club de jazz, que consiste en tres jugadores más, todos bobos. Bebiendo cerveza en los clubes de Washington, hemos escuchado algunos de los músicos más populares de jazz de los años 1950 y 1960. Fui a cafeterías y escuché "ganarle" a la poesía. Y jugué un montón de billar.

A finales de noviembre de mi último año, empecé a tener dolores en el estómago. Los rayos X revelaron úlceras, y mi médico me recetó los remedios tradicionales: dieta blanda, medicamentos y leche. Mi mochila estaba llena de Gelusil y medio-y-medio, y mis bolsillos con Librium y Rubinol, lo que me mantenía endormido todo el tiempo. Las úlceras recurrente en la primavera siguiente, y fue hospitalizado por segunda vez. Yo estaba, literalmente comiendo mis entrañas. Mi madre no me hablaba de cualquier cosa desagradable, y no había nadie más para notar que estaba profundamente preocupado: no confidente, sin mentor de gran sabiduría, sin padre. Yo no sabía qué hacer con mi vida si yo iba a las marchas de libertad o de la universidad, o si iba a vivir aún.

Al comienzo de mi primer año en la universidad, Donna, mi novia desde el año de la secundaria, terminó conmigo. El tío me había adoptado como un padre sustituto se había suicidado. Volví a casa después de su entierro y una semana más tarde abandoné la escuela. Un canto interno pulso me dijo que morir sin esperanza. Una vez tomé veinte aspirinas, pensando que me iba a matar. Me obsesionaba el suicidio cada día, pero tenía que prepararme, así que fui a un acantilado cerca de la universidad llamado Salto de los Enamorados y me senté en el borde, escribiendo poesía épica a Donna. Compuse sonetos, buscando las palabras adecuadas que realmente quería llegar a ella. Si alguna vez hubiera terminado mi efusión me hubiera saltado, por suerte, era demasiado pomposo.

Después de una desastrosa visita a Donna, en el que traté de establecer un viaje de culpabilidad sobre ella, tomé un autobús Greyhound a casa y caminé seis millas en la nieve hasta la puerta misma de mi madre. Cuando mi madre abrió la puerta le dije: "He estado tratando de matarme. Será mejor que me echa en un hospital psiquiátrico". Llamó al médico de familia, quien llamó a un psiquiatra, quien me hizo pasar a una sala cerrada en Fairfax Hospital. Pasé allí Halloween. Mi estancia de dos semanas fue el punto trascendental en mi vida. La gente que tuvo el mayor impacto en mi recuperación no eran médicos, sino mi familia y amigos, especialmente mi compañero de cuarto, Rudy.

Rudy había tenido tres esposas y quince puestos de trabajo y vivía en un abismo insondable del fracaso y la desesperación. Cuando mis amigos vino a visitarme, me di cuenta de lo bien que se sentía. Pero nadie vino a visitar a Rudy. Me habló de una soledad que nunca había soñado existía, y que hizo que mi dolor parezca trivial en comparación. Por primera vez en mi vida adulta, simpatizaba con otra persona.

Hablando con Rudy, me di cuenta de la importancia del amor y la gente que me amaba. Yo había estado rodeada de amor, pero no permitió que me afecte. Me di cuenta de una verdad personal profunda: tenía que estar abierto para recibir amor. Sin ella yo no era una persona fuerte. Y me di cuenta de que si seguía viviendo como lo había sido, sin licitación, el amor humano iba a terminar como Rudy. Representó al Espíritu de la Navidad Futura al que iba a convertirme si me negaba a renunciar a mis necesidades.

Ese momento fue un despertar espiritual a la fuerza del amor. Mi uso destructivo de la ciencia, las matemáticas, y la razón para desmentir todo lo que no se había hecho, de hecho, me dejó muy solo. Hablé con los otros pacientes en la sala y encontré temas similares de la soledad y los sueños perdidos. Se hizo evidente, a través de las lágrimas, que estas personas no eran locos o dementes. No hubo cambio en nuestras cabezas "normales" hacia lo "anormal". Yo era la misma persona que había sido siempre, y ellos también. Tal vez eso es lo que era tan doloroso. Estos supuestamente "locos" había encontrado una repuesta a las complejidades de la vida con el miedo, la ira, la tristeza y la desesperación a tal punto que ellos —nosotro— necesitan protección de nosotros mismos.

Vi una película muy importante en esa época: Zorba el griego. Mi dilema fue el mismo que el estudioso inglés de la historia. "Piensas demasiado, eso es su problema", le dijo Zorba.

"Piensas demasiado, eso es su problema", le dijo Zorba. "Gente inteligente y comerciantes pesan todo". Dejé de pensar que el pensamiento era más importante que cualquier otra cosa y empezó a poner primeras sensaciones. Después de diez o doce días en el hospital, le dije a mi mamá: "Estoy bien" y ella me creyó. Nunca se había reconocido que tenía que estar en un hospital mental en el primer lugar. "No eres un loco" dijo. Y tenía razón en el sentido de que yo era un alma en pena, no loco. El psiquiatra pensó que debería permanecer más tiempo, pero yo quería salir y firmé y salí a pesar de la opinión médica.

Las influencias más importantes en mi vida hasta ahora había sido la muerte de mi papá, una mamá estupenda, pasando por una enfermedad a una edad temprana. Hospitalización me había obligado a formular una filosofía de la felicidad. Una nueva experiencia comenzó a ejercer una influencia sobre la manera que soy: me convertía falta de una palabra mejor- en un estudiante de la vida, de la vida feliz. Mis primeras incursiones en la condición humana durante la hospitalización se hicieron más grandes. Quería saber todo lo posible acerca de las personas y la felicidad y la amistad, así que di vuelta a los siglos de sabiduría como se refleja entre las coberturas de los grandes libros. He leído todas las obras de Nikos Kazantzakis, autor de Zorba. He leído los libros escritos por el premio Nobel de literatura, como Jean-Paul Sartre, Thomas Mann, William Faulkner, y Bertrand Russell. También leí a Platón, Nietzsche, Dostoievski, Balzac, Franz Kafka, Charles Dickens, Walt Whitman, Virginia Woolf, Ayn Rand, de Emily Dickinson, y muchos clásicos más de diecinueve y la ficción del siglo XX. Cada vez que oía un libro mencionado tres veces, me compraría y lo leyó. Al igual que muchos otros que han sufrido, pero se volvió tremendamente interesado en lo que había pasado. El mundo de las artes me ayudó a entender mi fascinación con la humanidad nueva vida.

Mis mejores "bibliografías" surgieron de mis interacciones personales con la gente. Yo quería saber lo que les hizo sentir bien y buscó a las familias felices para que yo pudiera comprender lo que les pegan. Experimenté con facilidad llamando a cientos de números equivocados sólo para platicar con la gente, quería ver cuánto tiempo podría mantenerlos en la línea y lo cerca que podíamos llegar. Yo pretendo ser un estudiante de sociología, o un artista, o cualquier cosa que me ayudaría a sacar a la gente y hacer que hablar conmigo. Salí en público y dedicados extraños en la conversación. Monté a los ascensores para ver cuantos pisos que se necesitaría para poder presenta a los ocupantes uno al otro, e incluso cantar canciones. Durante el verano entre mi segundo y tercer año de universidad, fui a los bares de barrio varias noches a la semana y no dejarme salir hasta que yo sabía o había tratado de historia de aprendizaje de todos. Apenas podía creer lo grande y único personas, sin embargo, cuán común los hilos de sus historias. Como un moderno marino antiguo, me sentí obligada a hablar con todos es posible sobre la vida y sus alegrías y sus penas. Me convertí en un explorador de los continentes de la experiencia y la diversión, un periodista que no guardaron notas.

Me estaba convirtiendo en una persona intencionalmente, experimentando con nuevos comportamientos con una manera metódica. Por fin la ciencia había vuelto a mi vida, esta vez enriquecida por la fe en la amistad, con los seres humanos como sujetos experimentales. Sigo siendo ese tipo de científico, siempre haciendo investigación en el laboratorio de la humanidad.

Después de salir del hospital, supe que quería llevar a cabo algún servicio y decidió ir a la medicina. Me presenté para el currículo de la Universidad George Washington en Washington, DC. Mi aceptación se retrasó porque la gente encargado de nuevos estudiantes quería que me tomara ocho o nueve meses para ver los psiquiatras y prepararme. A la espera de ser admitido, trabajé en Anacostia, un barrio de Washington, como empleado de archivo.

La sala de archivo de la Navy Federal Credit Union en Anacostia podría parecer un lugar poco probable que prospere. La gente que trabajaba allí pasó la mitad de sus horas de vigilia haciendo algo que odiaba. Archivar se consideró un trabajo particularmente horrible: triste, aburrido y tedioso. Me decidí a cambiar todo eso. Mi compañero encargado del archivo Louis Fulwiler sigue siendo mi amigo más antiguo. Luis, como yo, había abandonado la universidad de forma temporal. Desde el primer día que decidimos hacer los archivos un "happening"-era, recuerda, a mediados del decenio de 1960, hemos dado animo unos a otros. Fuimos en coche al trabajo con cascos de aviador para niños aviador con matracas que hacían "vah-rooooommm". Hemos interactuado con otras personas en la oficina con el canto de información de archivos. Un día, cuando alguien nos pide un archivo, que respondió en un canto gregoriano de gran masa, ¿"Qué archivo quie--ressss"? Otro día que llegaba a su trabajo vestida con trajes de gorila. Louis fue mi compañero en la diversión, y nos dimos el valor de ser ridículo en público. Cuando fuimos a visitar a diez o quince años más tarde, todo el mundo aún nos recuerda. Nos ha abierto nuevos horizontes en el numerito de presentación.

Esta incursión temprana en el mundo del humor y la diversión me animó a ampliar y mejorarme en ella. Siempre encontraba un público, incluso en el 7-Eleven. Descubrí que la diversión es tan importante como el amor y la vida. La línea de fondo, como lo había notado durante mis conversaciones telefónicas con los forasteros, era que cuando le pregunté a la gente lo que les gustaba de la vida, describieron la diversión que tenían, si se trataba de coches de carreras, jugar al golf, o leer libros.

Alimentada por la ligereza y el amor, florecí. Derroté a todos mis demonios y me converti en la persona que soy hoy. Mi confianza en sí mismo, amor a la sabiduría y el deseo de cambiar el mundo tienen sus raíces en ese breve período, desde fines de 1963 a otoño de 1964, cuando salió de la desesperación al renacimiento.

Entré en la escuela de pre-medicina en el otoño. Como estudiante vivía con mi mamá y asistía a clases en la Universidad George Washington, regresando a casa todos los días a estudiar. Hice una gran cantidad de lectura más allá de mis trabajos universitarios, en particular las grandes obras de la literatura que me ayudara a entender más acerca de la condición humana. Para divertirme, continué aprendiendo a ser una persona tonta. Este fue el período cuando llamé a la mayoría de los números equivocados a la práctica de conocer a gente. Mi punto de vista científico, dijo: ¿"Cómo vas a aprender sobre la gente a menos que usted hable con un montón de ellos"? Para comprender mejor las diferentes facetas de la sociedad, fui a Ku Klux Klan y reuniones Negro musulmanes. Me involucré más en los derechos civiles y empecé a pensar más y más grandes problemas sociales. Nuestra participación en Vietnam, por entonces bien establecida, colgaba como una nube oscura sobre los estudiantes con conciencia social como yo.

Cuando entré en la escuela de medicina en 1967, no sabía mucho acerca de la medicina, sólo esperaba llegar a ser médico, sin darse cuenta de lo que eso significaba. Pronto me di cuenta. El Medical College of Virginia en Richmond es una escuela pública muy conservadora. No hay negros y ninguno fue admitido en mi clase, y el establecimiento de la escuela era a favor de la guerra de Vietnam. Ambas políticas son totalmente repugnantes para mí. Afortunadamente, había desarrollado un fuerte sentido de mí mismo y sabía que yo quería conseguir mi licenciatura en medicina y servir a la sociedad. Mis modelos a seguir de servicio y el cuidado eran Albert Schweitzer y Tom Dooley —dedicaba mi servicio a ellos.

Casi desde el principio, encontré que muchos de mis profesores eran distantes, arrogantes y carentes de visión de un sistema de atención de salud humana. El énfasis estaba en el paciente como un receptor pasivo de la sabiduría, que semidioses transmiten de un templo de la tecnología. Apoyo al paciente y el consumismo eran desconocidos.

La tragedia fue que los estudiantes se apretaron inútilmente en un molde que me parecía inhumano. El personal de los hospitales no fue diseñado para trabajar juntos como equipos para aliviar el sufrimiento. Los médicos supuestamente sabía todas las respuestas y ordenó a otros a su alrededor, a menudo con rudeza. Este tipo de pensamiento —el médico como un héroe que salva al paciente— es destructivo porque inculca la creencia, en estudiantes y todos los demás, que el médico tiene todas las respuestas. No había lugar para la humildad ni errores. ¡Qué presión de este puesto en los estudiantes de medicina! Aprendimos rápidamente que demandas por negligencia fueron probablemente una recompensa por tratar de ayudar a otros. Nos enteramos de la política de aprobación a dedo y la gimnasia de encubrimiento cuando los errores se hicieron inevitables. Aprendimos de los médicos que invirtieron fuertemente en las empresas que sirvieron a sus pacientes. Nos quedamos en la sombra más grande que la sociedad —tal vez la codicia de los malos proyecta sobre el campo de la medicina.

Reduccionismo domino en las clases y en las salas. La gente se llamaba por los nombres de sus enfermedades, como si la enfermedad era más importante que el ser humano que sufría de la misma. Se nos enseñó a pedir al paciente preguntas rápidas y penetrantes para determinar los exámenes necesarios y los medicamentos a prescribir. Aprendimos a recopilar esta información vital en cinco o diez minutos como máximo. Todas las otras facetas de la vida del paciente —familia, amigos, la fe, la diversión, el trabajo, la integridad, la nutrición, ejercicio y mucho más— eran casi irrelevantes para la práctica médica. Más desalentador de todo, los pacientes parecían infinitamente dispuestos a someterse a este enfoque. De hecho, cada vez que se atrevió a cuestionar la acción de un médico o una decisión, él o ella siempre fue considerado como un paciente "problema".

Durante mi primer año la escuela ofreció un curso opcional de tres horas llamado "El Hombre y su Medio Ambiente". El profesor hizo un gran esfuerzo para presentar las enormes complejidades de la vida y las situaciones de atención de salud fuera del hospital. Sólo el 20 al 40 por ciento de mis compañeros siguieron el curso, y el próximo año se eliminó la clase. La idea de la vida de una persona de calidad, diversidad y complejidad, fue enviada a la psiquiatría. Pero los textos psiquiatría no tratan cualquier aspecto de una vida sana, feliz, y mucho menos sugerir cómo alcanzarlo. En cambio, estaban llenos de descripciones de patología e historias de casos de extraños trastornos mentales. En la rotación psiquiátrica, las conversaciones entre los médicos en formación y los pacientes, cuando se produjo —comunico toda la tensión de la época victoriana. No había amistad ni la risa, y Dios no lo quiera que deberíamos haber hablado alguna vez de una manera inteligente sobre el sexo. Hasta la fecha, cada vez cuando digo a la gente que me interesa la vida de una persona, sus alegrías, penas, y familia, siempre responden, ¡"ah, usted es un psiquiatra"!

Una falta de alegría reinaba no sólo en las salas del hospital, pero en las salas también. Muchos de mis profesores transmitieron una total falta de pasión por el campo de la medicina. En general, no parece gustarle conferencias y no eran muy buenos en eso. Tenían que dar una conferencia con el fin de mantener sus puestos universitarios, pero su verdadero interés era la investigación.

En reacción a la atmósfera reinante, escribí un manifiesto y lo colgué en una pared en la escuela de medicina. Esta es una versión editada:

Vine a la escuela de medicina con dos patas, pero me fui a cuatro envueltas en lana. . . . La escuela hizo hincapié en nuestras apariencias, no cómo dieron actuamos. . . . Nos dio una imagen. Planchada justita, bien prensada. Nosotros lo llevamos con nosotros para impresionar a nuestros amigos, mejor aún, nuestros pacientes. Los pacientes, los pacientes, Dios mío, habíamos olvidado de ellos. Eran pocos los que podían pagar, pero tuvimos que dar vuelta la mayoría de ellos. Un hombre tiene que vivir, ya sabes: yates, golf, el sustento. Nos hemos convertido y sonaron las campanas para nosotros, sí, y nos hicimos miembros de la AMA y nos separaron. ¿Sabes una cosa graciosa, alguien dijo que nadie se suicida como los médicos? ¿Cómo puede ser? Ahora somos los profesionales de prestigio, dinero, títulos, nada.

(Firmado) X Persona

Después de dos años de académicos, me fui a estudiar medicina en las salas del hospital. Esto era aún más inquietante que la fase de aula. En ese momento preciso, me di cuenta de que la mayoría de la gente —incluyendo a muchos profesionales del cuidado de la salud— padecía el mismo vacío, la soledad y el aburrimiento se describe en las obras de la literatura tan grande que había estado leyendo. Ellos llevaban una vida de callada o ruidosa desesperación.

Ya había decidido que yo no quería vivir de esta manera. Estaba aprendiendo el ejercicio de la medicina, pero evité convertir mi experiencia en la escuela de medicina en una miseria como muchos de mis colegas estaban haciendo. Dado que los aspectos académicos de la escuela de medicina no eran especialmente difíciles para mí, hice la prueba con el deporte por primera vez y me afilié al Richmond Rugby Club. Para evitar de volverme loco, me fui al menos un día a la semana y la mayoría de los fines de semana y, probablemente, salí con mas chicas que en cualquier otro momento de mi vida. Por primera vez, las mujeres me encontraron atractivo. Tal vez fue en parte porque no me importaba obtener la residencia. Mi objetivo no era de Harvard o Yale, así que no estaba jugando ese juego. Pedí a la administración de la escuela que no me notifiquen de mis notas, solo si me estaba fallando.

La mejor diversión de todos fue la interacción con los pacientes. Me rebelé contra las grandes rondas y la impersonalidad de los extranjeros en diez batas blancas invadiendo la habitación de un enfermo. El aire de solemnidad era tan espeso que prefería visitar a los pacientes cuando los matones no existían. Descubrí que si entraba en una habitación del hospital, vibrante y sonriente, el paciente inmediatamente se animo. Con 6'4" de estatura, pelo largo, un bigote y un parche negro fijado en la solapa de mi chaqueta blanca para llamar la atención sobre la guerra de Vietnam, me parecía diferente de la mayoría de mis colegas. Descubrí que los pacientes estaban encantados de tenerme allí. Yo tenía libertad para hablar con los pacientes, llorar con ellos, darles un masaje, consolarlos, bromar con ellos, y dar algo de la exuberancia y la diversión en su vida. Mi primera comparecencia en ocasiones les hicieron parar, pero una personalidad amistosa se los ganaron.

Los pacientes eran encantados. Las enfermeras eran encantadas. Mis compañeros eran otra historia: algunos les encantó y otros lo odiaron. Muchos fueron amenazados por mí. Se supone que un hospital es muy grave: la gente esta sufriendo y muriendo, y los médicos deberían ser solemne. Pero yo no quería eso. A veces, por supuesto, la solemnidad fue totalmente adecuada, pero la mayoría de las veces no lo era.

Mis profesores respondieron, como era previsible, en el idioma de la corte de pelo. Los poderes-que-eran hicieron hincapié en las apariencias y no cómo nos comportamos, y que quería que se parecen: pelo corto, trajes de tres piezas, y ningún follaje facial. No les importaba si éramos o no humanistas. También me enfrenté con mis profesores acerca el principio de mantener una distancia profesional. Acercarse a los pacientes fue prohibido porque podría dar lugar a la participación de la transferencia emocional o una demanda. Sin embargo, yo había sentido la magia de los pacientes cada vez que voluntariamente ofrecen su vulnerabilidad y la confianza. Me sentí como era natural de sentarse junto a ellos, abrirme a la misma vulnerabilidad, y compartir mi vida con ellos. Mis profesores se opusieron a esta cercanía, a mi asiento en la cama con los pacientes o dar masajes en los pies.

Dijeron: "Usted se involucra demasiado." Uno de los mejores programas en la Medical College of Virginia ofrece la oportunidad de pasar el último año siguiendo intereses individuales a través de cursos electivos. Mi interés era pediatría, así que elegí para pasar desde septiembre 1970 hasta marzo 1971 en la clínica de niños en un ghetto en Washington, DC. La clínica estaba afiliado con el Hospital Infantil y dirigido por el Dr. Peg Gutelius. Su compasión y sentido del humor crea un ambiente distendido y agradable: mi tipo de ajuste. Me dieron toda la responsabilidad y la libertad de pasar tiempo con los niños. Se me permitió traer a sus amigos y pintar dibujos por todas las paredes. En resumen, me animaron a ser yo mismo.

Yo había jugado el papel de Santa Claus en el pasado para niños retrasados y los de los programas Head Start, así que me presenté en la clínica en mi traje de Santa. Los niños de inmediato me llamaron "Dr. Ho Ho". Cada día era una nueva experiencia emocionante, pero la mayor emoción fue proporcionada por el entorno de la curación y el esfuerzo de equipo para ayudar a los niños y sus familias. La mayoría de los pacientes no tenían fondos para pagar por nuestros servicios y no hay otra manera de obtener ayuda, por lo que la clínica tenía el sabor de la atención médica gratuita con una sonrisa. Me encantó.

Durante el mismo período, pasé quince horas a la semana en la clínica gratuita en la zona de Georgetown. Esta clínica de estilo hippie fue abierta por la noche y dirigida por voluntarios. Aquí se practicaba la medicina con la única intención de aliviar el sufrimiento, la medicina con una decoración muy reducido patio de venta. Lo que una sala de emergencia! La gente venía de todas partes del área de Washington y más allá: algunos vestidos de punta en blanco y algunos con traje fraternidad, gente de la calle, los hippies tocando guitarras y cantando, otros repartiendo folletos por una causa, los adolescentes suburbanos que buscan píldoras anticonceptivas, los usuarios de drogas, "soldados" de la clandestinidad contra la guerra, la gente preocupada que iban a coger algo sólo por estar allí, curiosos, y muchos más. Se sentaron juntos o de pie en una habitación, con montones de ropa en un rincón, mantas para quien los necesitaba en otra, ensaladas y una olla de frijoles fortificando en un tercero. La gente traía artículos útiles para compartir con los demás. Las paredes estaban cubiertas de carteles, pancartas, y 3" x 5" que describe perdieron a sus familiares. Una gran cantidad de la medicina, la mayoría de la clase gratificante —que estaba sucediendo allí, que permite a cada practicante a ser lo mejor de sí mismo.

La clínica gratuita nos ofreció un ambiente ideal para experimentar con el humor y ver si podía ayudar a otros. Un día me puse un sombrero de fuego y una nariz de goma roja al trabajo y descubrí que mi tonterias no disminuir el respeto o la confianza de los pacientes. De hecho, parecía aumentar estos ánimos. Humor me ayudó a ser más cercana a muchos de los pacientes. Pasé mucho tiempo con ellos y fue invitado en ocasiones a sus hogares. La proximidad que es el resultado de pasar tiempo junto era indistinguible de la amistad. Este fue el contexto en el que quería trabajar: la amistad reforzada por un sentido de ninguna deuda. Me encontré a mí mismo amor a estar en el trabajo y se fue allí en mis noches fuera. Este hospital y clínica de los niños proporcionan los modelos de lo que quería hacer con mi carrera de medicina.

Mi formación me había puesto cara a cara con el sistema médico estadounidense. Yo sabía que tendría dificultades para encontrar un lugar para mí en él. ¿De dónde viene una persona feliz y despreocupada? ¿De dónde iba la medicina orientada a servicios? ¿Hacia una reserva india con grandes rollos de cinta adhesiva de color rojo? ¿O la pediatría? ¿Son estas las únicas opciones? Algunos de mis colegas dejaban la medicina a causa de tales incompatibilidades. Uno de ellos se convirtió en un instructor de esquí, por ser tan decepcionado. La mayoría de ellos se quedaron en la medicina y renunciaron a sus ideales originales. Seguí pensando que yo hacia lo que era correcto. En mi último año me había vuelto bastante vocal, sin darse cuenta de que mis acciones podrían ser consideradas por mi escuela como una amenaza.

Las últimas semanas de la escuela de medicina se agrió por un enfrentamiento con un vicedecano, quien me amenazó que no iba a graduarse. Él me criticó en una nota como "excesivamente feliz". La oficina del decano incluso asusto a mi madre con historias inventadas sobre mi comportamiento. Yo había planeado llevar mi traje de Papá Noel para la graduación, pero ante esta experiencia tan amarga me abstuvo.

Para contrarrestar este punto, el más bajo de mi experiencia en la escuela de medicina, dos cosas buenas ocurrieron. Una fue que conocí a Linda Edquist, una alta y hermosa "niña de los años sesenta", que ha sido mi amiga, compañera, y esposa desde esa fecha. Ella era una voluntaria en la clínica para adolescentes donde pasé mis últimos dos meses en la formación. Para nuestra primera cita, la llevé a una fiesta de globos, algo que yo había soñado hacer durante muchos años. Llené mi casa con globos de piso a techo. Con una veintena de personas en la habitación, nadie podía ver a nadie más, pero cada vez que una persona se movió, todo el mundo lo notaba. Era un circo de sensaciones y una cita muy interesante para ella y para mí. Atraído por su independencia, generosidad y alegría, me dije: "Dios mío, qué mujer deliciosa". Volvió al dormitorio y le dijo a sus amigos, "Acabo de tener la noche más extraño de mi vida. Creo que voy a casarme con él".

Lo positivo fue que cuando volví a la Medical College of Virginia por los últimos tres meses de mi último año, comencé a trabajar en una línea de pensamiento que se formo el resto de mi vida. Todavía programados para entrar en pediatría, pasaba muchas horas leyendo sobre la educación, la creencia de que un pediatra debe estar familiarizado con el tema. Pensé que si yo pudiera ser un médico de niños en una escuela y intercambiar con los estudiantes y sus familias, a lo mejor, la salud general de los estudiantes podría mejorar. Escribí cartas a las escuelas de proponer esta idea, pero no obtuvo respuesta. Por último, me di cuenta de que si yo tenía sueños sobre la mejora de la atención sanitaria, que tendría que llevarlos a cabo yo mismo.

Mi cabeza estaba en llamas con alternativas. Una situación de grupos comunales parecía ser el enfoque más prometedor; yo había leído mucho sobre la filosofía utópica y había visitado la comuna Twin Oaks, en Virginia en 1969. Pero no había escuchado nada sobre una comunidad terapéutica médica en los Estados Unidos que ponía en primer plano el humanismo. Me preocupaba que las restricciones legales en la práctica médica convencional nunca fueran a permitir tal experimento.

Todavía tenía la intención de completar una residencia pediátrica y el trabajo con niños y adolescentes, pero me decidí a diseñar otro modelo. Durante seis semanas jugué con muchas ideas. Por último, me elaboré un plan grandioso, sin saber de lo grandioso que era, y me sentí listo para comprometerme a ello. Lo escribí en una noche, sin saber realmente qué tan grave era o sea que mis ideas sobre cómo un centro médico ideal previo el resto del trabajo de mi vida.

Bajo el título "Pensamiento Positivo", era el plan sobre los cuidados a la salud en el mejor interés de los pacientes y el personal por igual. Me imaginaba una comunidad donde las personas con pobre auto-imagen podrían acudir, participar activamente en la reconstrucción de sus vidas, y restablecer el amor de sí mismo y de los demás, la terapia más potente de todos. Me imaginaba una finca agrícola de 75 a 100 hectáreas con una escuela primaria, una biblioteca, dormitorios para hasta 300 pacientes, y las instalaciones para los artistas, artesanos y otros individuos calificados provenientes de los alcohólicos de los Estados Unidos. Tendríamos jardines para que la comunidad auto-suficiente y una serie de proyectos —como la construcción de casas— árbol para hacer funcionar un juego alegre. La comunidad tendría un personal permanente de los médicos y profesionales de la salud y el personal de los profesores y otros ayudantes. La mayoría de personas se quedarían sólo unas pocas horas o días, pero los que necesitan la comunidad durante más tiempo permaneciera más tiempo. "La comunicación, tanto verbal como no verbal, será nuestra forma de vida", escribí.

*Una gran parte de este sueño es un esbozo, pero la rigidez será mal visto y recompensada en la espontaneidad. El amor del yo, los demás, el medio ambiente, y la vida será nuestro subproducto: no a través de proselitismo, sino a través de la vida que se vivirá como una alegría. Cuando un niño nace, se coloca en un mundo de guerras, de la apatía y la competencia, que se disuade a la autoafirmación y la individualidad, y el amor de los demás y de la vida se percibe como una fantasía. Vamos a tener una comunidad donde la alegría es una forma de vida, donde el aprendizaje es considerado como nuestro mayor objetivo, y el amor como la meta final. . . . No vamos a llamarlo un sueño, sino que lo vivamos como una realidad.*

Esta declaración significaba que yo había decidido en parte para trabajar con el sistema y en parte para cambiarlo, en vez de mostrar cómo el sistema fue estúpido. El sueño comenzó con la abstracción de querer dar un servicio y evolucionado a través de formas diferentes en una propuesta nueva y audaz para la prestación de asistencia sanitaria. El modelo no tenía nombre al principio, hasta 1979 cuando cogimos el nombre que el Instituto Gesundheit. Elegimos el nombre porque hacía reír a la gente, y pasan a ser receptivos a la curación, y porque, literalmente traducido, Gesundheit significa "buena salud".

## Preparación para Gesundheit

Mi residencia en el Hospital Universitario de Georgetown fue una vuelta a la Edad Media: el agotamiento de la escuela de medicina y de la gran cantidad de "personas físicamente sanas", cuyas vidas eran miserables. Estaba buscando un ambiente como la clínica para niños, donde la ligereza y el amor prevalecieron. Lo que encontré en el departamento de pediatría en el Hospital Universitario de Georgetown se acercó al otro extremo. Los procedimientos médicos, a menudo dolorosos y traumáticos, fueron usados en exceso a costa de dedicar tiempo a observar y hablar con los pacientes. Por ejemplo, en el momento en que se acostumbraba a realizar una punción lumbar en todos los niños con convulsiones, a pesar de las convulsiones a menudo no eran más que reacciones a una fiebre alta. En mi opinión, la intuición y el tiempo invertido observando los pacientes jóvenes podrían haber evitado la mayoría de los procedimientos dolorosos y traumáticos. Como otro ejemplo, los médicos privados a menudo ingresaron niños con diarrea o vómitos al hospital, llamado por primera vez, sin experiencia, por madres con miedo, y luego administrar líquidos por vía intravenosa, cuando la empatía y apoyo, más a menudo se necesitaban y no la hospitalización.

Decidí dejar la residencia (el personal de Georgetown reconoció mi incompatibilidad muy amablemente) y convertirme en un médico de familia. Configuré mi práctica en el hogar, una casa de tres habitaciones que compartía con unos amigos en Arlington, Virginia, donde podía expresar libremente mis ideales de los pacientes de amor y usar el humor y la diversión como terapia.

## El proyecto piloto

Ese experimento comunal primero se convirtió en doce años de practica de medicina en nuestro hogar, un entorno propicio donde el juego y las experiencias compartidas eran tan importantes como los tratamientos médicos. En varios lugares, de Arlington, Virginia, hasta las explotaciones agrarias en West Virginia, experimenté lo que era en efecto un programa piloto para nuestro sueño de un país libre, un hospital a gran escala y la comunidad de atención médica. Nunca cobraremos a nuestros pacientes ni se aceptarán pagos a través de un seguro de salud. Nos negamos a tener seguro de negligencia. Practicamos como vimos, haciendo hincapié en la medicina preventiva y terapias alternativas. Un acupunturista empezó a ejercer en nuestro sótano, y empezó a permitir a otros profesionales —homeópatas, quiroprácticos, naturópatas— para ver a pacientes en nuestra casa. Era un hervidero de actividad impresionante y un momento más emocionante en mi vida.

En Septiembre de 1973, dos años después de haber terminado la escuela de medicina, Linda y yo, dábamos une gira por Europa durante once meses en un autobús azul real, de 1952 con trece otras personas que habían estado trabajando. Pasábamos este tiempo explorando de cera las relaciones humanas y todas las formas en que puede tener en nuestras relaciones fijados.

La intimidad y la apertura que hemos desarrollado en este viaje eran importantes para la próxima etapa de nuestro trabajo. En primer lugar, en el condado de Fairfax, Virginia, y el próximo en el condado de Jefferson, West Virginia, veinte de nosotros vivimos y trabajábamos juntos. Hemos de cría, mantiene las cabras, y jugar explorados en muchas formas. En cualquier mes, cientos de personas que nos visitan, atraídos por el boca a boca. Venían ya sea para recibir atención médica o para participar en las actividades con las que hemos explorado el potencial enriquecedor de juego. Algunos de los que vinieron en las ferias artesanales, actividades sociales, obras de teatro, danzas, regresó más tarde para obtener ayuda médica. El tratamiento de los pacientes se llevó a cabo en el curso de la vida cotidiana como lo paseaba, lavaron los platos, o jugábamos juntos.

Servimos los pacientes que viajaron grandes distancias para recibir tratamiento médico, así como las personas sanas que desean formular un programa de prevención. Su "visitas de la oficina" duró unos pocos minutos a cinco meses. Los pacientes con problemas médicos crónicos que no habían sido resueltos por los métodos tradicionales de curación, así como aquellos que se vieron desbordados por los efectos secundarios de sus tratamientos, vino a nosotros con la esperanza de encontrar alternativas. Ellos nos llevaron a buscar las soluciones que habían sido condenados en nuestra formación médica. Se estudió la historia clínica y la literatura médica alternativa. Con la esperanza de encontrar descanso para aquellos que siguen sufriendo, ya sea de "real" o "imaginada" enfermedades, buscamos personas que habían resuelto sus problemas fuera de los métodos alopáticos. Una y otra vez, encontramos testimonios de curaciones o síntomas aliviados. Preguntabamos a los profesionales de atención especializada de salud para tratar a pacientes seleccionados bajo nuestra supervisión. Para nuestra gran sorpresa y deleite, muchos pacientes fueron ayudados por las terapias alternativas. Estos nuevos enfoques se convirtieron en una maravillosa adición a los tratamientos alopáticos.

Durante esos doce años, descubrimos que la mayoría de los pacientes necesitan mucho más en sus vidas que la medicación. Salud parecía entretejida con la percepción de un individuo de la calidad de vida. A menudo, la insatisfacción con el trabajo, la familia, y el yo impede una "cura" o mejora de la salud a suceder. Parecía imperativo que entendamos cómo prevenir o alterar estas tragedias, si tuviéramos que resolver los problemas de salud de cada persona con eficacia. Estas cuestiones han sido tradicionalmente la provincia de la filosofía, la psicología, las artes, y la religión, por lo que estudió cada una de estas áreas extensamente.

Cuando conocía a un paciente, me gustaba pasar horas aprendiendo acerca de sus padres, amantes, amistades, trabajo, aficiones y: toda la persona. Este ampliado considerablemente la versión de la tradicional —y muchas veces truncada— "la historia del paciente", fue la única forma de poder aprender lo que afecta la salud de una persona y establecer una relación entre nosotros. La mayoría de los pacientes no querían el nivel de intensidad que yo estaba dispuesto a dar, pero en grado era mejor que nada. Creo que mis pacientes consiguieron lo que vinieron a buscar y que sus ojos eran al menos parcialmente abierto al poder curativo de la intimidad.

Nunca he definido la gente por sus enfermedades. La mayoría de los individuos en nuestra sociedad no está satisfecha con su vida y necesitan una gran cantidad de alimento psicológico y espiritual. Supongamos que una persona con cáncer vino a mí y pasábamos 100 horas juntas. ¿Cuántas de esas horas que pasamos hablando de los aspectos físicos del cáncer? Dos horas, o tal vez diez. El resto del tiempo, nos hablan sobre el ser humano y por qué tendría importancia si esta persona vivía o moría. ¿Cuánto tiempo podría yo hablar del dolor en las articulaciones de alguien? El paciente podría describirlo. Yo podría hacer un examen físico. Podría prescribir la acupuntura, o la homeopatía, o pastillas. Y eso es todo. Sin embargo, esa persona podría seguir siendo el dolor.

La gente a veces pregunta, ¿"Cuáles fueron sus tasas de curación"? Esta pregunta se basa en los "casos" en el sentido clásico del término médico de "seis casos de la diabetes", "cinco casos de enfermedad cardiaca" y así sucesivamente. No hemos tenido *casos* de la enfermedad. Hemos visto personas con problemas médicos o necesidades. Seguí registros mínimos pero se estima que el flujo de personas a través de nuestro centro fue de 500 a 1.000 al mes. No había salas de espera. Nunca decimos: "Esta persona está aquí para una radiografía", o "Que uno está aquí para el trabajo de laboratorio". *Estar* allí era la terapia. Para nosotros, la medicina era —y es— la relación entre terapeuta y paciente. Así que si alguien nos visitó para trabajar en el jardín, cenar, o simplemente ver lo que ocurría, nuestro objetivo era construir una relación sólida. Fue un proceso lento. Muchos de nuestros pacientes habían visto otros médicos, a menudo unos pocos médicos. Se había descrito signos y síntomas. Los médicos habían ejecutar pruebas y prescribió un tratamiento o dos, y que era su relación. A menudo se requiere un romance muy, muy largo para impartir una visión alternativa de lo que la relación médico-paciente puede ser.

Tratamos en nuestras vidas personales a ser ejemplos de cómo esto podría suceder. Por lo general fuimos a un personal de quince a veinte personas, incluidos al menos dos médicos y a menudo más, en un entorno de granja suburbana. Vivimos todos juntos bajo el mismo techo, cada persona del personal jugando muchos papeles: agricultor, cocinero, mecánico, empleado, enfermera, médico, artista. Nuestro aprendizaje a vivir de forma cooperativa y felizmente inspiró muchos de nuestros pacientes para buscar estrechar los lazos de comunidad después de regresar a casa.

# Avanzando: Publicidad y diversión y recaudando fondos

En 1979, intervino desde nuestro trabajo con el fin de reflexionar sobre nuestra meta: construir un hospital donde podríamos llevamos a cabo nuestro compromiso con la atención médica gratuita. Este paso fue motivado por la frustración de varias personas en el proyecto que, después de ocho años, había tenido bastante de sacrificar sus vidas privadas y luchan por un sueño que nunca parece acercarse. Nos estábamos viviendo, a continuación, en The Rocks, una granja en West Virginia. Linda y yo trasladamos más de cerca a Washington para concentrarse en la recaudación de fondos y una práctica médica limitada; las personas que permanecieron en The Rocks en última instancia dejó de prestar servicios médicos pero han permanecido juntos como una comunidad.

Recaudación de fondos fue lento hasta 1983, cuando decidimos abandonar a doce años de silencio de los medios de comunicación y buscar activamente la publicidad. Esta decisión fue un disco duro. Nunca habíamos necesitábamos anunciar; nuestros pacientes siempre nos habían encontrado a través de la boca a boca, que funcionó porque la gente tiende a hablar de divertirse. Tenía miedo de que publicidad que afecte a la naturaleza del santuario de nuestro medio ambiente, convertir a nuestros profesionales de atención de salud en celebridades y destruir cualquier vida privada que hemos tenido. Otra razón para dudarlo fue la naturaleza de publicidad propia: nunca es la verdad, es superficial, nos hace un producto y trivialidades lo que estamos haciendo centrándose en personalidades en lugar de ideas. Sin embargo, debo admitir que publicidad —de artículos de revistas y periódicos a apariciones en televisión a conferencias y talleres— probablemente ha sido nuestro único recaudador más eficaz.

El primer artículo sobre el Instituto Gesundheit apareció en abril de 1983 en la revista de la *Prevention*. Señaló en letras más que cualquier artículo a partir de entonces porque *Prevention* tiene un número de lectores amplia. Unos meses más tarde, un artículo que salio en la primera página de la sección del estilo *Washington Post* me atrajo la atención cuando fue sindicado y reproducido por muchos otros periódicos en el país. Cartas llegaron por representación. Una mujer desde el distrito de Columbia llamó para nuestra dirección y trajo un cheque por $5.000. Llamadas telefónicas provenía de los productores de cine y televisión. Donaciones, ofertas de empleo y contrataciones de uso de la palabra se vierten. Mejor de los profesionales sanitarios de todos, suficiente para llenar cuatro o cinco instalaciones escribió a mí, encantado ante la perspectiva de un entorno donde podía encontrar realización en servicio.

Poco después que estos primeros artículos sobre Instituto Gesundheit aparecieron, empecé a dar conferencias y talleres acerca de nuestro proyecto y nuestra filosofía de curación. Esto ayudó a recaudar dinero, tanto para gastos de vida y para empezar a construir en el nuevo sitio en West Virginia que habíamos obtenido en 1980 (consulte el capítulo 10). Continuó aceptar invitaciones para dar conferencias y se le pidió volver para aceptar invitaciones para dar conferencias y se le pidió volver para contrataciones de retorno, se hizo evidente que muchos aspectos de la atención de la salud no se están examinando en conferencias médicas. Así que empecé a añadir presentaciones teatrales y payaserias a mis conferencias sobre medicina. Llamé al parodias que nos habíamos improvisada en casa desde mediados de los setenta, especialmente aquellos con el Dr. Niedernamm, un vendedor de aceite de serpiente del siglo XIX, promover una línea de elixires llamado "Productos no-bastante-la-respuesta". Hemos vinculado las parodias juntas para hacer que un programa real sobre la magia elixires de vida: maravilla, nutrición, humor, amor, fe, naturaleza, ejercicio, y la comunidad. Nos bailó, oró, limpiaro nuestros dientes, cantado y rieron juntos. Este espectáculo fue un anuncio para el bienestar y una excelente descripción de qué Instituto Gesundheit trataba. Hemos agregado más tarde un segundo show con ocho elixires más mágicos: esperanza, pasión, relajación, familia, curiosidad, creatividad, sabiduría, y la paz.

Bajo el tema general, llamado "Medicina y comedia musical", recibimos el apoyo de la subvención de la Fundación de Ruth Mott para producir no sólo en los espectáculos de elixir sino en una variedad de otras producciones que difundir las noticias sobre estilos de vida integral, la comunidad, la alegría de cuidado, la alegría de servicio, y el poder curativo del humor. Presentamos muestra de humor en los Estados Unidos, incluyendo un espectáculo de danza de noche, un niños "playshop" y una obra simbólica por Linda y me sobre la importancia del equilibrio en la vida, desde la física equilibrio al equilibrio en las relaciones y en la naturaleza. El espectáculo incluyó un gorila en un uniciclo, marionetas y canto "cowhands". Hemos contratado nosotros mismos en conferencias, reuniones y partidos como idiotas adorable, inocentes, apodados "Dang Fools". Para un show, construyó un gigante condón de látex, pintura capa tras capa en una hoja de vidrio, hasta que fue lo suficientemente fuerte para levantar de la Luna y envolver alrededor de mi cuerpo entero. He sellado hasta los lados y dejó un agujero de mi cara.

Durante una visita a la escuela de medicina de Harvard, hablé durante dos horas a una audiencia de estudiantes de medicina de todo sobre Boston. Ellos se sentaban en sofás, mesas y el piso y había forrado de las paredes de la sala común de Vanderbilt Hall. Más tarde, mis colegas, J. J., Eva, Kristin, Mark, Lisa, y pasó medio día dieciséis de los estudiantes de medicina de la enseñanza "cómo ser un médico de nuez". Nosotros les había vestida de leotardos, deelyboppers, faworki y narices de caucho y les presentó a malabarismo, hacer el payaso y holgura-cuerda caminando en el patio de la Harvard Medical School de hiedra enlazados.

La respuesta de los participantes en estos talleres fue entusiasta y alentador. Varias semanas después de ese viaje a Boston, he recibido una carta de uno de los participantes de "playshop", Paul Cooper:

> . . . la cosa más valiosa [que] ganada fue la realización de que después de la escuela médica que realmente podemos hacer lo que queremos y el tipo de medicina que creemos en la práctica. . . . Aquellos de nosotros que aprendió "a ser nuez" vieron el poder universal de la risa en acción hemos extendido silliness en toda el área médica Longwood, llevar sonrisas a las caras de los transeúntes, policías y las mujeres, los conductores de ambulancia, proveedores de alimentos, y, por supuesto, patrones de fina establecimiento de beber y viendo en TV, en el distrito de la barra de Windsor. ¿Algunas de las observaciones más memorables que hemos escuchado durante nuestra cruzada payaso incluido, "he sido en Boston por tres semanas y chicos son las primeras personas agradables que he conocido", y "Estos chicos van a ser médicos? ¡¡Es grandioso"!!

En un simposio de medicina preventiva en la University of Minnesota en 1986, más tarde aprendí que mi presentación recibido las marcas más altas de todos aquellos ofrecieron en la convención de dos días. El coordinador de la conferencia escribió, "si cualquiera de nosotros terminan en un 'Gesundheit' Instituto o no, todos recordamos sólo lo que es somos sobre y aprenda a tomar real cuidado de nuestros pacientes".

Mis viajes también inspiraron a cambio. Después dio una "playshop" en DeKalb Medical Center de Decatur, Georgia, en 1989, el director de asuntos médicos escribió que un médico encuestados a sus pacientes al día siguiente para averiguar si ellos pasarían más bien a una parte de "ridículo" o solemne del hospital, y todo el mundo votó a favor de la "sala de goofy".

Mi dedicación a bobadas me hizo un poco de un evento de medios de comunicación como mi mensaje se extendió a través de la radio y la televisión. Apareció en el show de Oprah Winfrey junto con tres otros llamados excéntricos. También participé en un programa de televisión pública sobre el proyecto de la jirafa, una organización que da premios a la gente "que sobresalen sus cuellos". Era uno de los destacados jirafas. En 1990, la televisión pública en West Virginia produjo un espectáculo de media hora de la hermosa acerca de nuestras instalaciones futuro. Desde hace varios años he estado negociando con un productor de televisión independiente que quiere hacer una historia ficticia del Instituto Gesundheit. Algunas de esta exposición podrían ser terrible y algunos podrían ser maravilloso, pero en cualquier caso nos ayudará construir nuestro hospital.

Uno de mis experiencias más gratificantes, un viaje a la URSS en 1985, se llevó a cabo no dar a conocer nuestro proyecto sino para promover el entendimiento del mundo y la paz. Era uno de los diplomáticos de ciudadano de setenta y cinco: médicos, profesores, artistas, dirigentes religiosos, personalidades de TV, estrellas de cine y bisabuelas incluso — que había sido invitado a tender la mano al pueblo ruso en la amistad. Desde el momento en que presenté a los funcionarios de aduanas ruso con mi "risa-porte", una foto de pasaporte humorístico que me muestra con veinte narices, pasé las próximas dos semanas como un payaso. Llevaban una nariz de goma y un divertido traje de brillante, enfrentamientos, colores y diseños. Yo había traído un bruto de narices de caucho y ponerlos en soldados, antiguas señoras y niños. Miles de personas se rieron como hice tontos paseos en esa vestimenta en trenes subterráneos; en las escuelas, hospitales e iglesias; y en paz soviético formal de reuniones del Comité.

Cada año desde entonces, hemos regresado a la antigua Unión Soviética como un payaso y se reunió a cientos de personas, algunos de los cuales ahora son amigos para toda la vida. Esto puede ser lo mejor que hacer por mí mismo. Si cualquier lector es inspirado por venir, por favor déjeme saber. Experiencia no es necesaria. Estas experiencias me han hecho pensar que los líderes y políticos en nuestra nación y el mundo deben enviar en los payasos y poner el tonto de vuelta en la corte para ayudar a equilibrar la intensidad de los asuntos internacionales.

Cuando estaba en la escuela de medicina había jurado nunca rechazar a los pacientes, y cuando empecé a dar conferencias, equiparado de recaudación de fondos para hacer exactamente eso. Perdí terriblemente a trabajar con los pacientes. Afortunadamente, mis viajes y contactos con profesionales del cuidado de la salud ayudó a facilitar esa pérdida.

Se convirtió en un sentido, estas personas en mis "pacientes" participan en mi ministro conferencias y talleres sobre el agotamiento y la necesidad de humor y de la intimidad en la práctica médica. En el circuito de la conferencia, la gente pensaba que estaba practicando la medicina gran. Médicos, enfermeras y aún la gente no en la profesión de la salud podría escuchar sobre el experimento de Gesundheit y empezar a dar servicio en sus comunidades. Por lo tanto, en un sentido, a través de ellos yo estaba ministrando a la Comunidad y la sociedad como el paciente. Pero esto todavía no aportó el contacto cara a cara que me encanta en medicina.

En los años desde "fuimos públicas", he recibido decenas de miles de cartas de personas que quieren alentar y ayudar a nosotros a cualquier grado pueden. He contestado a cada letra. Si las letras fueron amontado, probablemente haría cuatro a seis pilas, cada uno de aproximadamente cinco pies de alto. En un día típico cuando yo no estoy viajando, escribo de veinte a cuarenta cartas y realizar treinta o más llamadas de teléfono, muchos dirigida hacia la construcción de nuestro hospital.

Para mantener el contacto con nuestra creciente "nutwork", comenzó a publicar noticias de Instituto Gesundheit, más tarde retituló "Achoo! Servicio". Gareth Branwyn y su esposa, Pam Bricker, comenzaron a nuestro boletín de noticias en la década de 1980 para mantener a nuestros amigos al corriente de nuestros avances, nuestras necesidades y la mayoría de todos nuestro deseo para que participen en nuestro proyecto. La primera cuestión anunció que sería pronto rompemos terreno para nuestro primer edificio en West Virginia. Cada número de la nueva informó de nuevos hitos hacia la construcción de nuestro hospital. Noticias también realiza un seguimiento nuestro crecimiento familiar: dos nacimientos de casa en la primavera de 1987 (Lars, nacido a Linda y yo, y Blake, nacido un mes más tarde a Gareth y Pam); J. J. y de Eva Bear boda en septiembre de 1987; el nacimiento de su bebé, el primero de nuestro grupo, nacido en la tierra en West Virginia; y la compra de nuestra casa en 2630 Robert Walker Place, en Arlington, Virginia.

Los boletines dijeron repetidamente de mi profundo deseo de volver a practicar la medicina y de mi esperanza de que el período de tener que activar a los pacientes, que comenzó en mayo de 1983, sería breve. Describieron el progreso nos estaban haciendo en nuestra tierra en West Virginia y se enumeran los proyectos planeados para la temporada próxima construcción. Cada número de la nueva llevó a una petición de fondos, y la respuesta hizo posible para poder pasar a cada nueva etapa. Algunas de las donaciones fueron extremadamente generosas, pero en su mayoría confiamos en el apoyo popular. Ahora, nuestro mayor desafío es reunir el dinero para el hospital de sí mismo. Nosotros no podemos empezar a genérelo sin un fondo de arranque de al menos 2 millones de dólares en el banco, porque podemos construir un hospital a mitad de camino.

En un boletín de principio, escribí de una comunidad de atención de salud basada en la amistad y la interdependencia mutua, con un personal que vive en las instalaciones con sus familias en una atmósfera colectiva de felicidad, estupidez, amor, creatividad y cooperación. Esta atmósfera va — como lo ha hecho en el pasado— mejorar la salud y aliviar el sufrimiento posible ninguna otra fuerza. La práctica de la medicina se convertirá en una alegría en alrededores tan.

Nuestros sueños acerca de este tipo de instalaciones médicas ideal han persistido y fortalecido en los años como hemos incorporado nuevas ideas. Seguiremos dar la bienvenida a nuevas ideas. Para los primeros doce años, nuestro proyecto de Instituto Gesundheit era prácticamente desconocido y nadie trabajó para él excepto aquellos de nosotros que estaban viendo a los pacientes. Hoy en día gran número de personas conoce nuestro sueño y quiere que le suceda, pero grandes sueños tardan mucho para construir y hacer realidad.

Pase lo que pase, creo que nuestro objetivo principal no es la creación de un hospital, pero el compromiso más grande de tener un sueño y pegue con ella.

PRIMERA PARTE

# Llevando visión y alegría a la práctica de medicina

El ejercicio de la medicina reclama la esperanza. La Asociación Médica Americana (AMA) y escritores de la profesión médica y laicos gritan en dolor cuando miran la dirección que la profesión ha tomado. Nunca hemos mejor entendido los mecanismos de las funciones corporales. Sin embargo, los médicos, enfermeras, hospitales, clínicas y profesionales de la salud son rara vez rebosantes con la alegría del servicio humano. Estamos viendo un sistema sanitario sumergido en el dolor, la gente en el dolor, un mundo en el dolor. Creo que se puede hacer algo para hacerlo mejor.

Lo ideal en la práctica médica, es de curar se convierte en un intercambio humano, no una transacción de negocios. El profesional de la salud llega a los pacientes que expresan su dolor y vulnerabilidades. Esto puede ser la base para un enlace real, incluso una amistad. Sin embargo, en realidad, muy pocos pacientes o profesionales sanitarios sienten esta proximidad. Creo que la pérdida de esta relación alimenta a gran parte de la crítica laica de la medicina moderna, las demandas de negligencia y la pérdida trágica de la alegría en la práctica de la medicina por los profesionales.

Desde el nivel de la comunidad la medicina ha cambiado de sitio hacia el nivel corporativo, convirtiéndose en la industria número uno de la nación. El cuido de nuestra población no puede ser una industria. ¿Cómo puede ser que una pareja, familia, grupo, comunidad, nación o mundo ser fuerte si la salud y el bienestar de todos, no es una prioridad? El enfoque actual en negocio, en lugar de servicio está causando mucha angustia tanto en demandas de negligencia como en el costo de la atención médica. Esta es la razón por qué, en el Instituto Gesundheit, no cobramos, realizamos pagos de terceros o llevamos seguro de negligencia.

He escrito este libro para estimular la esperanza, la visión colectiva y la interacción de la comunidad con profesionales de la salud en todas partes. Trabajamos para conseguir su práctica médica ideal y encontrar compañeros con sueños similares o quienes que experimentan por su propia cuenta. Las alegrías de la práctica médica están disponibles para todos los profesionales de la medicina que practican sus artes y habilidades con amor y humor. Uno con el otro ayudan a alcanzar esta alegría y bienestar.

También los laicos deben tomar parte en el diseño de un nuevo sistema de salud. En cada comunidad, es posible tener un centro de salud que opera como un servicio, no como un negocio. Sé que haya un gran número de profesionales sanitarios que dejarían sus prácticas actuales para ir a un modelo orientado a servicios. ¡Por lo tanto, todos los que anhelan una práctica de hospital, clínica o oficina que es fabuloso, alegre y vibrante, el sueño pueda ocurrir pero hágalo divertido! En última instancia, el problema no es sólo de un mejor sistema de atención de salud sino una sociedad más saludable.

# 1 · Un sistema de salud en dolor

*Creo que los profesionales de atención de la salud que se sienten agotados: no están permitiendo el "potencial de extasiarse" por la relación médico-paciente.*

Agotamiento. Es el síntoma más frecuente del malestar que afectan a la profesión médica y el tema número uno que muchos me preguntan a pensar, hablar, dar talleres y escribir. Agotamiento es un estado en el que las personas son incumplidas por su trabajo y son insuficientemente rejuvenecidas. Dan demasiado mucho durante mucho tiempo; a continuación, algo de alegría y la emoción de ayudar a los demás.

La peste de agotamiento es tan omnipresente en el sistema de atención de la salud que todo el mundo esta a la espera que suceda. Cuando he platicado con los profesionales sanitarias la mayoría me describen como el agotamiento daña su personal, así como en su vida profesional. Sin embargo, me niego a creer agotamiento es inherente en la práctica médica. De hecho, la práctica de la medicina puede ser una emoción —un intercambio tan fundamentalmente amantes que es difícil contener la emoción.

Creo que no permiten profesionales sanitarios que se sienten quemados fue el "potencial de quedar enamorado" en la relación entre el medico y el paciente. Los pacientes descaradamente ofrecen su confianza, el amor, respeto y mucho más a un médico que proyecta un comportamiento afectivo, y alegre. ¿Por qué es este gozo tan difícil de conseguir?

La primera causa es la falta de comunicación. La alegría de las relaciones se pierden si un médico puede pasar sólo cortos períodos de tiempo con los pacientes; desaparecida es la emoción de la intimidad. Si los médicos realmente podrían profundizarse en la vida de sus pacientes y tomar el tiempo para comprender a toda la persona, podrían tratarse cuestiones importantes del estilo de vida. Los medicamentos a menudo son sustitutos de lo que realmente necesita el paciente. Más visitas que los médicos y los pacientes vive más real, porque el tiempo compartido es un ingrediente clave en la amistad. Sin este tipo de amistad, "manera de cabecera" puede sentirse impersonal y superficial.

Un desequilibrio entre el trabajo y tiempo personal también puede fomentar el agotamiento. Una constante sobrecarga de trabajo debido a la supuesta responsabilidad puede devastar la vida privada de una persona. Creencia en la indispensabilidad es una ruta segura al agotamiento. Idealmente, un curandero debe practicar en un grupo interdependiente de amigos cercanos que nutren a uno con el otro, tome descansos cuando sea necesario y colaborar con los profesionales similares.

Una tercera causa de agotamiento esta clara: la medicina funciona como un negocio, con lo cual invita a todas las tensiones de un negocio. Los pacientes se convierten en clientes. Profesionales de convertirse en pagado a proveedores, rígidos y no se ha podido compartir las emociones tan esenciales para la amistad. Cualquier profesional del cuidado de la salud que entra en medicina para servir a la humanidad esta castigado cada día por sus aspectos de negocios. Atención de la salud se niegan a los pobres y limitada a muchos otros. La relación con los pacientes pobres no coincide con la que el bien dotadas. Los médicos y otros curanderos se desgastar como sus sueños de servir a la humanidad en peligro.

Miedo por pleitos de negligencia, otra causa de agotamiento, atormenta a muchos profesionales de atención de salud. Desconfianza impregna la relación de paciente-medico y lo hiere. Para protegerse a sí mismos contra acciones legales, médicos ponen a sus pacientes a través de procedimientos y pruebas que son innecesarias y simplemente defensiva. Ansiedad por estos pleitos de negligencia puede ser un cáncer para el enfoque de equipo tan vital en la atención de la salud e inhibe la intuición, la creatividad y la investigación científica. Rígido de la práctica médica se convierte en la práctica de la mecánica "libro de cocina". Más triste de todo, el clima de negligencia niega al médico el derecho a ser imperfecta.

Medicina implica una relación entre el médico y el paciente. La forma en quienquiera de ellos define la relación puede afectar drásticamente cómo el otro responde a ella. La relación profundiza si el paciente sabe como mucho acerca de mí, el médico, como sé que sobre él o ella. Si la relación es sumida en la amistad, el amor, reciprocidad, cuidado y diversión, el tiempo que pasaron juntos puede evolucionar hacia una asociación donde cada uno es vulnerable a y confía en el otro. Esta intimidad es el cimiento de una práctica libre de agotamiento.

La práctica médica no comprometida puede permitir una vida de construir amistades mientras cumplía la humanidad. Curanderos que sienten bloqueados en un entorno insalubre de curación no necesitan engañar ellos mismos fuera del maravilloso intercambio de amor que puede ser experimentada en la relación de médico-paciente. Se tarda poco en llegar y el abrazo de un paciente, para masajear su espalda o sus manos o los pies en el hospital. Curanderos, no tenga miedo a sentir la emoción de ayudar a los demás. No pierda a un solo paciente. Intente establecer un lado al menos un día a la semana haciendo llamadas de casa y pasar mucho tiempo con los pacientes —tal vez incluso jugar con ellos y compartir intereses similares.

Para mis compañeros y para mí, el mito de agotamiento obligatorio ha sido un gran impulso para la forma en que ha sido diseñado Instituto Gesundheit, tanto física como espiritualmente. Queremos crear un lugar donde puede conocer amistades y familia, amor y humor, maravilla y curiosidad. Cuando estas partes importantes de la vida de una persona son estimuladas, no hay agotamiento.

Un medico (MD) o grado similar confiere la libertad para crear cualquier tipo de clima curativo. Deberíamos estar agradecidos por el privilegio de pertenecer a una profesión tal gloriosa. Miles de profesionales del cuidado de la salud desean una práctica alegre. Es hora de que la banda juntos y redescubrir los tesoros extraordinarios, estimulantes de la medicina cotidiana.

# La re-definición de relación médico-paciente

El mayor choque que experimenté en la escuela de medicina llegó durante las discusiones con los profesores acerca de la relación de médico-paciente. La inmensa mayoría destacó la importancia de la distancia profesional. Esto significó mantener destacado lo científico y tratar con los pacientes, como si se tratara de ensayos de laboratorio. La "ética de la distancia" se extendió a los barrios, donde los médicos describen a pacientes como las enfermedades, los valores lab, signos, síntomas o tratamientos. Me sorprendió que un grupo de médicos "en rondas" podría desplazarse alrededor de la cama de un ser humano, requiriendo incluso desnudamiento, dando dedazos y con la mirada fija en él o ella con poco más de consideración que fue dado a los perros en el laboratorio de fisiología.

La mayoría de los médicos, jóvenes y viejos, parecía más cómoda con la monotonía de forma paulatina IV o el sabio moviendo de labios del tratante que con el paciente. A menudo se disculpó al paciente después de que los otros habían abandonado, avergonzado por mis colegas. Los profesores que son más grandes en mis recuerdos, evidentemente, amaron y cuidaron cada paciente. En la cabecera del paciente hablaban al paciente directamente acerca de su vida con un nivel de detalle que perplejos a muchos de los estudiantes. Un estudiante —que perdió el sentido completamente— dijo que esta "charla" con pacientes nos desviado de nuestros objetivos y consume tiempo precioso.

En psiquiatría: irónicamente, la especialidad que debe ocuparse de cuestiones de la mente y el espíritu: la necesidad de distancia profesional fue magnificada múltiples por temor de la temida "transferencia". En las discusiones de grupo, los estudiantes a veces mostramos demasiada vulnerabilidad en frente de un tratante o residente. Siempre hemos mostrado ninguna consideración para el dolor del paciente, nos estábamos duramente criticadas por "demasiado involucrarse". ¡Y Dios prohíbe que deberíamos tener un impulso para tocar a un paciente! ¡Recuerdo cuánto emoción positiva se generó cuando algunos del personal intentaron desarrollar un programa de ordenador que podría entrevista al paciente, eliminando así la necesidad de interacción totalmente!

Ninguna de estas condiciones mejoro durante mi pasantía; de hecho, empeoró. Bajo las presiones de tiempo intenso, el componente humano se limitó a simples respuestas para las preguntas extremadamente complejas. Historia de un paciente trabajo se resume en una palabra: lo que esa persona hizo para vivir. "Cuestiones de familia" revelaron si el paciente se casó y tuvo hijos, si los padres o abuelos vivían y qué enfermedades había de todo el mundo. Eso fue todo. Fe del paciente fue listado sin indicar si se trataba de una fuerza activa en su vida actual. Hobbies, actitudes y pasiones, en esencia, la "parte de la persona" del paciente —fueron completamente ignorados. La tendencia de "médico-como-técnico" parece haber ido enloquece.

Como descubrí este cáncer dentro de mi profesión, comencé a preguntarse lo que hacía a los pacientes. Por lo que les pedí. He oído la ira, el miedo y el flujo de la desesperación fuera en un torrente de frustración. Rara vez veo sus ojos chispeando para sus médicos. Si encenderse, más a menudo era para reputación profesional del médico que para su compasión. En un caso desgarrador de pérdida de expectativas, encontré que los doctores y, en menor medida, enfermeras fueron afectadas de forma similar. Parecían encontrar medicina agotador, un drenaje y casi desprovisto de recompensas profundidad espirituales. Y después de más de veinte años de búsqueda de uno, todavía no he encontrado una configuración de hospital feliz.

¡Medicina, estas perdiéndolo todo! ¡Paranoia de transferencia y distancia profesional ser maldito! ¡Manera de cama nada tiene que ver con información sobre el paciente! Forma de cama es la proyección valiente de amor, humor, empatía, sensibilidad y compasión para el paciente. Brillantez científico es una herramienta importante, pero no es la magia inherente en la curación. Cuando la ciencia intenta mantener todos vivo y sano para siempre, fracasa miserablemente. El uso liberal de medicamentos psicotrópicos y la costumbre de recurrir a héroe de lecho de muerte son sólo dos ejemplos de cómo la ciencia cae vergonzosamente y a menudo trágicamente, lejos de sus objetivos.

Para la salud del paciente, el personal y la profesión médica, sí, los pacientes y el personal debe luchar hacia la amistad en el sentido más profundo de la palabra. Amistad es gran medicina. Supera muchas de las insuficiencias de la profesión de curación. En la amistad se encuentra el potencial para profesionales sanitarios y pacientes para ser ellos mismos sin miedo de ser entendido mal. En la amistad no hay temas tabú, y no se retiene la información. Un médico imperfecto puede tratar a pacientes imperfectos, con perdón a ambos lados. Los pacientes pueden tomar comodidad en saber que un amigo está a cargo del caso. Esta atmósfera en sí mismo está cicatrizando. En el actual clima de litigios, ¿no sería un alivio para los profesionales de la salud saber cuando se entra a un paciente de la sala aquí, al menos, son seguros?

Los médicos nunca deberían comprar en la mentira del profesional de la distancia. Medicina es una profesión muy intensa. Personal médico diariamente ver tal sufrimiento profunda de ese "distancia" puede ser otro término para la represión. ¿Pero sin intimidad cómo pueden curanderos compensar el dolor y el sufrimiento son tan impotentes para curar? Los médicos necesitan libertad a llorar con pacientes, abrazar y tomarles en sus brazos para recibir la misma atención a cambio. Comunicación humana sin este intercambio de amor es falso. Es doloroso no tener razón.

Transferencia es inevitable. Todo ser humano tiene algún tipo de impacto sobre el otro. ¿Que queremos en la relación de médico-paciente? Algunos estudios han demostrado que la mera presencia del doctor puede ejercer un impacto positivo sobre la salud del paciente. Más profunda de la amistad, el más profundo el efecto. A menudo, en mi práctica, los pacientes tienen ansiado amor de alguna otra persona (un padre, amante o amigo) y sentía incompleto sin él. Por lo tanto yo les daría amor. Y como amaba, también me encantaría. Con este tipo de amor, un paciente nunca puede decir, "estoy solo".

Sé cómo devastadora soledad puede ser. Los pacientes —de hecho, todas las personas— necesita saber que el amor no es una cuestión de control, sino de dar y recibir libremente. Me doy cuenta que retrasos acerca del sexo han alentado a personal médico para mantener una distancia profesional. Los pacientes se enamoran con médicos y viceversa no importa cómo está estructurada su relación. Estas experiencias son más fáciles de clima en el contexto de la amistad y comunicación abierta. Algunos profesionales de la salud están preocupados por la dependencia por parte de la paciente. Pero los profesionales que han sido amigos con muchos pacientes han desarrollado las habilidades para cortar de raíz la adoración.

Las relaciones entre los profesionales del cuidado de la salud necesitan ayuda para así. ¡Imaginar lo que podría suceder si todas las personas que trabajaban en hospitales y clínicas trató de eliminar las jerarquías de las opciones y eligió en su lugar a ser amigos con todo el equipo! ¡Imagina tener un personal tan aficionado de uno a otro que simplemente montando a trabajar o diciendo "hola" en la sala a un compañero de trabajo es una delicia! Un personal optimista puede tener efectos curativos dramáticos sobre pacientes y curanderos por igual. Creo que tal dinamismo en un hospital también afectaría a los visitantes —que tradicionalmente son ansiosos, deprimidos y restringido— de una manera excitantes. Esto, a su vez, tendría un maravilloso efecto en los pacientes. ¿Imagine poner fin para siempre el estribillo, "Odio ir al hospital (o el médico)" y sustituirlo por "tenía un gran tiempo en el hospital"?

# ¿Servicio: Una fórmula olvidada?

*Puede ser el diablo, o puede ser el Señor, pero vayas a*
*tener que servir a alguien.*

BOB DYLAN, "GOTTA SERVE SOMEBODY"

Un artículo del 12 de enero de 1989, en *New England Journal of Medicine* escrito por un grupo de médicos que se propone un programa nacional de salud para los Estados Unidos comenzaron:

> Nuestro sistema de atención de salud está fallando. Se deniega el acceso a muchos en necesidad y es costoso, ineficiente y cada vez más burocráticas. Las presiones de control de costes, la competencia y la ganancia amenazan los principios tradicionales de la práctica médica. Para los pacientes, la desgracia de la enfermedad a menudo es amplificada por el temor de la ruina financiera. Para los médicos, las gratificaciones de curación a menudo dan paso a la ira y la alienación.

Otro artículo en la misma revista describe un plan de seguro de salud universal diseñado para resolver problemas de entrega médicos en los Estados Unidos en la década de 1990. La misma semana, el consejero delegado de la Asociación Médica Americana (AMA) se refirió con gran preocupación para el futuro de la prestación de atención de la salud.

Estas voces principales en la medicina estadounidense parecen sugerir que las soluciones se encuentran más en impuestos o en el seguro de salud universal que en la reestructuración de la prestación de cuidados. Parecen decir, "Solamente nos dan más dinero y sopla la crisis".

En el pánico creciente, los cimientos de la medicina están olvidados. Hay una fuerte retórica sobre medicina como un derecho y el silencio sobre la medicina como un servicio a la sociedad. Creo que el concepto de servicio se ha convertido en extraviado en la locura de la medicina como un negocio de funcionamiento. Realmente, que no podemos reducir los costos, o disminuir los dolores de los pacientes y cuidadores, hasta que se quite la medicina desde el sector empresarial.

Tenemos que devolver a nuestros hospitales, empresas de suministros médicos y las compañías farmacéuticas la condición de funcionarios públicos, apoyado por la comunidad o, en las comunidades pobres, por el estado. Una vez que la profunda interdependencia existe entre la comunidad y el hospital, la comunidad puede crear formas humanas para cuidar miembros necesitados de la sociedad. Si todos los sistemas de curación fueron desplazados hacia el sector de servicios, podría desaparecer la competencia entre los proveedores de atención médica, y todo el mundo podría trabajar juntos para traer el mejor cuidado posible al menor precio posible.

Percibo el servicio como uno de los medicamentos grandes de la vida. Es difícil tener un sentimiento general de cumplimiento sobre la vida, a menos que una persona siente que él o ella ha servido. Esto, creo, es la razón por la que muchas mujeres se sienten más cumplidas que muchos hombres: mayoría de las mujeres ha dado servicio intensivo a través de elevar niños y sirviendo como un amante y amigo. La sociedad más alto respeto y admiración se concede a aquellos que dan de sí mismos. Madre Teresa, por ejemplo, fue amada universalmente. La mayoría de la gente buena mantener ellos mismos y sus espíritus buenas dando su propia y por que les inspiran en los ejemplos siguientes. Algunos medicamentos tienen más poder para prevenir o disipar la enfermedad mental que regularmente dar de sí mismo. Como los científicos entienden la bioquímica de psychoneuro-immunologia mejor, se convertirá en claro por qué valiente servicio a los demás tiene tal poder para calmar el dolor y, si no la enfermedad de curación, por lo menos hacer tolerable.

El servicio es una palabra de acción, un antídoto perfecto para el aburrimiento, la soledad, la alienación y el miedo. Servicio puede impartir el don de la paz interior. El servicio es la expresión física de gracias al mundo, una forma adecuada para apreciar el milagro de la vida. Las personas que dan servicio sean libres pedir lo que quieren, sabiendo que valen. Servicio da una sensación de realmente perteneciente a la comunidad humana. Servicio es probablemente el mayor llamado a la acción por creencias religiosas más.

Tan a menudo personas dan, especialmente cuando se enfrentan a enormes problemas como la falta de vivienda o la ecología dañada de nuestro planeta. Demasiado a menudo, el esfuerzo esta percibida como una lucha que debe ser agotadora. ¡No es así! Cuando el entorno es propicio y la búsqueda inflama el alma con la emoción y el honor de esfuerzo, la persona que sirve no necesita nunca sienten agotada nuevamente. Así que hagamos medicina un verdadero servicio. La transición no será fácil o rápida, pero ya hay muchas personas que se atreven a servir. ¡Unirse a ellos!

# Tecnología: Un amigo, y no un tirano

*No operare hasta que tengamos la maquina que emite*
*pitidos.*

MONTY PYTHON, EN *EL SENTIDO DE LA VIDA*

Me encanta la tecnología pero no porque soy un experto. Nunca me he atrevido a desarmar a las cosas y ponerlas volver juntos. Sé máquinas sólo a través de sus botones de encendido y apagado. Si un equipo tiene más de tres perillas, delegar su funcionamiento a alguien. Yo soy el tipo de persona que Robert Pirsig salvajemente criticado en el *Zen y el arte de mantenimiento de motocicleta* para estar fuera de contacto con la máquina. Mis amigos le gustaban confiscar mi coche para proteger a mí, él y otros en la carretera. Y todavía amo la tecnología y lo que puede hacer para mí y para los demás.

La magia de la tecnología en el hogar ha traído la comodidad, facilidad y conservación del esfuerzo. La industria del transporte ha trabajado milagros para la movilidad; la tecnología de las comunicaciones ha hecho del planeta una aldea global. Me encanta sobre todo las grandes invenciones que ahora dan por sentado, como la imprenta, el teléfono, la bicicleta y el tocadiscos. Estos y muchos otros gadgets forman una parte de mi vida que se sienten como órganos corporales, necesarios para sostener la vida. Mi amor por la tecnología en la vida cotidiana es importante porque proporciona seguridad —como cuerda de un alpinista— como contemplar la mi ambivalencia hacia la tecnología en la práctica de la medicina.

En el altar de la tecnología hasta tal punto alto que me pregunto quién es el principal de los cuales que la humanidad del siglo XX adora. La tecnología ha tomado tal establecerse en nuestra cultura "progreso" ha convertido en sinónimo de "los avances en la tecnología". Lamentablemente, el impacto de la tecnología en nuestra ecología y nuestra sociedad ha sido todo menos progresista. A lo largo de la industrialización de la sociedad, la creencia de que los avances tecnológicos son buenos ha sido tan persistente que se ha hecho muy poco esfuerzo para regularlos.

Creo que es imperativo que pagamos mucho más atención a la tecnología —dónde va y qué relación queremos tener con ella. Para cada avance tecnológico ha habido pérdidas y compensaciones. En medicina, la tecnología ha transformado humildad de cambio-de-siglo en arrogancia moderna. Una reina de termitas se convierte en tal una fábrica del bebé que ella es incapaz de hacer nada más, incluso a pie, y me temo que estamos produciendo a muchos médicos hoy que, en un sentido similar, saben medicina sólo como una práctica tecnológica. Sin sus instrumentos y equipos, muchos médicos sienten desnudo y no se ha podido practicar, aunque confort, la empatía y confianza —tan vital para la práctica médica— no requieren ninguna tecnología.

Cuando miro los avances en la tecnología médica en el vacío, sin contemplar su impacto, soy como un niño en admiración. Diagnósticos de máquinas, como los que producen los TAC y MRI, son asombrosas —derecho de ciencia ficción. En un nivel más simple, sólo las máquinas IVAC que administran tratamientos de líquido y drogas causan maravilla. Son milagros médicos. Una vez, después de asistir a una conferencia de de obstetricia y ginecología en los avances recientes en la laparoscopia, me informaron de que gran parte de la cirugía del futuro se llevará a cabo a través de un ámbito de aplicación. Durante un descanso, recorrió el área de exposición, abrumado por los aparatos. Más tarde, me habló en una conferencia de rehabilitación y vi la última en extremidades artificiales. Mantuve un ligero brazo sintético que cuestan $30.000 o más, dependiendo de las opciones. ¿Qué hizo este costo tanto? Me preguntaba. ¿Cómo caro debe se convertido en antes de que se dicen que es demasiado costoso?

La paradoja en la medicina es que no importa si un tratamiento o técnica vale caro, algunos dirán que no vale el costo —si incluso se puede comprar. ¿Cuál es el valor de la vista, de sostener una vida? Vista y la vida, sin embargo, no son los verdaderos problemas. Hemos llegado a un punto donde la sociedad dice que queremos —y sentirnos obligados— a la atención de toda la población, mientras que en el mismo aliento admitimos que no nos podemos permitir.

Los costes no controlados alimentan la codicia, que parece que ha infectado a los médicos y las industrias a un grado atroz. Tal vez la naturaleza de terceros de la financiación del gobierno elimina el componente personal que fomenta la rendición de cuentas. En esas industrias de ambos, la necesidad es tan grande y los avances tan impresionantes, que se acepta cualquier sacrificio financiero. Quienes defienden las otras grandes necesidades de nuestra sociedad, tales como la educación o la gestión ecológica, obtienen una porción muy pequeña de este pastel, porque los productos no son tan tangibles o como lucro.

Como medicina permanece dentro del sector de negocios, el costo de la tecnología atrás los costos normales de crecimiento debido a la filosofía del "sky's-the-limit".

Dudo que cualquier empresa nunca se ha abstenido de desarrollar un producto simplemente porque es demasiado caro para el consumidor que lo necesite. Y no importa cómo humanitaria, la compañía es poco probable que el producto de que se lo suficientemente importante como para donar a la sociedad.

En marketing, el objetivo es vender el mayor número de dispositivos, no importa cuántos son realmente necesarios. Tan pronto como se compra una máquina, es probable que quedan obsoletos; la próxima generación de máquinas nuevas y aún mejores ya está saliendo de la línea de ensamblaje.

Mientras tanto, los residentes y estudiantes se capacitan en grandes y prósperos centros médicos con los últimos dispositivos, y los médicos jóvenes, a menudo, son reacios a trabajar en los hospitales que no tienen. Esto es más dolorosamente cierto para residentes extranjeros que, al finalizar su formación de médicos, deciden permanecer en el oeste, en lugar de regresar a sus países nativos, tecnológicamente más primitivos. En algunos casos no saben cómo ser médicos sin estas máquinas. En un mal relacionado, más grandes ciudades tienen mucho más de estos muy costosas máquinas que necesitan, en parte como un señuelo para médicos y pacientes. Como resultado, muchos de estos dispositivos son enormemente saturadas para apoyar su presencia. A nivel del paciente, el ciclo más es alimentado por la demanda constante para el tratamiento de "el mejor", que es sinónimo de la más alta tecnología. Este pensamiento ha desacelerado el progreso de otras terapias que ofrecen una forma diferente de "lo mejor".

## La vergüenza de terceros

Nunca me han gustado el término "reembolso de terceros" (TPR). ¿Qué tipo de sociedad cobra las necesidades de salud de sus ciudadanos? ¿Que significa eso? ¿Qué terceros? Supongo que significa que no se sabe al paciente excepto como un archivo de ordenador. No quiero poner mi salud y la seguridad —o de nadie: en un sistema impersonal. Todo lo que he visto y oído en medicina desde 1967 me dice que las empresas TPR no están realmente preocupadas por los millones de personas que se encuentran en sus rollos. Parecen más interesados en pagar a la menor cantidad de cobertura y quisquilloso a un grado angustiante.

Históricamente, el TPR fue diseñado para ayudar a personas, más bien como un pariente lejano de un vecino. TPR se ha convertido en un sistema diseñado por empresarios, y, de hecho, el sistema ha convertido a muchas personas en ricos. Su resultado ha sido desviar la medicina desde un servicio a un negocio. Sin duda es el factor más significativo en el creciente costo de la atención de la salud. En la escuela de medicina fue el estribillo constante "no preocuparse acerca de esto; es afiliado". Nosotros nos enseñó un sobrecarga de pruebas y procedimientos de exagerar. Es más fácil de ordenar pruebas que proporcionar atención o comodidad. Como resultado, las empresas de suministro de hospital y las empresas de tecnología médica han convertido en magnates multi-billonarios de la medicina. Sin embargo los aseguradores de salud que apoyan estas industrias actúan como si no tuvieran ningún papel en el aumento de los costos.

Si el sistema actual de seguro de salud está fallando, muchos observadores dicen, vamos resolver el problema con el seguro de salud universal. Dirección de los costes de la asombrosos, solo pedir al gobierno federal para pagar ¡No! Pero seguro universal de salud nunca reducirá los costos; sólo hará les superior. Me estremezco en las pérdidas más que nuestro sistema de atención de la salud sufrirá si seguro universal se convierte en ley.

¿Qué pasa con el papeleo? Hoy en día y bajo cualquier sistema de seguro de salud universal de futuro, sigue siendo una experiencia degradante para los cuidadores y los receptores. Legiones de secretarios continuará a ser contratados con el único propósito de empujar el papel. Reembolso seguirán siendo un acto de circo con muchos aros para saltar a través, a menudo requieren de meses o incluso años. Dado el portazo en este sistema como estudiante en la escuela de medicina. Una vez en la sala de emergencias vi una mujer que había sobrevivido a un accidente de coche que había asesinado a su marido y un niño y dejó a otro niño apenas vivo. ¡Fue necesario para ella rellenar formularios en lugar de permanecer al lado de su hijo!

Tradicionalmente, TPR ha sido elitista, decirle a qué tipo de curandero pueden ir a la gente y generalmente haciendo caso omiso de curanderos alternativos. Los asegurados tienen mínima, si cualquiera, de entrada en las políticas TPR y estén informados acerca de las reglas y las tasas, después de que se han establecido. Durante los años, los proveedores TPR han cada vez más restringido su cobertura, aparentemente por razones financieras.

También me siento ofendido por el miedo que es el resultado de la dependencia de la sociedad de TPR. Me pregunto cuando el miedo de ser no asegurado realmente arraigó. Los pacientes inclinarse porque ven ninguna alternativa a este sistema y se asustan por las consecuencias de no ser cubiertos. Todo el sistema médico tiembla porque depende mucho de su supervivencia financiera TPR. Yo puedo asistir a una reunión de una asociación de hospital de estado sin nunca escuchar un diálogo sobre el cuidado del paciente; en su lugar, yo estoy inundada con jerga de reembolso.

A menudo las personas que asisten a estos reuniones suenan más como los comerciantes de Wall Street que profesionales dedicada a aliviar sufriendo humano. La línea de fondo, parecen decir, se encuentra en los libros, no en la sensibilidad. Esta obsesión con pérdidas y ganancias y con cobertura para facturas médicas gigantescos duele la práctica de la medicina.

Nos hemos vuelto tan dependientes en el sistema TPR que buscamos soluciones sólo dentro de ese contexto. Muy poca creatividad se aplica a los problemas de salud. Apenas se considera la idea de la medicina como un servicio. En el curso de un año, oigo a cientos de médicos lamentan del sistema; sin embargo, pocos toman medidas para crear un nuevo sistema más humano basado en el servicio.

Hace varios años hablé en una conferencia médica de una organización internacional de los médicos privados, llamado IATROS. Estos médicos desean preservar la relación autónoma entre paciente y médico sin injerencia del gobierno. La mayoría de los participantes proceden de países con un servicio nacional de la salud; condenaron severamente a nacionalizadas seguro de salud. La mayoría de lo que han dicho sobre el efecto de la interferencia del gobierno sobre la relación de médico-paciente, así como sobre la calidad de la atención, era espantoso para mí. Me temo que los Estados Unidos finalmente se convertirá a esa "solución".

TPR es una solución sólo para una sociedad alienada, lo que nos hemos convertido en un grado crítico y, en la que no puede haber significativa de la curación. La ineficacia de nuestras organizaciones de servicio principales: medicina, educación y derecho: es una vergüenza, considerando su gran potencial para el servicio a la humanidad. En todos los niveles de la sociedad, nuestra alienación desde un sentimiento de vida saludable nos ha llevado a gastar mucho más dinero en material de guerra, ropa elaborada, cosméticos y entretenimiento que en cosas básicas a una sociedad saludable.

Sin embargo pobres o ricos, una comunidad debe satisfacer que las necesidades de su salud. Trabajar hacia una sociedad más saludable, nos debemos reavivar la chispa de pertenencia que existe en una tribu o de la comunidad. Cuando una comunidad realmente comienza a cuidar de sus necesidades de salud, problemas de vivienda, la delincuencia, suicidio, uso indebido de drogas y la contaminación se convierten en problemas de todo el mundo, y esta interdependencia se convierte en la base para encontrar soluciones. A la larga, la solución más viable y valiosa es una organización de base en cada comunidad definida que atender y servir a las necesidades locales de atención de salud.

Si un profesional del cuidado de salud o el consumidor quiere reavivar perdido vigor e imaginación, ¿por qué no abordar problemas como el TPR, atención deshumanizada y creciente de los costos? El sistema de atención de la salud ahora funciona tan mal que se encuentre muchos simpáticos, cualesquiera que sean las soluciones son ideadas. Somos seres sociales que necesitan uno del otro. Ya no podemos permitirnos subestimar el nivel de esa necesidad.

## Negligencia: Una pesadilla del miedo

Miedo de ser demandado por negligencia es una de las mayores tragedias de la medicina moderna. Este ladrón de la alegría de la práctica médica ha robado la humanidad del médico. Nuestra sociedad está diciendo que no tenemos derecho a cometer errores. Los médicos de familia saben que cometemos errores cada día, si sólo por pasar demasiado poco tiempo con nuestros pacientes. Debemos tener el derecho a cometer errores. Ciencia médica es tan imperfecto que es imposible saber con certeza, antes del tratamiento de un paciente, cuál será el resultado. Cada tratamiento es experimental, y cada médico serio debe tomar riesgos al tratar de ayudar a los pacientes. Incompetencia es otra cuestión: si un profesional del cuidado de la salud es incompetente, él o ella debe no practicar medicina.

El instante un médico lleva seguro de negligencia, él o ella establece una relación contradictoria con los pacientes y dice, en efecto, "no confío le". Objeción de conciencia, incluso las más cuidado profesional del cuidado de la salud entra en esa relación en temor y desconfianza. El miedo no es la línea de base desde la que para la práctica de la medicina. Impide a muchos profesionales practicar fuera de sus oficinas, de ofrecer el necesario asesoramiento o tratar de otras terapias. Inhibe intuición, induciendo a muchos médicos a prescribir tratamientos de "libro de cocina", incluso cuando ellos creen que sean inadecuadas o potencialmente dañinos. No hay espacio para la creatividad. Incluso si un médico está abierto a un tratamiento alternativo y considera que es un tratamiento muy gentil, miedo a menudo prevalecerá. En el transcurso de su carrera, este miedo lleva a explorar vías de escape, de pasarse la pelota cuando un tratamiento no funciona. Equipo de atención, a continuación, se convierte en amenazado debido a que un miembro puede ser sacrificado como el chivo expiatorio para otro error.

Seguros de negligencia han aumentado drásticamente el costo de la atención de la salud. Algunos médicos pagan más de $ 100.000 cada año para la cobertura. Muchos de los médicos que quieren practicar la medicina barata, interdisciplinarios han tenido que abandonar tales sueños o retiran temprano. Este sistema también genera la codicia. Abogados posteriormente la esperanza de que los errores médicos se hará debido a las enormes tasas a obtenerse. He hablado con los pacientes que, en el interés de obtener el mayor asentamiento posible, no estaban en dispuestos a comenzar un programa de cuidados personales antes de recibir el dinero de una sentencia del tribunal. Sin duda, la codicia de negligencia ha ayudado a transformar la atención de la salud del servicio a las grandes empresas.

El sistema de toda negligencia inadvertidamente refuerza el concepto de médico-como-Dios. Si los médicos no pueden cometer errores, deben ser perfectos. Pero en la práctica de la medicina, con todas sus imperfecciones, un médico puede esperar a cometer errores, para causar daño a los pacientes y a veces incluso para matarlos. Debemos tener la humildad para reconocer esto. Aún así, estoy seguro de que los conocimientos médicos nunca fueron mejorados por un traje de negligencia. Sospecho que, con más frecuencia, pleitos socavan la competencia del practicante.

El concepto de "M.D.(eidad)" también implica que el paciente es el receptor pasivo de tratamiento y que el médico es responsable de la cura o la salud del paciente. Esto no es cierto; en última instancia, la salud es responsabilidad de cada individuo. La mayoría de los problemas de salud tiene componentes principales del estilo de vida. El médico se llama sólo en una vez que se ha alcanzado un cierto nivel de daño. Por eso vamos a tener un signo en Gesundheit que lee: POR FAVOR VIVE UNA VIDA SANA: LA MEDECINA ES UNA CIENCIA IMPERFECTA.

Nosotros debemos disipar la idea de que la medicina o la ciencia tiene las respuestas a todos nuestros problemas. La ciencia es una investigación y un proceso, no un producto. No hay ninguna ley dicta si una enfermedad debe ser controlada por un cirujano, un internista, un homeópata u otro tipo de terapeuta. El paciente y la familia deben entrar en el diálogo de incertidumbre y duda y expresar sus preocupaciones. El valor de la atención de la salud profesional y el paciente al riesgo lidiando con el desconocido debe ser elogió, no bloqueado por miedo.

En más de veinte años de intentar encontrar financiación para nuestro hospital, pocas cosas calentar el debate como nuestro rechazo a que se mantengan seguros de negligencia. Muchas personas consideran esto como nuestro mayor impedimento para el éxito; ellos la llaman ingenuo, irresponsable, idealista o tonto. Se centran en los aspectos negativos de nuestra vulnerabilidad. Desde el principio, hemos intentado ser médicos que desafían a nuestros pacientes y a la sociedad a desarrollar relaciones saludables. Estudios han demostrado que los médicos demandó a menos son más cercanos a sus pacientes. En una comunidad que se siente como familia, uno no castiga a errores honesto de un médico.

Los principales objetivos del Instituto Gesundheit son para apoyar la amistad en el nivel individual y para construir una comunidad en un nivel social más amplio. Seguro de negligencia burla de estos objectivos. Creemos que nuestra postura sombre la negligencia esterapéutico y necesaria si queremos construir una sociedad más saludable. Y para nosotros personalmente, esta posición es esencial si nuestra práctica de la medicina va a ser alegre.

El Instituto Gesundheit no llevará seguro de negligencia, porque creemos que es insalubre para una relación significativa médico-paciente. No nos impedirá a médicos individuales de llevar a cabo dicho seguro si lo desean, pero nosotros mismos no se practica en el temor. Queremos que haya muchos los profesionales que trabajan en conjunto para ayudar a encontrar el mejor camino de cada paciente a una buena salud. Queremos trabajar con los pacientes a lo largo de nuestras vidas juntos y ayudarles a perseguir estilos de vida saludables, por lo que rara vez necesitan intervención médica. Queremos establecer una estrecha amistad tal que los juicios son fuera de la cuestión. En resumen, queremos hacer nuestro absoluto mejor para cuidar de nuestros pacientes. Reconozco que esto nos deja vulnerables. Pero la única cosa de valor que poseemos se va a ser nuestro hospital y planeamos confiar y amar a nuestros pacientes tantos que nunca van a ser una amenaza para esto.

## ¿Los resultados finales: Dólares o salud?

Se ha dicho que el sistema de salud estadounidense es no saludable, no su cuidado y no de un sistema. El dólar es el signo más visible de malestar general. El precio de los servicios médicos están en un nivel que nadie toleraría durante un minuto, si estos cargos no se sujetaba por un seguro de salud. Como de escribir este artículo:

- Si internan, en muchos estados que le costará o su compañía de seguro de más de 700 dólares al día sólo para habitación y alimentación.
- Si necesita cuidado de ancianos, costará usted o su familia $25.000 a $50.000 o más de un año.

- Si usted necesita tratamiento para el cáncer, probablemente pagará al menos $1.000 al día, con un ciclo completo de tratamiento, superando el nivel de seis-figuras.
- Si necesita una médula ósea de salvamento de trasplante, costará al menos $100.000.
- Un corazón artificial, otro milagro moderno, costará al menos $200.000.
- El seguro para cubrir servicios médicos es tan caro que muchas empresas van rompió asígnele para los empleados.
- Cerca del año 2000 el fondo fiduciario que financie el Medicare parte A, que paga los gastos de hospital, estará en bancarrota.

Gastos de atención de la salud ha aumentado más que cualquier otra forma importante de gasto de los consumidores —más que alimentos, vivienda, transporte y ropa. De hecho, cuidado de salud gasto— suya y de la nación: será más del doble en el año 2000, de acuerdo con la administración federal de financiamiento de salud. Atención de la salud representaron el 12 por ciento del producto nacional bruto en 1990 y se espera que aumente al 16,4 por ciento en el año 2000. Dos tercios de este aumento tendría como resultado de la inflación y de un tercio de la utilización de los servicios como el envejecimiento de la población.

A pesar de estas vastas asignaciones de fondos, muchos de los 33 a 37 millones de estadounidenses sin seguro de salud van a hospitales públicos y clínicas gratuitamente atención. Pero estas instalaciones son recortar el personal y los servicios. Miles de instalaciones públicas en todo el país han eliminado programas de residencia para los médicos en formación. Las personas pobres siguen necesitando servicios de sala de emergencias, tratamiento de quemaduras, tratamiento de trauma, cuidados intensivos neonatales, atención del SIDA y muchas otras formas de ayuda, se activará lejos.

Los estadounidenses que carecen de seguro de salud —y millones más que son pocos asegurados: saber que no funciona el sistema de asistencia sanitaria. Se sientan en las salas de emergencia de público y hospitales de enseñanza, esperando para el tratamiento de las infecciones del oído o la gripe porque no pueden permitirse esta atención de rutina al consultorio de un médico.

Los Estados Unidos gastan más servicios de salud que cualquier otro país en el mundo. Los milagros forjados por investigación médica nunca han sido más abundantes —o menos accesible. En parte debido a los altos costos y el acceso pobre, la salud de los estadounidenses —medido en las tasas de mortalidad infantil, las tasas de adicción a las drogas y las tasas de mortalidad y morbilidad para muchas enfermedades— es peor que la de los ciudadanos de muchos otros países industrializados.

Nuestro sistema de atención de la salud hace un trabajo terrible de la prevención de la enfermedad. Una gran parte de la población está fuera de forma, con sobrepeso y sin asistencia en romper las adicciones a drogas, alcohol y cigarrillos. Un enorme segmento de la población es aburrido, solitaria, miedo y necesitan ayuda para problemas emocionales. Enfermedades de transmisión sexual aún tienen que ser llevados bajo control. Por el contrario, son cada vez más prevalentes —y, en el caso del SIDA, más mortal, especialmente entre los jóvenes.

Una razón que tenemos tal un costoso sistema de salud es que ofrece poco o ningún énfasis de la medicina preventiva. Relativamente poco dinero que se gasta en los servicios médicos preventivos, y aseguradores de salud dan reembolso mínimo para la Consejería de bienestar. Hospitales sobreviven y prosperaron cuando personas están enfermas; no están diseñadas para prosperar con camas vacías cuando las personas son saludables.

En general, hay muy poca atención para una cuarta parte de la gente de este país y demasiado atención para todos los demás. Esto conduce a mal uso y residuos. Muchos pacientes pagan dicho seguro de salud alta tituladas de las primas que se sienten a una prueba de alta tecnología de $900 para sus corazones, cuando no tienen pruebas de enfermedades del corazón, o un TAC para sus dolores de cabeza. Dos a cuatro veces más máquinas de mamografía se han instalado en este país, que son necesarios para los exámenes de detección y diagnósticos, pero sólo un tercio de las mujeres actualmente obtener mamografías, cuando deberían. Además, el papeleo ahoga el sistema de atención de la salud. Hasta 24 centavos de cada dólar se destina a gastos administrativos y de facturación. Esta práctica utiliza fondos que de lo contrario podrían proporcionar servicios para los no asegurados.

Este malestar se enlaza a afectar a los profesionales de la salud, tanto física como espiritualmente. Profesionales de la medicina de América deben defenderse constantemente a un público que es infeliz —si no disgustado— con tratamiento impersonal y una obsesión con los valores de laboratorio y dólares. El ex editor del *New England Journal of Medicine,* Dr. Arnold S. Relman, dijo: "Los médicos que hablo con son enojado, sombría, hosca. Su actitud es peor ahora que en cualquier momento en mis cuarenta y cinco años de la medicina". Quizás esto es por qué las aplicaciones a la escuela de medicina han bajado 25 por ciento durante los últimos cinco años, y por qué una encuesta reciente muestra que la mayoría de los médicos de atención primaria de la nación son cada vez más enferma de sus puestos de trabajo. Treinta por ciento de los encuestados miembros de esta especialidad floreciente de una vez decir que el sistema de atención de la salud debe proporcionar algún tipo de atención de la salud para todos.

Muchos profesionales de atención de salud temen un "colapso" del sistema existente. La cuestión ya no es *si* pero *cómo* cambio debería ser llevado. Muchas de las soluciones propuestas dependen en gran medida al gobierno federal a libertad bajo fianza el sistema. Incluso si esto fuera deseable, no es posible. El gobierno de Estados Unidos es demasiado deuda-montado para pagarla y es probable que siga siéndolo. Porque los servicios médicos son tan groseramente sobrevaluados, financiación por parte de las corporaciones, pequeñas empresas, grupos de riesgo, mecanismos de reaseguro, racionamiento, impuestos sobre la nómina y planes de cobertura catastrófica son también inviables.

Lo esencial es controlar los costos de atención de la salud y la codicia que les impulsa arriba. ¿Quién tiene la culpa? Los médicos son un blanco fácil, pero ¿Qué pasa con las compañías de seguros de salud? ¿Y los hospitales? ¿Los fabricantes de medicamentos? ¿Los farmacéuticos? ¿Quizá los políticos que no hacen nada para ayudar a? ¿Los abogados que demandan por negligencia? ¿Los pacientes que les contratan? ¿El resto de nosotros que tolerar y lo aprueba este sistema miserable?

Lo que se necesita es un drástico replanteamiento del problema. En lugar de fijación rápida por el sistema de atención de la salud de falla, que necesitamos crear soluciones que entusiasmarán a los pacientes y cuidadores. Debemos, en un esfuerzo mutuo, multidisciplinario, derribar lo que nos duele y sanar una profesión de curanderos. Debemos tomar la medicina fuera del sector empresarial y reconocer que la codicia y el egoísmo han colocado sociedad y su sistema de salud en gran peligro. Nuestros ciudadanos necesitan un sentimiento de pertenencia y de comunidad. Un sistema mejorado de salud podría ayudar a unir la sociedad al cuidar de todos sus miembros.

Ya están limitados fondos en cualquier sociedad, nos debemos redistribuir a atender a la población sabiamente. Las personas deben poder poner más de su dinero en sus propias comunidades, en lugar de en organismos de gobierno grande, mal-gestionados. Tenemos que decidir si va a comprar más bombarderos o más amplia atención de la salud de nuestra población. También tenemos que decidir si es más prudente asignar fondos de salud para mayores cantidades de corazones trasplantados o para limpiar guetos. Personalmente, estaría dispuesto a renunciar a mucho de nuestro gasto militar y muchas herramientas costosas para médicos de héroe y embudo esos fondos en una cruzada ultranza para restablecer los barrios y comunidades como lugares saludables para vivir. Debemos resolver problemas sociales, no sólo seguirá les parche.

Para tomar estas decisiones, necesitamos un foro de fondo, basado en la amplia sobre cómo utilizar nuestro dinero mejor. Este foro también podría decidir cómo regular la tecnología para que avanza de manera inteligente pero sirve a todo el mundo. El objetivo no debe ser tener las mejores casas y automóviles más recientes para todos los ciudadanos, sino más bien ofrecer alternativas en cada nivel económico que garanticen un sistema sano y sostenible de libre empresa. El objetivo nacional debe ser mantener cada ciudadano saludable y médicamente atendidos. ¡La cosecha de los enormes beneficios de sufrimiento humano debe detener!

Muchos científicos creativos, ingenieros y artistas están dispuestos, si se le solicita —a donar los bienes y servicios a los servicios de salud. Se hacen esto no para altos salarios sino para el desafío de trabajar creativamente con otros en servicio a la sociedad. El Instituto Gesundheit ha demostrado esto en pequeña escala y seguirá haciéndolo. Más proyectos piloto, estoy seguro, podrían provocar el servicio de muchos grandes mentes y manos, demostrando que el gran número de personas está dispuesto a seguir no fama o fortuna pero integridad en la creación de una sociedad saludable.

En el Instituto Gesundheit, estamos comprometidos a ayudar a otros grupos a crear sus propias comunidades médicas ideales. Por nuestro ejemplo, queremos animar a otros a reflexionar y desarrollar un enfoque para la prestación de atención de la salud que se adapte a la comunidad que sirven. Nuestro objetivo es ser un estímulo, la rueda chirriante que atrae la atención y expande el diálogo.

# 2 · Una práctica médica ideal

## ¿Qué tipo de doctor eres?

*¡Curanderos curiosos que realizan llamadas de casa tendrá el tiempo de sus vidas!*

A menudo me preguntan, ¿"qué tipo de médico es usted"? Por lo general, quisiera decir, "Yo soy un médico de cuidado, divertido". Esta respuesta atrapa a gente con la guardia baja porque realmente piden ¿"Cuál es su especialidad médica"?

A continuación explico que mi primera esperanza para un paciente es un amigo, para aprender y se preocupa por el paciente. También animo al paciente a estar activo en la creación de una vida sana. Trato de estar abierta a muchas perspectivas y nunca renunciar, al menos no cuando la comodidad y la intimidad están involucrados.

Por este tiempo el debate es interrumpido por la pregunta que concluir "Oh, ¡Eres un psiquiatra"! En realidad, yo soy un médico generalista que ve las cualidades mencionadas como fundamental para el médico de familia. Como un médico de familia, trato a las personas como nacen y mueren y los pacientes

51

que sufren todo tipo de físicos y mentales. Qué hago con los pacientes puede ser diferente, pero me refiero a los mismos problemas que trajo a cualquier médico de familia: todo de artritis, influenza y de cáncer a los auxiliares de los dedos, fatiga y atención de bienestar.

Ni las herramientas de diagnóstico ni de tratamiento definen una práctica de familia. Una mirada estrecha sugiere que su uso frecuente define, para el público, una persona que practica la medicina "real". Estos conceptos erróneos surgen desde el contexto de la medicina como negocio. "Real" de la medicina es pagada por el seguro, pero hay mínimo —si cualquier— reembolso para la construcción de relaciones, reconfortante, o disfrutar del tiempo que pasó con el paciente. Las herramientas convencionales: drogas, diagnóstico técnica y cirugía: son los más fácil de cuantificar.

En el actual sistema de atención de salud, cuando una persona se enferma en la suficiente, él o ella confía en una instalación residencial. El foco es en la atención de obsesionado con tecnología, basada en el hospital, en lugar de hacerlo sobre la prevención. Hay intolerancia general de los métodos alternativos de curación. Salud convencional intenta conquistar la muerte, hace caso omiso de la comunidad, culpa a la víctima (con lo que disculpar la sociedad), anima a los pacientes a ser pasivo y dependientes y es ajeno al entorno.

Un enfoque más eficaz para la atención de la salud, por el contrario, sería base la atención en centros de salud locales y programas, uso de tecnología como terapia de apoyo cuando sea necesario, centrarán en la prevención y admiten métodos curativos convencionales y alternativos. Podría aceptar la muerte cuando es inevitable, valor de la calidad de vida, utilizar enfoques de desarrollo de la comunidad, proteger la "víctima", promover el autocuidado y ser ambientalmente sensibles. Este es el modelo que vamos a seguir en el Instituto Gesundheit.

Nos ofrecerá la culturas garganta comunes, rayos X, cirugía y medicamentos, pero no definiremos nuestra práctica en estos términos. Estas son nuestras herramientas. En el clima de hoy, los pacientes son aptos para pensar que una visita al médico se desperdicia si ellos no hacen nada pero hablan. Hay tanto de uso excesivo de equipos de diagnóstico, productos farmacéuticos y cirugía que personas les equiparan con curanderismo. Por lo tanto, no es raro para un médico a prescribir un medicamento o pedido pruebas solo para que el paciente pensará que ha ocurrido algo útil. Las empresas refuercen esta idea cuando llama a un empleado en enfermos: muchos se niegan a permitir un "día de la salud mental" y exigir al paciente a ver a un médico con el fin de recibir el subsidio de enfermedad.

Estamos trabajando para construir un hospital moderno de la comunidad rural, totalmente equipada con servicios de laboratorio, una farmacia, una clínica ambulatoria y facilidades para la medicina interna y cirugía general. También seria atendida plenamente con muchos de los médicos y otros tipos de curanderos. En este contexto, la farmacia y la cirugía serán muy importantes, pero no definiremos la instalación en términos de servicios farmacéuticos y quirúrgicos. De hecho, sosteniendo una valiosa red de seguridad mientras que pruebe primero muchos terapias gentil y más baratos.

Somos conscientes, cuando se trata de una profunda enfermedad y la muerte, que herramientas como la cirugía son insuficientes. Pero esto nunca será cierto del humilde pero cariñoso médico asentado en la cama del paciente. Los médicos de familia eligen las herramientas que se sienten cómodos con, pero nunca confían en ellos exclusivamente. En nuestras instalaciones nos vamos aprovechar nosotros mismos de todos los tesoros médicos que se utilizan a lo largo de la historia, no sólo las actuales y convencionales de curación sino de otras herramientas.

## ¿Por qué no vamos a tomar dinero?

Codicia es uno de los peores de neoplasias la sociedad, y parece que han metastaciado a todos los rincones de la tierra. El sentido de que la avaricia es incurable puede muy bien cuenta para su escalada. Sin duda uno de los síntomas más devastadoras de la de codicia es el cinismo. A menos que la codicia y sus síntomas son eliminados, sociedad perecerá. Creemos que una sociedad debe cuidar su población suficiente cuidar de sus necesidades. Tratamiento de la enfermedad y la prestación de atención de la salud son fundamentales para la supervivencia de la sociedad. Estas necesidades deben cumplirse como un regalo a su población, no como una mercancía que se compra y se vende. En un lucro sistema dedicado a agarrar el ingreso de la mayoría que llevará el tráfico, el objetivo será la atención de la enfermedad. En un sistema de servicio orientado dedicado a mantener a la población en su más sanos, el objetivo será la prevención de enfermedades.

El Instituto Gesundheit nunca cobrara por sus servicios médicos. Para sobrevivir, su personal, pacientes y amigos deben cooperarse y todo lo necesario para que pueda florecer como un hospital de la comunidad donativo. Esperamos eliminar el factor de la deuda totalmente de la interacción de curación. Aunque esto nos deja vulnerables a los deseos de la comunidad mayor, paradójicamente, creemos que la vulnerabilidad es nuestra mayor fortaleza. Creemos que es esencial que se depende de la comunidad que servimos porque la comunidad también nos necesita. Esto es fundamental para la interdependencia, lo que consideramos que es necesario para una sociedad saludable.

Debemos, como individuos y como una sociedad, detener de nuestro culto de las cosas y la riqueza y poner nuestro sentido de la riqueza, en las cosas que todo el mundo puede tener en abundancia, sin excluir a nadie. Estas riquezas incluyen la fe, la diversión y la impresionante abundancia de la naturaleza y la amistad. Por lo tanto, el foco central de nuestro trabajo será de formar amistad. Nuestro paciente ideal será uno de los que desea una amistad profunda personal para la vida. Al no cobrar dinero, nos podemos acelerar este proceso. La instalación de Gesundheit —en la que todo el mundo toma parte en la cocina, limpieza, jardinería, juego y cuidado de los pacientes incluso— debe funcionar como un círculo de amigos y familiares, no como una transacción financiera.

Cuanto más cerca que somos como amigos, nos dirá más sobre nuestras vidas y más honesto seremos uno con el otro. Utilizaremos amor como nuestra medicina más potente, especialmente cuando un paciente es morir o se ocupan de problemas sin esperanza y dolor. Amistad también mejora el uso delicado de humor en la práctica médica. Este tipo de medicina no puede ser comprado o vendido. Mediante el no cobro de pacientes y por tener ellos estancia en nuestra casa: si una casa o el hospital que esperamos construir en West Virginia —somos más libres a ser tonto y a construir amistades. También creemos que no cobrando dinero es muy buena negligencia de seguro.

La creación de estructuras de la poderosa comunidad cuyos miembros sienten un sentimiento de pertenencia no puede aparecer como una filosofía vacía de acción. Instituto Gesundheit es el resultado de esa acción, impulsado por el sentimiento de comunidad y generosidad. Esperamos que nuestros pacientes llevan la generosidad con ellos cuando salen y difundirlo en sus propias comunidades. Esto es el corazón de nuestra revolución social: tomar el servicio más caro en América y regalar gratuitamente.

# Terapias alternativas: Sitio para todos

Un gran número de pacientes está ahí fuera. Si hubiera un asistente sanitario disponible para cada variedad de enfermedad, todavía habría una enorme cantidad de trabajo. Además, nuestras habilidades individuales son tan incompletas que a menudo tenemos que pedir la ayuda de otros tipos de curanderos. Las personas son tan única y enfermedades multifactoriales que necesitamos cientos de enfoques en orden para encontrar los correctos y que el paciente de espero vivo. Puesto que hay milagros en todas las técnicas de curación, ¿por qué no sus proponentes trabajan juntos?

Estoy pidiendo una bandera blanca de la paz y una atmósfera en la que todos podemos trabajar juntos. Competencia entre los curanderos no es sano. Esto no es deporte o juego. La AMA no es un enemigo, y otros tipos de curanderos no son "quacks". La AMA está profundamente preocupada por influencias externas que están "minando" a la relación de médico-paciente y que sus miembros está disminuyendo. Con una mente cerrada atípico de científicos ciertos, muchos médicos condenan a terapias no convencionales sin nunca tener un vistazo a ellos. Sin embargo, si fueran a conocer a un practicante sincero de un tratamiento alternativo y hablar con sus pacientes, creo que muchos médicos escépticos verían el valor de esa terapia y quizás incluso refieren a sus propios pacientes.

No debemos hacer nuestras técnicas de una religión que seguimos incluso cuando no ayudan. Somos curanderos: amigos reflexivos, simpática y cuidados a nuestros pacientes. Nuestra magia no está en nuestras herramientas sino en nosotros mismos. Si un tratamiento ayuda, ¿importa por qué? En la enfermedad de narrativas, Arthur Kleinman, un psiquiatra de Harvard, ha escrito sobre la falla de medicina alopática para tratar muchas enfermedades crónicas. Él se llama para el tipo de atención que los cuidadores buenos, integrales intentan ofrecer. Por otro lado, cirugía y productos farmacéuticos pueden ser gloriosamente eficaces; en su actitud defensiva, curanderos alternativos a veces condenan, haciéndose eco de la misma condena que han recibido de "allopaths".

En algún lugar en todo este conflicto es verdadera preocupación que un curandero puede causar daño a un paciente a través de la acción irresponsable. Pero esto puede ocurrir en cualquiera de las artes curativas. En el contexto actual de negocio competitivo, es comprensible que debería reclamar un sanador utilizar el sistema mejor y que los otros son menos eficaces o incluso perjudicial. El paciente se convierte en el campo de batalla. La cuestión se vuelve no la salud del paciente, pero el ganador de la batalla de sistemas o, peor, la batalla por "el mercado". Hay grandes curanderos en todas las fases de atención de la salud. Si todos estos sistemas trabajaron juntos, cuidado de un paciente podría ser encomendada a una asociación activa. Esto sería beneficioso para el "allopath", el sanador alternativo y el paciente.

Me he encontrado el gran dolor de los dedicados curanderos que son de incapaz de prácticar excepto bajo un paraguas alopática. El dolor empeora cuando el médico poco ortodoxo se lleva al juicio y llama un "quack". ¿Cuando encontramos una posible solución a un problema médico obstinada, no forma parte de nuestro juramento hipocrático para perseguirlo? Mi corazón está con todos los profesionales sanitarios cuidados que han tomado a los tribunales para hacer de sus puestos de trabajo. (Estoy hablando no del practicante que salta en un tren de tratamiento por motivos económicos, sino de los curanderos cuidados.) Yo también estoy preocupada por la arrogancia de los médicos de condena, que me parece que estar reaccionando de miedo.

Necesitamos embajadores de perdón y de la buena voluntad para dibujar los tratados de la reconciliación entre los campamentos. Ira e insultos sólo ensanchan la brecha. Tal vez podríamos crear un lugar para el cuidado interdisciplinario si nos comparte nuestra alegría de exploración de nuevas ideas y terapias, invitó a los escépticos a nuestras casas y oficinas, ofrecidos a utilizar nuestros métodos para tratar a sus pacientes en su observación, dio a los escépticos becas para asistir a nuestras reuniones y sinceramente reconoció los grandes valores de la medicina alopática.

Para llegar a un cambio los desfavorecidos o minorías tienen que probarse. Las parejas en la terapia que argumentan y luchan a menudo tienen un resultado saludable si, sin embargo profundo el dolor, uno llega a otro a través de la brecha en el perdón, el amor y diversión y dice, "independientemente de los obstáculos, se conciliarán; sin embargo, durante mucho tiempo tarda, amaremos nuestro sentimiento de unidad". Tal vez si fuimos a las prácticas tradicionales de grupo y ofreció a nosotros mismos como socios, sería construidos puentes. Podríamos ir a conferencias médicas y compartir ideas. Nosotros podríamos llegar a la AMA a través de una reunión en la Cumbre donde todos podían venir juntos.

El punto es nunca a renunciar. Todo el mundo va a sufrir hasta que somos una familia de curación. No quiero profesionales sanitarios a ser incómodo con mis tratamientos, pero yo no puedo moldearlas para complacer a todos. Si podemos construir respeto mutuo, no importa cuánto tarda. Tan a menudo la batalla se siente como la guerra civil, cuando trate de ideologías extremas gran daño a todo el mundo. ¿Cualquiera puede ganar a expensas de la otra? No lo creo.

Creo que la arrogancia y la economía de la competencia está al centro de este problema. Uno de los motivos que Instituto Gesundheit nunca ha aparecido en la corte, estoy seguro, es que nosotros no cobramos por nuestros servicios. Sin duda hemos experimentado con pacientes de maneras que haría a muchos profesionales de atención de salud a encojo, simplemente porque nos basamos en todas las otras artes curativas. Sin embargo, ninguna acción legal nunca ha habido contra nosotros desde que empezamos a practicante de medicina en la década de 1970, cuando el clima era aún más hostil que lo que es actualmente. Es importante ser cauteloso en la toma de las reclamaciones de cualquier tratamiento. En Gesundheit intentaremos respetar todo tipo de curación y permitir que todos los tipos de curanderos pueden trabajar juntos, siempre y cuando ellos no cobran y abrir sus tratamientos a la observación. Siempre que sea posible, se realizará la elección de la técnica por el paciente y la familia. No vamos a trabajar hacia una técnica de curación única y unificadora. En su lugar, amaremos la diversidad. Para trabajar en tal un entorno es uno de mis mayores emociones de previsión.

# Visitas a domicilio: Alimentos para el alma de un doctor

Eficiencia significa menos tiempo con los pacientes. Por lo tanto, la eficiencia es una espada de doble filo. En la comunidad empresarial, se dan grandes recompensas para la producción de la mayoría en la menor cantidad de tiempo. En un negocio donde los bienes materiales son el producto, puede haber un buen argumento para ello. Pero en una industria de servicios, más no significa necesariamente mejor. De hecho, más puede significar menos del efecto deseado. Medicina ha intentado mantener su carácter de servicio mientras se está convirtiendo en un negocio basado en la eficiencia, pero está perdiendo la parte de servicio. Se trata de un producto, aunque sea un abstracto: buena salud de la paciente y el médico.

Eficiencia pone un mayor valor en signos, síntomas, exámenes físicos y pruebas que sobre la relación entre el paciente y el médico. Ningún momento se da para alimentar una amistad. Una cantidad abismalmente insignificante de tiempo se dedica a aprender sobre la historia social y el estilo de vida del paciente. Y la mayoría de los pacientes no sabe nada acerca de sus médicos. Creo que esta pérdida de profunda relación ha dañado a ambas partes. El médico necesita la relación para que la proximidad a dolor y sufrimiento y la incapacidad para curar a muchos pacientes no destruyen su alma. El paciente necesita gran potencia de la relación para calmar y sanar. Creo que los problemas de mala práctica crecen a partir de las cenizas de esa relación desechada.

La visita a casa tradicional fue acerca de las relaciones. ¿Sí, es ineficiente: tomó mucho tiempo; y que podría darse el lujo? Pero cuando los médicos sacrificaban la llamada de la casa, tiré uno de los tesoros de la práctica médica. No era sólo una comodidad para el paciente, ni era necesario suspenderlo cuando tecnología médica creció demasiado grande para ser conducido alrededor en un automóvil. En antaño, el paciente se aprendió acerca del médico en el hogar y la familia porque el médico practicaba en casa. Esto fue correspondido durante la llamada de casa.

Las llamadas de casa son tan importantes para mi práctica que considero deplorablemente incompleta sin una historia clínica. La casa de una persona es tan única como su genética. Puede decir mucho sobre la enfermedad de esa persona y aún más acerca de su estado de salud. El hogar es el altar de una persona a sus dioses —muebles, fotos, música, libros, pasatiempos. De hecho, todo lo que toca a un individuo tiene alguna expresión en el hogar. Un vistazo alrededor de la cocina, el gabinete de medicina o el salón puede decirle tanto como —o más que— una lectura de presión arterial o el examen de sangre. Puede tardar días de interrogatorio intensivo para aprender sólo una fracción de lo que puede revelar una visita hogar.

Visitas de casa permiten el médico y el paciente celebrar los intereses comunes y explorar nuevos. Cientos de veces, llamadas de casa han abierto nuevos tesoros en mi vida. Una vez me creció cerca a nuestro cartero y se involucró en su cuidado de salud. Visitar su casa fue como entrar a un bosque encantado: fue uno de las autoridades del país en plantas carnívoras. Su casa estaba llena de plantas: varios invernaderos y un patio suburbano con piscinas llenas de todas las especies y subespecies de plantas carnívoras familiares y no familiarizadas, me recuerda de mis días juveniles en Holanda durante la temporada de tulipán. Allí, en el patio de mi cartero, los campos eran de plantas de lanzador y Venus atrapamoscas. Mi hijo y yo estábamos hechizadas. Mi cartero no había tenido vida social más allá de cuidar de sus plantas. Pasaba sus vacaciones sembrando en hábitats en la costa este. Mi familia incluso asistió a un picnic en su casa donde todos los otros invitados fueron de la sociedad de planta carnívora.

Relajándome en casa de una persona y disfrutar de la hospitalidad de su crean enlaces más profundos que puede estar falsificado en el consultorio de un médico. Se convierte el médico en una persona al paciente, quizás incluso un amigo. La llamada de casa es tan poco común hoy en día que el paciente valora mucho la visita, apertura de nuevas áreas de confianza y respeto. El médico se convierte en más cuidado para pacientes, más relajados en su compañía, más capaces de hacer preguntas sensibles y afrontar cuestiones dolorosas. Esto es el arte de la medicina. Si el paciente tiene una familia, el médico les satisface, les mira interactuar y aprende de sus perspectivas. Todo lo que dice un paciente acerca de su familia y hogar en el consultorio de un médico será modificado notablemente por lo que ve un médico durante el encuentro en casa. Cuando un médico se juega con los niños en el piso, bonos crecen más fuertes. Una estancia para la cena es una mejora adicional de la relación. Con una mayor intimidad, un médico puede incluso evitar problemas o abusos en el hogar.

Me cualifiqué en medicina para obtener este privilegio porque me encanta la gente. Práctica médica formal de hoy no puede satisfacer esta pasión para mí. Debo hacer llamadas de casa. La llamada de la casa es una piedra angular de la felicidad que he experimentado en la práctica médica. Me gustaría sugerir que los médicos que les gustaría hacen llamadas de casa reservar un día a la semana, o dos tardes a la semana, para probarlo. Permite el tiempo extra y no cargar mucho —las riquezas volverá en múltiplos. ¡Curanderos curiosos que realizan llamadas de casa tendrá el tiempo de sus vidas!

# Confidencialidad:
## La solo queremos está basada en confianza

En el sistema actual, cualquiera que sea es dicho o hecho entre el médico y el paciente se celebra como totalmente privado, nunca a ser compartidos con otros. Esta privacidad es considerada sagrada en la profesión médica. Pero a menudo el dolor, especialmente muy profundo dolor, pueden ser destituidos si comparte, considerando que "privacidad" puede reforzar o ampliar el peso de una carga de secreto. Los seres humanos necesitamos uno por el otro, fundamentalmente, para nuestra supervivencia.

En Gesundheit, queremos mover hacia una mínima o ninguna confidencialidad en la interacción de curación. Creemos que esta institución sagrada es, de hecho, un eslabón débil y sin base real para compartir. Tomamos nuestra referencia de la honestidad de amistad y de programas de doce-paso en que divulgación pública completa no sólo refuerza la profundidad de las relaciones entre las personas sino también ayuda a crear un sentido de apoyo y comprensión. Si no hemos hecho esto en el contexto de la comunidad y la amistad, nuestra política sería destructiva; pero en el contexto de Gesundheit, esta intimidad ha relajado a menudo realmente un dolor por difundirla, alrededor.

Por supuesto, respetaremos los deseos de nuestros pacientes al comunicarse a nuestro sentido de que la apertura puede ser una parte importante de una vida sana. Esta entrega de la intimidad es una piedra angular de la amistad y un antídoto para la soledad. Rara vez en nuestra experiencia médica la gente rechazado esta invitación a la apertura. De hecho, muchos pacientes parecían aliviados por haber podido compartir a sí mismos con tantos, especialmente en el contexto de la vida diaria de nuestra comunidad: el cuidado del niño, mantenimiento, agricultura, comidas, artesanías y juego. Esta práctica ayuda a una persona a actuar de forma natural alrededor de extraños y rápidamente sentirse como en casa, a diferencia de la experiencia de un paciente en un hospital. Algunos se han quejado sobre las dolorosas consecuencias de esta franqueza, pero más a menudo que no las quejas han cambiado con la retrospectiva. La gran mayoría de los pacientes ha sido agradecida por la oportunidad de compartir.

Somos todos tan vasto y incomprensible que necesitamos no revelamos confidencias más profundos con el fin de revelar grandes "secretos" cuya diciendo podría curar a nosotros. Toda una vida no es suficiente para explorar todo lo que estamos dispuestos a compartir. Algunas personas muy privadas, de hecho, revelar cantidades legendarios sin nunca percibir una pérdida de sí mismo.

Una vez vi a Bill Moyers entrevistando a Sam Keen, un vaquero místico auto-descrito, sobre el tema del mito personal. En la experiencia de Keen, cosas muy potentes ocurren en sus talleres y también en la vida real, cuando dos desconocidos compartan sus historias respectivas unos con otros. Es gran hincapié en la importancia de cada historia. Para mí, esto es la magia de la medicina: curandero en un viaje personal profundo para compartir historias. Nuestra experiencia médica en Gesundheit ha demostrado que la curación real puede producirse cuando dos personas comparten realmente ellos mismos. Es por ello que queremos amistad como el contexto para la práctica de Gesundheit: amistad mejora la divulgación de las historias.

Confidencialidad hace mucho más difícil la intimidad: una mentira, en realidad. Somos un pueblo tribal que necesita de la comunidad. Los seres humanos necesitan a un colectivo que conoce y ama a sus historias. Si uno tiene un lugar seguro para practicar este tipo de honestidad, a continuación, tal vez uno puede continuar en la vida cotidiana.

Otra razón muy importante para la apertura es que contribuye a la máxima seguridad de todos los presentes. Nuestro hogar y las familias, huéspedes y los pacientes se expondrá a todos los que vienen a Gesundheit. Esto incluirá un gran número de personas que están sufriendo profundamente y que desesperadamente necesitan escuchar amigos. También habrá un pequeño número de personas perturbados, peligrosos que podrían herir a alguien. Su respuesta a nuestra atmósfera de apertura y de nuestra capacidad para expresar nuestras preocupaciones de seguridad ayudará a proteger a nosotros. No queremos tener miedo de trabajar con personas peligrosas. También ellos necesitan nuestra ayuda.

Confidencialidad tiene raíces de sonido, firmes en la medicina, proporcionando una gran red de seguridad para que los pacientes pueden confiar a sus médicos incluso las cuestiones más privadas. Fuera de un contexto de comunidad esto podría ser útil, pero dentro de una comunidad, confidencialidad puede crear barreras. La inmensa soledad de la sociedad moderna dicta que es intentar romper esta concha del secreto. Necesitamos unirse a las manos y corazones, nuestras vulnerabilidades de valor y a nosotros mismos rendirse a uno con el otro.

# Tasa de curación:
# El éxito está en el cuidado y la diversión

Una de las preguntas más frecuentes acerca de nuestro trabajo es cómo éxito estamos. Cuando explora el significado de estas preguntas, la respuesta invariablemente se refiere a las tasas de curación. ¡Qué base una hueca para el éxito y qué forma superficial para mirar la relación de médico-paciente! Siempre me hace pensar de los anuncios que dicen ". . . en tres de cada cuatro doctores recomiendan" la tasa de curación no es más que una directriz para la viabilidad de un curso terapéutico determinado. Rara vez menciona los efectos secundarios de la cura, los costes, o si el mismo resultado podría haber sido logrado con cambios de estilo de vida. ¿Cuando un paciente me dice Tagamet ha curado su úlcera, pero que él ha cambiado ninguno de sus hábitos estresantes, me pregunto, "es esto una cura"? En mi experiencia, estadísticas de la tasa de curación normalmente miden sólo una fracción de los parámetros importantes para la evaluación, a lo largo de un periodo de tiempo demasiado corto.

Si el éxito realmente dependía de las tasas de curación, médicos de atención primaria sufriría gran agonía sobre todos los pacientes que no se pueden curar. Esta perspectiva también promueve la idea de que médico el cura y el paciente es el receptor pasivo de "cura". Culpa abunda cuando no ocurre la cura. El médico puede echar la culpa de la paciente, diciendo que el problema de salud es psicológicamente inducido, o el paciente puede culpar al médico a través de un traje de negligencia. Un médico que asume la responsabilidad total de curado puede ser menos probable trabajar con el paciente para descubrir la causa de raíz del problema y puede ser más propenso a aplicar quirúrgicas y farmacéuticas "arreglos rápidos". Las tasas de curación pueden ayudar a definir el mejor enfoque terapéutico, pero nunca realmente puede definir el éxito.

Los mayores éxitos en la medicina implican cuidar de otros. ¿Cuando un paciente se habla de la necesidad de que se celebrará, usted mantenga le? Si es así, es el éxito. ¿Relaciona con ella en el contexto de su familia, amigos, comunidad y mundo? ¿Nutren las esperanzas de su? ¿Tienes diversión? ¿Son que usted centró lo suficiente como para estar allí para un paciente? ¿Se siente la emoción que otra alma ha confiado en que lo suficientemente compartir a auto interior, privado de su mismo? ¿Eres libre proporcionar retroalimentación honesta, sin embargo dolorosa y relajado? ¿Resistir ser empujado para llevar a cabo una terapia que no admite realmente? ¿Eres humilde acerca de su papel en ayudar a curar la enfermedad? ¿Exponer su vulnerabilidad y yo humano igual que su paciente?

¿Nosotros hemos tenido éxito en Instituto Gesundheit? ¡Sí! Hemos dado nuestro tiempo, amor, respeto y se han sentido enormemente recompensa al final del día. Esto es de lo mejor que nadie puede dar a aliviar el sufrimiento y promover una vida sana. Ya tratamos de seguir nuestros pacientes para la vida, y puesto que todos los pacientes mueren, quisiera decir no tenemos curas pero va para el aplazamiento de la célebre.

## Cómo ser un paciente ideal

Sin pacientes, los médicos tendrían que buscar otro negocio. Como los pacientes cambian de receptores pasivos de atención paternalista en socios activos, a menudo les oigo preguntar, ¿"Cómo puedo ser un paciente mejor"? Siempre estoy encantado de estar con alguien que ha dado el pensamiento y la acción a esta pregunta. Al igual que muchos pacientes no estuviera satisfechos con sus médicos, estoy insatisfecho con muchos pacientes. No quiero que sean pasivo, dependientes, quejumbroso, sospechosas o tener miedo. Ciertamente no quiero que los pacientes piensan que tengo todas las respuestas. En su lugar, me gustaría que sienten fabuloso sobre nuestro reunir, como viejos amigos.

El primer paso para ser un paciente ideal es tener una sensación genuina, compasiva, amorosa y alegre por sí mismo. El mayor regalo que puede tomar para una interacción de curación es su propio progreso hacia un estilo de vida saludable multifacético. Como temprano en su vida como sea posible, elija bienestar: celebrar el milagro de la vida de cada día, búsqueda dentro de sí mismo para lo que usted cree incondicionalmente, desarrollar como muchas amistades profundas como sea posible, cultivar su sentido del juego y creatividad, haga ejercicio con regularidad y comer los alimentos más sanos que se puede. A menudo cambiar a y mantener prácticas de vida saludables será suficiente para prevenir muchas enfermedades y mitigar a aquellos que se produzcan. Vivir la vida plenamente que no tienes se arrepiente debe convertirse en serio deshabilitó o enfermo.

En la elección de un curandero, pedir próximo qué tipos de profesionales sanitarios que confíe. Elija de entre ellos, al menos uno como el "médico de familia". Esto debe ser una persona que totalmente puede confiar con toda la información acerca de su salud física y emocional. Su médico de familia debería estar dispuesto a explorar estas áreas totalmente y le confort de una manera que está cumpliendo para usted y su familia. Idealmente, debería intentar encontrar un médico o curandero que también será un amigo. La búsqueda debe tener lugar cuando estás bien.

Si usted no puede permitirse un médico, tratar de cultivar una relación de ayuda con alguien en las artes curativas: una enfermera, pastor, consejero o trabajador social, por lo que no tendrá a proseguir su búsqueda de la buena salud de por sí sola. Esta persona central debería tener información acerca de usted de todos sus otros curanderos. También sería útil para que tenga toda esa información.

Intente de cuidar de sus cuidadores, no importa cómo mal otros profesionales del cuidado de la salud han tratado le en el pasado. Una vez que se selecciona un proveedor de atención médica, introduzca la relación llena de confianza, la emoción, la apertura y la amistad. Hay un montón de dolor en las artes curativas. Muchos curanderos sienten de quemado, frustrado, enojado y deprimido. Por lo tanto, actuar como si desea enriquecer su día, recordarles por qué ellos entraron en medicina en primer lugar. Intenta de ser relajado y respetuoso (no devoto) y directa. Buscar profesionales sanitarios que aman el contacto con los ojos, tocar, y la amistad, es de esperar que a través de la empatía y la vulnerabilidad compartida. Si un curandero actúa de una manera que te molesta, hablar suavemente pero firme acerca de sus preocupaciones.

Sea un paciente con paciencia. Si usted espere que tu profesional del cuidado de la salud sería atento y minucioso con usted, entonces ser enfáticos y aceptar la espera en la sala de espera. La medicina no es como comida rápida donde todas las necesidades y soluciones son clara y rápidamente unidos. Algunos ocio es importante para el enlace entre el paciente y el médico. Sin embargo, si su médico está constantemente tardío, considere la posibilidad de pedir a él o a ella para programar menos personas. Mejor aún, encontrar maneras creativas para ayudar a su sanador a crear una sala que es divertido que esperar en. Ofrecer soluciones e incluso donar su tiempo personal para ayudar a crear una sala de espera vibrante. Tal vez podría convertirse en una arena para la educación de bienestar y la curación por interacciones de grupo. O podría convertirse en un lugar para tratar diversas actividades reducción de estrés, de bioretroalimentación a la meditación. Los pacientes podrían leer libros o trabajar en artesanía. O podían utilizar las conversaciones con otros pacientes a suavizar el dolor, abrir nuevas opciones, identificar los recursos en la comunidad, intercambio de recetas, desarrollar nuevos amigos y mucho más. Por lo menos, su oferta para ayudar a su médico podría profundizar en la relación entre usted.

Por favor, vienen preparados para las interacciones con su sanador. Examinar su vida, hablar con amigos y familiares, y llegan con amplio un entendimiento de sí mismo y sus necesidades como sea posible. Traiga una lista de preguntas e insisten en su respuesta. Por favor, excluir nada —y recuerde, vale la pena toda esta atención.

No se preocupe acerca de los costos. Obtenga la atención médica que necesita y paga tanto como puede cada mes. Siempre pregunte si hay alternativas más baratas. Compare si los costos son grandes. Considere la posibilidad de trueque de sus habilidades. El costo de la atención se ha convertido en tan escandalosamente alto que usted necesita no sentirse culpable de endeudamiento. El problema está en el sistema de atención de la salud, no en su capacidad de generación de ingresos. Considere la posibilidad de trabajar como voluntario para los profesionales de la salud y tal vez incluso organizar el apoyo de la comunidad alrededor de ellos para disminuir su necesidad de cargar tanto.

Por favor no demandar a sus proveedores de atención médica. Si usted ha hecho sus deberes, será con curanderos que amar y cuidar. A continuación, usted puede estar seguro de que ellos no cometieron negligencia. Lo hicieron lo mejor que pudieron con un sistema muy imperfecto. La mayor protección contra estar lesionado por el sistema de atención de la salud es un alto nivel de atención al bienestar.

Si crees en más de un sistema de atención de la salud, busque los cuidadores que respetan todas las formas de curación y que respetan la decisión de utilizar más de uno. Lo ideal sería encontrar curanderos que trabajarán juntos para usted.

Por ser un paciente ideal, puede convertirse en parte de la solución a nuestro sistema de atención de salud enferma.

# 3 · Humor y curación,

## o ¿Por qué estámos construyendo un hospital divertido?

*La gente anhelan la risa como si fuera un aminoácido esencial.*

*La llegada de un payaso bueno ejerce la influencia más beneficiosa sobre la salud de una ciudad que de veinte asnos cargados con drogas.*

DR. THOMAS SYDENHAM,
MÉDICO DEL SIGLO XVII

Humor es un antídoto contra todos los males. Creo que la diversión es tan importante como el amor. La línea de fondo, cuando se solicita a la gente acerca de la vida, lo que les gusta es la diversión que tienen, si es de carreras coches, baile, jardinería, golf o libros de la escritura. Filosóficamente hablando, me sorprende que nadie es más grave. ¡La vida es un milagro de tal y es tan bueno para ser vivo que me pregunto por qué nadie nunca residuos un minuto!

Cualquier persona que ha recogido una copia de *Reader's Digest* en los últimos cuarenta años sabe que la risa es la mejor medicina. A pesar de la naturaleza empírica de esta verdad, la literatura médica convencional no ha refutado, por lo que yo sé. El difunto Norman Cousins elocuentemente escribió acerca de vuelta a la salud se haber reído después de sufrir de una grave enfermedad crónica. La experiencia tuvo tal impacto que él cambió de carreras a finales de la vida para ayudar a poner esta información a la profesión de la salud. Chistes parecían tan importantes a Sigmund Freud, que escribió un libro sobre el tema. Pero no necesitamos profesionales para contarnos sobre el magnetismo de la risa. Con una gran visión, llamamos a una persona divertida como "la vida de la fiesta".

El humor ha sido fuertemente promovido como entrega de salud a lo largo de la historia clínica, desde Hipócrates hasta Sir William Osler. Como ciencia llegó a ser dominante en medicina, terapias subjetivas como amor, fe y humor tomaron el asiento de atrás debido a la difícil tarea de investigar objetivamente de su valor. Me sorprende que nadie siente la necesidad de demostrar algo tan obvio. Cuando individuos y grupos se pregunte lo que es más importante para la buena salud, humor invariablemente encabeza la lista incluso sobre amor y fe, que muchas personas se sienten que les han fallado. Pocas personas deniegan que un buen sentido del humor es esencial para un matrimonio exitoso. Todos los oradores de público reconocen que el humor es esencial para llamar la atención sobre lo que dicen.

Personas anhelan la risa como si se tratara de un aminoácido esencial. Cuando las aflicciones de existencia acosan nosotros, buscamos urgentemente alivio cómico. Las emociones más invertimos en un tema, mayor será su potencial de carcajadas. Sexo, el matrimonio, el perjuicio y política proporciona un pozo sin fondo de ideas; sin embargo, a menudo se deniega el humor en el mundo adulto. Casi universalmente en los mundos empresariales, religiosos, médicos y académicos, el humor esta despreciado e incluso condenados, salvo en discursos y anécdotas. El estrés es de gravedad, con la implicación de que el humor es inadecuado. Educación para la salud hace poco para desarrollar las habilidades de levedad. Por el contrario, hospitales son notorios por su ambiente sombrío. A pesar de que miembros del personal de hospital pueden disfrutar de camaradería entre sí, con pacientes su objetivo parece ser combatir el sufrimiento con sufrimiento. ¿Qué humor poco que hay se produce durante las horas de visita.

El foco en el humor en medicina en el Instituto Gesundheit a menudo ha sido declarado un disuasivo importante para nuestros obtener fondos.

Aún así, insisto que humor y diversión (que es el humor en acción) son socios iguales con amor como ingredientes claves para una vida sana.

Aunque humor sí es difícil de evaluar, la respuesta al humor —risa— pueden ser estudiados muy fácilmente. Investigaciones han demostrado que la risa aumenta la secreción de las sustancias químicas naturales, las cateco laminas y endorfinas, que hacen que las personas se sienten tan alegre y buena. También disminuye la secreción de cortisol y disminuye la tasa de sedimentación, lo que implica una inmunorespuesta estimulada. Aumenta la oxigenación del sangre, y disminuye de aire residual en los pulmones. Inicialmente acelera la frecuencia cardíaca y la presión arterial sube; luego relajan las arterias, causando la frecuencia cardíaca y la presión de la sangre para disminuir. Temperatura de la piel aumenta como resultado de un aumento de la circulación periférica. Así pues, la risa parece tener un efecto positivo en muchos problemas cardiovasculares y respiratorios. Además, la risa tiene cualidades de relajante muscular magnífica. Músculo fisiólogos han demostrado que la relajación muscular y la ansiedad no puede producirse al mismo tiempo y que la respuesta de relajación después de una risa abundante puede durar hasta cuarenta y cinco minutos.

Psicológicamente, humor constituye la base de una buena salud mental. Sin duda, la falta de un buen sentido del humor indica problemas subyacentes como depresión o alienación. Humor es un excelente antídoto contra el estrés y un lubricante social eficaz. Desde amantes de las relaciones humanas son tan mentalmente sana, que rectificar uno para desarrollar un lado humorístico.

He llegado a la conclusión de que el humor es vital en la curación de los problemas de los individuos, las comunidades y las sociedades. He sido un payaso de calle durante treinta años y he intentado hacer mi propia vida tonto, no como actualmente se utiliza esa palabra, sino en términos de su significado original. "Tonto" significaba originalmente buena, feliz, bendito, afortunado, amable y alegre en muchos idiomas diferentes. Ningún otro atributo ha sido más importante. Vistiendo una nariz de goma donde quiera que voy ha cambiado mi vida. Estupidez y el aburrimiento funden lejos. Humor ha hecho mi vida alegre y divertida. Lo mismo puede hacer por usted. Vistiendo ropa interior en el exterior de su ropa puede convertir un tedioso viaje a la tienda para un por les entretenido.

Gracioso es un poderoso imán para la amistad, el tesoro más importante de la vida. Nada atrae o mantiene la amistad como ser un alma alegre. Sé que el humor ha sido en el centro de prevención de agotamiento en mi vida. Por último, como una persona no violenta, creo que humor a menudo me ha protegido por desviar situaciones potencialmente violente.

Los primeros doce años que acogimos pacientes durante la fase piloto del Instituto Gesundheit, hemos tenido muchas oportunidades para explorar la relación entre el humor y la medicina. Aunque hemos apreciado mucho humor casual, parece imprescindible que nos deliberadamente incorporarlo a nuestra vida cotidiana para evitar que una atmósfera de la agonía y la desesperación. Un poco de este humor vino desde una secuencia de chistes que llevó a los pacientes y personal con ellos. Sin embargo, bromas mueren rápidamente, y encontramos que para un ambiente de humor para prosperar, teníamos que vivir gracioso.

Aprendimos a desarrollar primero un aire de confianza y el amor, porque humor espontánea puede ser ofensivo, y queríamos que tomarse en el espíritu de tratar. (Personas prudentes son rara vez graciosa). Pronto quedó claro que lo ridículo fue una fuerza poderosa en mantener el personal juntos como amigos. Y, como médico, empecé a ver el efecto de medicamentos potente de humor sobre las enfermedades de todo tipo.

Humor es importante, también, para la salud de una comunidad, si un barrio, la Iglesia, el club o el círculo de amigos. Me ha ayudado a vivir comunal por más de veinte años. Los primeros doce años utilizamos nuestro hogar como un hospital libre, rodeado por los pacientes que tenían gran sufrimiento mental y física. El personal se quedo muchos años sin remuneración o privacidad porque era tan divertido. Como médicos, también descubrimos que el humor era un medicamento principal. Humor, quizás incluso más que amor, hizo nuestro proyecto pionero trabajar; habría sido imposible sin este gran pegamento social.

Vivimos en un mundo turbulento. Muchos aspectos de la sociedad son insanas o incluso mortales, y grandes segmentos de la población viven en el borde. Si queremos que la sociedad médico nos debemos dependen en gran medida humor. Público a menudo en un elemento primario y secundario son contraria, y el padre frustrado está listo para atacar al niño. Si me pongo mi nariz de caucho y actuar tonto, la mayoría del tiempo es distender la situación y ni el padre ni el niño tiene una victoria y perder sensación.

¿Cómo uno puede para inyectar más de humor en una configuración de médica? En primer lugar, debe ser una decisión conjunta por la administración y el personal. Los elementos más importantes de la manera de cama no son conocimientos médicos o habilidades pero las cualidades inherentes a la diversión y el amor. Una vez que ha acordado el establecimiento médico aceptar más humor, personas en todos los niveles de empleo serán dispuestos a dar pasos en este sentido. Es más fácil ser graciosa cuando personas están familiarizadas con uno al otro. Pasar tiempo juntos tus límites de aprendizaje y practicar ser gracioso. Invitar a los pacientes y los visitantes a participar. Estar abierto a la experimentación y escale lentamente. Esperan muchos experimentos a fallar e incluso causar algo de dolor. Evita humor racista y sexista. Luchar por tonterías y diversión, no una cadena infinita de bromas.

Algunos hospitales han comenzado el proceso ya. En el hospital de Universidad de Duke, carros de humor ofrecen vídeos, libros de dibujos animados y humor, equipos de malabarismo, juguetes y juegos. DeKalb Hospital, cerca de Atlanta, ha creado una sala Lively para jugueteo. Los payasos del Big Apple Circus en New York han creado a unidades de atención de payaso, que visita hospitales infantiles sobre una base regular para traer alegría y ayudar con el cuidado del paciente. La Asociación de Humor Terapéutica es crear un centro de intercambio de información con información acerca de humor y de personas que lo practican como terapia. Por último, estamos en el Instituto Gesundheit construyendo el primer hospital tonto, donde el contexto completo estará equipado para diversión y jugar.

Hay muchos caminos para explorar. Creo que los hospitales necesitan dar a los pacientes una elección entre un barrio tonto o un barrio solemne. En conferencias por todo los Estados Unidos, pido a los grupos médicos que pabellón elegiría, y más de un 90 por ciento elegir siempre el barrio tonto. En cualquier hospital, habitaciones de "diversión" podrían designarse como entornos lúdicos para todos a disfrutar. Esto podría atraer a muchos de las personas creativas de la comunidad, forjar lazos más estrechos entre hospital y la comunidad y disminuir la naturaleza jerárquica de la práctica médica actual.

Para todos los niveles del personal, sugiero a clases, reuniones íntimas, picnic e incluso partes de letargo para cultivar la cercanía que se necesitan para garantizar más humor y alegría en el lugar de trabajo. Sugiero crear grupos de apoyo de humor y tal vez un lugar donde personas sólo para reír. Muchos hospitales han dado cuenta de la importancia de la fe y han incluido Ministros y sacerdotes en el personal. Lo mismo podría hacerse con humor: alquiler de payasos y lúdica de la gente. Muchas comunidades de grandes tienen los artistas intérpretes y artistas que podrían ser invitados a traer sus especialidades en el hospital. Algunos hospitales incluso podrían considerar la posibilidad de crear un espacio para ellos, incluyendo una habitación bien surtida de vestuario y cosas.

La práctica de la medicina está sufriendo en muchos niveles. Descontento del paciente es tan grande que muchos están recurriendo a pleitos. Muchos profesionales de atención de salud son tan insatisfechos que dejan el trabajo o incluso matando a sí mismos. Pocos o ningún hospitales felices existen. La mayoría de las personas odian irse al hospital y tienen experiencias traumáticas, cuando lo hacen. Sin embargo, no tiene que ser de esta forma, si hacemos grandes esfuerzos para cambiarlo. Servicio a las personas en tiempos de dolor y sufrimiento debe —y puede— traer la entrega rico. Hagamos un llamamiento en el humor para echar una mano y burlarse de la medicina.

## Cómo ser un doctor chiflado

El campo del humor en la medicina se clama por más investigación. Como una guía para las investigaciones en curso, he preparado siete sugerencias para profesionales del cuidado de la salud. Humor es tan individualista que propongo tratar estas ideas en una variedad de escenarios. Recuerde que *está intentando hacer un tonto de usted mismo*. Al principio que esto puede ser molestos, así que, conéctese en muchas horas de práctica.

Esto no es un área para explorar si usted no conducen con tu corazón; al igual que con todos los medicamentos fuertes, los efectos secundarios pueden ser un problema. Su objetivo es no herir a personas o menospreciar el sufrimiento sino traer diversión a aquellos que están sufriendo. La naturaleza del profundo sufrimiento exige la diversión como un antídoto.

Humor tiene muchas caras, y las ideas siguientes representan sólo un estrecho rango de posibilidades. Insisto en ser ridículo, por lo que la mayoría de la risa es a expensas del dador. Curanderos que sienten que esta postura no acorde con la dignidad de su posición son toda la razón, pero debe recordar que ha llegado la deshumanización de su profesión bajo un fuego intenso. Si le preocupa por su imagen, sugiero que mientras busca su hueso de gracioso, una rosa de tirando agua sería buena en su chaqueta.

Es el momento de unirse a la risa con amor como formas principales para servir a la humanidad a través de la curación. Creo que una falta de humor en la fe inhibe a muchas personas de seguir una ruta religiosa. Personas en muchas religiones orientales siguen un viaje a la iluminación que requiere el desarrollo personal a lo largo de una escalera ascendente de chakras, o pasos. Siguiendo este modelo, nos hemos ideado una escalera similar de siete "chuckras" que pueden ayudar a infusionar la medicina con más humor.

## Los maestros

El novicio —uno sin dirección interna— partiendo de un trazado nuevo debería estudiar los maestros para ver qué dirección es el más adecuada. Abundan los maestros muertos: Aristófanes, Shakespeare, Moliere, y Mark Twain, son pocos los cómics de elección del pasado. Qué triste que tan pocas enseñanzas de los comediantes "stand-up" de la antigüedad han sobrevivido hasta el día de hoy. Nos de este siglo, sin embargo, estamos bendecidos con muchos maestros de película grabada. Vaya a ellas para inspiración: Charlie Chaplin, Buster Keaton, W. C. Fields, los hermanos Marx, los tres chiflados, Laurel y Hardy, Abbott y Costello, Lucille Ball, Red Skelton, Jonathan Winters, Sid Caesar, Carol Burnett, Ernie Kovacs, Jerry Lewis, Woody Allen, Lily Tomlin, Monty Python, Pee-Wee Herman, y el elenco completo de *Saturday Night Live*.

Sin duda, en los ojos de Dios, los actos humanos son más ridículas, por lo que sugiero que novicios intentan encontrar en cada situación un cosquilleo cómico cósmico. Algunas guías grandes han demostrado que la condición humana es risible incluso en sus agonías. Dante llama su descenso al infierno de *La divina comedia;* Balzac llama el cuerpo de su trabajo *La comedia humana.*

Para algunas personas, unos mentores cómicos será suficiente. Para otros en el camino chiflado, se necesitarán muchos profesores. Y no olvides la tontería local: mirar alrededor de su comunidad y el círculo de amigos para la gente que extrae una risa pequeña. Maestros no conocidos abundan los que puede mostrar el locura de su localidad específica. Etiqueta junto con estos personajes y tu talento para humor crecerá.

## Los mantras

El mantra para el humor es de risa, ya sea un chismorreo  o una risa honda. Hay una gran escena en la película *Mary Poppins* en que Ed Wynn se convierte en lo superar con risa que él talocha hasta el techo cantando:

> *Me encanta reír mucho y en voz alta y clara*
> *Me encanta reír*
> *está empeorando cada año.*
> *Cuanto más me río más me llena de júbilo y el más me*
> *   júbilo*
> *La más soy una persona mas feliz.*

Él que ríe todo el tiempo que está cantando. Memorizar este coro e irrumpieron en la canción sobre una base regular, verá cómo infecciosa es. Ser indiscriminada en su elección de tiempos y lugares. Para encontrar su voz riendo, experimentar con muchas combinaciones de las hectáreas, ¡el hee y el ho! La risa no debería ser un mantra silencioso. La idea es reír espontáneamente en público por lo menos tres veces al día durante un mes. ¡Sí! Gesticulate, el módulo y el proyecto de muchas variedades de risa en cada imaginables establecer, especialmente allí donde su voz interior, dice, "No aquí". Usted está de pie en línea en un mostrador de retirada y . . .

### Juego de niños

Los niños son una audiencia ideal para cualquier perseguidor de tonterías. En primer lugar, hay muchos de ellos. En segundo lugar, su sabor es indiscriminada; siempre y cuando usted no asustarlos, tendrás les riendo. Con toda la seriedad que niños tienen a la cara y los frustraciones que padres tienen en relación con ellos, especialmente en lugares públicos, ayudaremos a crear una comunidad de curación practicando su locura sobre ellos. Uno de los grandes bonos de jugar con los niños es que es aceptable comportamiento en público. Por lo que un principiante puede convertirse en aclimatadas a alegrías sin inhibición o miedo de censura.

Buscar los niños de inspiración y orientación en la espontaneidad, son graciosos por naturaleza. La mayoría de los adultos son graciosas por intención. Una de las técnicas de diagnósticos que use para determinar si un niño se ha convertido en un adulto es aprender si él o ella responden fácilmente al humor. ¿Es que cualquiera pregunto que cuando libertad de comportamiento se devuelve a los adultos a finales de la vida, se le llama "segunda infancia"? Práctica diaria las chuckras sobre los niños y al menos una vez por semana, van donde los niños se congregan y unirse en su obra para al menos una hora.

### Assanas

Hacerte el idiota no viene fácilmente a todo el mundo, por lo tanto posturas humorísticas o assanas, debe ser practicado diariamente. Para el principiante me limitaré a mencionar sólo unas posturas faciales, dejando los gesticulaciones de cuerpo complicado para los más avanzados. Estos movimientos faciales deben ser practicados antes de un espejo, por lo que se pueden aprender sus sutilezas. Una vez que domina a unos pocos, salir en público y probarlos. Los niños proporcionan el estímulo más para el principiante.

Un calentamiento que me gusta es poner la música de vals y hacen mis músculos faciales bailan a la música. Para una postura facial, la hinchazón, hojaldre fuera sus mejillas para su redondez máxima, a los ojos de errores y mirar. Como un buen final, pop las mejillas. Por otra parte, los payasos, mantener su lengua fuera y desactivar al lado de la boca, rollo de tus ojos y hacer sonidos de la garganta. Estas son dos grandes en la línea de retirada en la tienda de comestibles cuando hay un niño delante de usted mirando sobre el hombro de un padre.

La amplia variedad de los músculos faciales han dejado este campo abierto para la investigación científica. Aconsejo locos-en-entrenamiento para pasar de una media hora, un día delante de un espejo hasta ese momento corto no es suficiente. Aprender a ser cómodo contigo mismo. Cuanto mayor sea el espejo, el mejor. Visten trajes, ir desnudo, utilizar disfraces, pero vea usted mismo y consulte ¿Qué te hace reír? Quiero poner la música y bailar con los músculos de mi cara y deje lentamente que el resto de mi cuerpo unirse. Cuando encuentres algo que le gusta, práctica y recordarlo.

## Praderas del ridículo

Aquí es otra área con posibilidades ilimitadas. Dada la estrechez de las normas de la moda, vistiendose fuera de lo común hace que las personas reír. Sin duda un traje de payaso viene a la mente para fines de extremas. Tomar cualquiera de sus trajes y coser en parches coloridos —colores fuertes son cruciales para la risa. Ir a ventas de patio de teatro de tesoros. Calcetines impares solo pueden extraer la risita ocasional. Me encanta la mezcla de colores que chocan y combinar rayas y comprueba, todos ladrones de risa segura. Sombreros son una de las formas más sencillas para la diversión. ¿Quizás te recomiendo un sombrero de fuego o de un casco de espacio con una boquilla de ruidos? Una vez, mi esposa me hizo un traje de Santa. ¿Que puede extraer una risa mejor que el Sr. Ho Ho Ho a sí mismo? Pruébelo, digamos, en marzo o en agosto. Sus pacientes le encanta. Hombres, este período en la historia es uno de los más aburrido, a la moda. ¡Mirar a la historia como fuente de inspiración y no olvide tirantes! Encuentro de todo tipo de trucos para jugar con ellos. La asignación aquí es encontrar el traje más peor que puede y llevarlo hasta olvida es sobre usted. La parte más dura está actuando en público como si esta forma de vestir es normal.

## Accesorios

Aquí es un área de humor donde brilla la imaginación humana. Con la práctica, casi cualquier cosa puede ser divertido. Pero hay unos elementos esenciales para suministros médicos de todo el mundo. Uno de mis casas de suministros médicos favorito es Al's Magic Shop en Washington, D.C.

Accesorios de no debe ser sin un cuadro de risa, un estimulo instantáneo para cualquier ocasión. Ah, cómo tesoro las cosas que pueden caber en mi bolsillo: zumbador, whoopie-cojín, globos, yo-yo, o dientes en la mano. Como empezar a utilizar su utilería, donde quiera que vaya, aprenderá los tiempos ideales para su utilización. Nadie puede ignorar la pantalla siempre popular sobre su cabeza. Las palabras clave son los siguientes: ser experimental. Práctica improvisando con elementos que no son divertidas: una roca, un zapato, objetos que se encuentran alrededor de esperando a encontrar sus costillas. Esté donde esté —veces gastado esperando en línea son ricos con posibilidad— tomar un objeto y, en rápida sucesión, interpretarlo de muchas maneras diferentes. La industria de la mascota de piedra capitalizó esta idea.

### Una nariz roja

Cuando era un estudiante de medicina senior en 1970, trabajé durante siete meses en una clínica libre de estilo hippie de noche. Fue mi primer encuentro con las profundidades del sufrimiento humano que muchos médicos ven cada día. Ya he tenido tiempo para pasar con los pacientes, aprendí que medicamentos rara vez aliviar el sufrimiento humano. Vi cómo mal equipados somos como curanderos para abordar realmente la calidad de la vida del paciente. Vi cómo esto causó que muchos de los curanderos a convertirse en desalentado y separado. Al parecer, a la investigación, esa calidad de vida de los pacientes y curanderos mejoradas al pueblo propios medicados con amor y risa.

Para un médico administrar el amor parecido sencillo, fruto de la empatía y cuidado. Pero la administración de humor era algo más. Traté de bromas, pero no tienen la potencia que andaba buscando. Así que decidí investigar ser gracioso. Aprendí que es importante que constantemente tonto para que la gente verá es sólo la forma que estás.

Trabajando en esa clínica libre, me fue pionero en una nariz roja y, a continuación, comencé a vistiendo sombrero de un bombero. Inmediatamente, señaló un toque de luz a lo que solía ser una sombría sala de espera. La llevaban en todas partes, y nariz de 50-centavos ha creado muchas ondulaciones de la risa. A menudo, durante la conducción en horas pico tráfico, un controlador obviamente frustrado podría mirar a mí, ver la nariz y reír. Me convertí en enamorado de la nariz.

Hace unos pocos años, mi madre tuvo su pierna amputada debido a una vida de circulación pobre de fumar. Como se despertó de la anestesia, mi nariz roja y yo asomaba sobre ella; me sonreí y dije, ¡"Bueno, supongo que saben lo que es como tener un pie en la tumba"! Ella se rió y continuó durante años contar la historia a otros con júbilo. Que no podría aportar su extremidad volver, pero lo despertar su esperanza para disfrute continuo de la vida.

# Diplomacia nasal:
# El camino divertido hacia la paz mundial

*Así se trata de un mundo donde hombres se ven afectados hacia cada otro, todo en uno en su actitud hacia estos inocentes; todos les busquen, dan alimentos, mantienen tibias, les abrazan y dan ayuda, si se aumenta la ocasión; y todos ellos conceden licencia a decir y hacer lo que quieran con impunidad. Por lo cierto es que nadie quiere herir a ellos, que incluso las fieras, por un cierto sentido interno de su inocencia, se abstendrán de hacerles dañar.*

ERASMUS, *ELOGIO DE LA LOCURA*

La invitación dijo que un grupo iba a Rusia en mayo de 1985 en una misión de la diplomacia de los ciudadanos. Setenta y cinco médicos, maestros, Ministros, estrellas de cine y otros dirigentes de la comunidad se reunirían a nuestros homólogos en un intento para ayudar a nuestros gobiernos a colmar las lagunas entre nuestros países. Sin duda, quiero paz más que nada de que puedo pensar. Y no es ningún secreto que creo que diplomacia nuestro gobierno podría utilizar gran cantidad de ayuda. Pero, ¿qué es un diplomático de ciudadano? La implicación era que simplemente estar en Rusia, no como un turista, sino como un ciudadano por la paz, podría tener resultados de gran alcance. ¿Podríamos reducir la "amenaza roja" a las personas con familias que les gusta a pescar, ir a bailar, sentirse seguros para su futuro y ser amigos con nosotros? Por lo tanto la diplomacia tomó un aire de buena vecindad y hospitalidad. El énfasis estaba en la acción directa para mejorar la comunicación y amor entre los dos países encerrados en aparente combate mortal. No hubo ninguna mención de las reuniones en el Kremlin del tipo reservado para diplomáticos políticos. Nuestra misión era enlazar con el pueblo ruso. Incluso nos dieron instrucciones para jugar a juegos como "Ruleta de metro", tomando trenes subterráneos y autobuses hasta irremediablemente perdido y, a continuación, reclutando rusos para ayudarnos a encontrar nuestro camino de regreso.

Estaba encantada de ir. He había visitado Rusia once años antes con un grupo de trece amigos en un viejo autobús que entraron en el país en Brest en la frontera polaca. El tiempo maravilloso que hubiéramos tenido allí transformó mi sentido del "enemigo" en un sentimiento de gran esperanza. Aquí fue un apasionado, generoso, baile de la población que había sido devastada por la guerra (muertos en 20 millones de rusos, en comparación con nuestros 300.000) y parecía realmente desean la paz. Hice amigos con quien continuó correspondencia. Recuerdo bromeando en ese viaje anterior que teníamos los embajadores de la paz. Ahora, hemos tenido la oportunidad de ir con esa intención específica.

No podía sembrar las semillas de la paz a través de la conversación porque no hablo ruso. Sin embargo, no quería limitar mi impacto simplemente a las personas que hablaban a inglés buena. Así que decidí ir como un payaso —un tonto. Me había hecho hacer el payaso de calle durante más de veinte años y sabía que su poder para difundir la buena catreus. El payaso es un personaje universal con una larga tradición en Rusia. Lo sentí, después del anterior viaje ruso, confía en una recepción positiva. No hay teatro de calle en Rusia. Por razones de seguridad personal, los ciudadanos mantienen un perfil muy bajo y no atraen ninguna atención. Por lo tanto se convirtió en un interruptor automático de hielo, ¡un imán para los curiosos! Y, como el rape, una vez que un ruso viene lo suficientemente cercano para ver los botones para la paz y la amistad, luego viene el empuje de una mano caliente y en un abrir y cerrar de ojos como un amigo, esta atrapado. También sabía que los hijos les encanta a payasos. Si las familias vieron a sus hijos amado por un payaso y trasladó a reír con abandono, nuestro vocabulario de treinta-palabras de paz sería huelga de la casa.

Yo debatido conmigo y atribuidas con amigos sobre la idea de payasearías. La mayoría recomienda precaución, sugiriendo que tomo al traje payaso para ocasiones especiales y ser "normal" la mayoría del tiempo. Hubo una preocupación que los rusos se sentirían burla o asustada por alguien tan visibles. Estoy a menudo recordó cómo intenso es para otros a etiqueta junto con un payaso y se sugirió que mis compañeros diplomáticos podrían resienten tal ostentación. Además, no es todo lo que es fácil llevar una nariz de caucho dieciséis horas al día y mantener un paseo tonto durante dos semanas. Vestido como un payaso, sabía que tendría que permanecer en el papel todo el tiempo. Supongo que fue mi experiencia que finalmente me convencido que si he dirigido desde mi corazón, la experiencia sería impresionante. Amor y risa parecen ser los principales ingredientes de la paz. Quería tocar tantas vidas como sea posible, mostrar que cuidado y dejar un buen presentimiento persistente.

Yo me llamo un diplomático nasal. Se compone de un "porte de risa" con imágenes tontos que me llevaba veinte narices diferentes. Estos serían mis papeles oficiales si tuviera cualquier confrontaciones, por lo que tuve también les traducido al ruso. Compré un bruto de narices de caucho. Eran mi regalo de la paz para reclutar a otros embajadores del pico.

Los diplomáticos de setenta y cinco se reunieron fuera de Helsinki durante tres días para conocer y tratar de formar un grupo coherente. Hemos escuchado a las conversaciones sobre la historia rusa, costumbres y psicología y tomó un curso intensivo en treinta palabras de paz y amistad. Yo vestido y actuó el payaso para ayudar a la gente acostumbra a mi estupidez. Cuando llegué por primera vez, sintió que un número razonable de mis colegas eran desconcertado por mi plan y incluso pareció fuera de lugar en esa misión grave. Sin embargo, al final de la orientación, he recibido mucha retroalimentación positiva sobre la ayuda a personas relajan y ser ellos mismos. Para muchos, entrando el totalitarismo del país era productoras de ansiedad. Me dio un mini-taller a mis compañeros diplomáticos llamados "Cómo ser chiflado" y presentó a cada uno con una nariz de caucho para usar a voluntad.

Antes de entrar en Rusia, se produjeron varias vistas previas de la diplomacia nasal. Una noche en el salón del hotel, Linda y yo nos sentamos cerca de una docena de hombres finlandesa que celebraba después de un seminario de todo el día para los empleados del banco. Nos estábamos disfrutando entre nuestro compañía cuando uno le preguntó por qué yo estaba vestido como un payaso. Esto llevó a varias horas de risa estruendoso, cantando y el intercambio de culturas, como nos hemos asimilados en su celebración con abrazos y mejores deseos.

A continuación, entramos en Rusia. Nosotros estábamos programados pasar once días en Moscú y Leningrado. La experiencia ha superado mis sueños más salvajes. En todas partes nos dirigimos, personas de todas las edades se rieron espontáneamente y saludaron en la amistad. Situaciones formales a menudo se transformaron en ocasiones más relajados. Una impresión recurrente, refrescante, que continuó durante los once días todo, fue la sonrisa resplandeciente, espontánea y sin vigilancia. Cuando nos entramos en Leningrado, la primera mañana y pasabamos personas en autobuses y en las esquinas de la calles, vi a mi felicidad se refleja en sus rostros. ¡Qué magia! Nuestra primera parada fue una gran plaza en el Palacio de invierno entre una flota de autobuses turísticos, en su mayoría llenado de rusos, visita el sitio de su gran revolución. Se acercó a grupos con mi cara divertida y silenciosa alegría —con entusiasmo el temblor de manos y abrazos— y recibió muchas invitaciones a plantear a sus fotos de grupo, en medio de embozós y risas. En mi ropa de payaso colorido eran botones pidiendo la paz entre nuestras naciones. Estos trajeron entusiastas expresiones de buena voluntad. A menudo, estas reuniones terminó en abrazos llorosa y cantos de *mir i druzhba* (la paz y la amistad). Para el postre, que llegó las fotos de familia y la debacle lleno de alma de barreras fue completa. Estoy hablando no de unas pocas emociones aislados sino de una escena que se repitió a dondequiera que iba.

Un día un hombre guapo, había vestido de estilo Ivy League, me detuvo y dijo en perfecto inglés, que le había sido viendo me, gustaba mis interacciones con la gente y quería obtenernos juntos. Por lo tanto, la diplomacia nasal dio Linda y yo lo que se convirtió en nuestra amistad más íntima y duradera del viaje. Pasamos cada día en San Petersburgo con Alex y su novia, Sveta. Omite el trabajo y nos siguió a Moscú. Alex fue a 30, un estudiante graduado de inglés y un bibliotecario y guía a tiempo parcial y traductor para el Museo del Hermitage. Sveta era un estudiante de arquitectura. ¡Qué hosts perfectos! Alex fue un verdadero amante de todas las cosas de América; sólo había recibido un pedido de un catálogo de L. L. Bean. Nunca dejó de conversación, y hemos explorado a todos los temas. Yo estaba sorprendido por su comprensión de la jerga, que él bañado en nosotros en un flujo constante.

Alex y Sveta nos llevaron a muchos restaurantes de no turísticas donde habían de baile. ¡Cómo los rusos aman a bailar! La banda tocó todo del folk a Michael Jackson. Personas de todas las edades individualmente, bailan en las parejas mixtas y con otras personas del mismo sexo. Para nuestro deleite, los rusos se acercaron fácilmente a los demás tablas para sacar alguien a bailar, incluso de un miembro de una pareja. Hemos tenido muchas ofertas para dar tostadas festivas, y una tabla envió una carta de amor. Nos volvió a casa de Alex porque él estaba ansioso por ver un especial de John Denver en la televisión. Durante esos cinco días comimos en un salón de pizza (un gran éxito en Rusia en los últimos años), vio una Las Vegas revisar el espectáculo, visitó la casa de Dostoyevski y tomó una fila romántica sobre una red de canales en un parque cerca de casa de Alex. Nuestros últimos momentos juntos en Moscú fueron a las 3 de la madrugada en la Plaza Roja, donde Alex y yo fuimos las únicas dos personas cantando canciones, riendo y la planificación de nuestro futuro. Nos dejó saber que se reuniría nuevamente y han intercambiado muchas cartas desde entonces.

Otro momento emotivo se produjo en Leningrado. Tres de nosotros fueron caminando en la calle, absorbido en el pensamiento, cuando de repente sentí una mano suave, diminuta en la mina. Mirando hacia abajo, encontré que perteneció a una niña de cuatro años de edad, caminando con su padre, quien había visto a un payaso y simplemente quería celebrar su mano. Hemos intercambiado amor y narices y se trasladó en felicidad.

Siempre he sido aficionado de los adolescentes y adolescentes rusos fueron una audiencia lista. De una manzana, podría detectar grupos de ellos regresando de la escuela. Se ven me y ráfaga a risa, que fue mi referencia para acercarse a les y mejorar sus máquinas sonrientes. Le puse mis brazos alrededor de ellos y caminar con ellos, nunca se siente cualquier tensión o resistencia. Yo podría mantener una mano para la mitad de una bloque mientras que nosotros habló de la paz. Estos adolescentes proyectan un aire de inocencia que recuerda a los Estados Unidos en la década de 1950. En un cambio drástico desde nuestro viaje de once años antes, los rusos llevaban ropas coloridas mucho más y se expresaron más en la calle. Una niña me acereaba fuera de un museo, cubrió a un botón de su provincia en mi chaqueta y rojizo.

Un día en la Plaza Roja, estaba con dos amigos de músico del viaje. En buenas condiciones climáticas, la enorme plaza es un lugar festivo, llenado de todo tipo de turistas. Muchos grupos provenían de toda Rusia para celebrar el 40° aniversario de su victoria en la guerra. Nos hizo una pausa para ver un gran grupo de hombres y mujeres, cofres, cubiertos con medallas, posando para una fotografía. Obviamente eran gente de campo, torpe en sus trajes de monótonos, raramente usadas, celebrando en esta ciudad de nueve millones de habitantes. Empezamos a tocar música folclórica rusa, y bailó con una mujer mayor, mientras que los otros animado y aplaudieron. Esto inició un largo período de intercambios de botones, sacando fotos y cantos de paz y amistad. El pueblo ruso que nos reunimos parecía muy rápido para alcanzar para cualquier bandera de la paz. Nunca, me encontré con cualquier sentimiento antiestadounidense. Fue difícil poner fin a esa experiencia de la Plaza Roja; sentí que mientras duró, guerra nunca podría venir.

Una experiencia final llegó en el circo de Moscú cuando nuestra guía encantadora, Helen, dispuestas para que entrivistarme al payaso en el intermedio. Fue un sueño hecho a realidad. Yo estaba cargado con regalos de casetes de jazz, una nariz de caucho, bolas de malabarismo caseros y una oferta para volver algún día a hacer un poco del payaso de calle con el esfuerzo combinado de los rusos y los norteamericanos. El payaso me invitó a regresar después del show y conocer a su familia. Sorpresa y me encantó por darme sus zapatos de payaso de cabrito-cuero hermoso, artesanales, diciendo: "He hecho personas risa aquí usando estos zapatos durante veinte años. Ahora es tiempo para tú hacer lo mismo en su casa". Dijo que también espera que a través de humor el mundo podría acercarse en paz.

He continuado a estos viajes de payaso a Rusia cada año desde 1985, y cada vez el impacto es mayor. Los últimos cuatro viajes estaban limitados a veinte gente que está de acuerdo de venir como payaso. Nos rango de edad de 20 a 78. Vamos a hospitales, orfanatos y prisiones, y ponemos en el teatro de calle. En 1991, algunos rusos se unió a nuestro viaje por todo el período; ahora está formando un Alley de payaso de Moscú.

Años después de esta experiencia, sigo comprometido a la diplomacia en la vida cotidiana. Yo sabía hacer el payaso promovido la paz, pero nunca lo había hecho durante dos semanas seguidas. Ahora, reconozco que uno no necesita salir de casa la práctica de la diplomacia. Me encuentro llevando narices de caucho más que nunca, disfrutando de su poder de liberación de tensión. Hay muchas herramientas de la diplomacia, y espero que todo el mundo puede encontrar más adecuados. Si cada uno de nosotros fuera a utilizar estas herramientas localmente para llevar la paz a amigos y vecinos, sin duda tendría un efecto beneficioso sobre el mundo.

¡Y lo que un mundo grave es! Periódicos, TV y otros medios de comunicación proyectan una enorme carga de problemas. ¿Qué sucede si el tonto fue reintegrados en la Corte? Cuando se tiene la imagen una charla de Ginebra, las negociaciones internacionales de imágenes: ¿Qué sucede si cada jefe de estado trajo su o su persona tonta favorito de equilibrio? Creo que podría aliviar las tensiones y fomentar buenas de vulnerabilidad para el común. ¡Aligerarse, mundo! ¡Considerar la posibilidad de una carrera en la diplomacia nasal!

## Muerte divertida

La muerte ha tenido un montón de mala prensa. Muchas horas de vida que se gastan en temor de este gran misterio. Morir es una de las pocas cosas que todo el mundo debe hacer, pero a menudo no tenemos para pensar en ello. Nuestra sociedad es tan incómoda con la muerte, que, a pesar de la increíble preocupación sobre ello, pocas personas están dispuestas a discutirlo abiertamente como un estimulante tema de conversación.

Si la muerte se menciona en absoluto, es normalmente en susurros — incluso tonos secretos. ¿Esto es "nécro-ismo"? ¿Algo acerca de nuestra educación, reforzado por nuestra educación, las artes y incluso de la profesión médica, perpetua el mito de que la muerte no es parte del gran diseño de la naturaleza, pero algún truco horrible o castigo? ¿Hay que compramos en esta rutina de muerte? ¿No somos libres de elegir cómo miramos a la muerte?

Durante mi formación médica, nadie nunca nos dio una conferencia sobre la muerte. Esto es un terrible descuido. Personas mueren. Vidas son destrozadas por el temor de morir, y las familias son devastadas cuando se ocurre. Sin embargo, educación médica se ignora. La implicación parece ser que la muerte representa un fracaso terapéutico. Esto es una trampa insidiosa para un médico, que debe abordar la medicina con humildad mucho más. ¡Los médicos no están aquí para prevenir la muerte! Estamos aquí para ayudar a los pacientes a vivir de la más alta calidad de vida y, cuando ya no es posible, a fin de facilitar la más alta calidad de la muerte.

Si médicos no pueden ser totalmente cómodos con la muerte, nos estamos engañando a nosotros mismos y nuestros pacientes fuera de un glorioso canto de cisne. Cuando empecé a practicar la medicina pabellón durante mi tercer año de la escuela de medicina, se hizo evidente que la muerte fue el hecho más incomodo de la vida. Tan a menudo, los pacientes que estaban muriendo obviamente fueron descuidados: izquierda a morir. "Hay nada que podamos hacer", dijo el personal. La única vez que los médicos parecían cómodos con una persona agonizante fue durante un código azul, cuando medicina de "state-of-the-art" se aplicó agresivamente. Si el intento no tuvo éxito, todo el mundo sintieron que habían realizado sus mejores —que, por supuesto, que tenían. Pero me parece que para muchos profesionales, este intento de reanimación era un estimulante esfuerzo heroico final para salvar al paciente. Creo que tratar de morir es donde comienza el arte de la medicina. Es un fallo de la medicina moderna, que los médicos no pueden ver el potencial de hacer el último rito de pasaje de una experiencia maravillosa.

No hay mayor validación de la fe que el hecho de la muerte. No hay mayor razón para desarrollar un sistema de creencias y renunciar a ella. Si el sistema de creencias sugiere nada o inmortalidad, cualquiera puede facilitar el acto de morir.

Es importante para un médico explorar la fe y la perspectiva de una persona en la muerte como una parte rutinaria de la historia médica. Si estas opiniones no están claramente definidas, debe ser parte del tratamiento definirlos. Me parece que la mayoría de los pacientes agradecido por el tiempo dedicado a estas cuestiones, y bonos de nuestra relación.

Cuando paso tiempo con una persona agonizante que tengo, de hecho, se encuentra a una persona viva. Los jóvenes que están muriendo han sido más vocales acerca de esto. Recuerdo que una niña de once años de edad que tenía un enorme tumor óseo de la cara con un ojo flotando fuera en la masa. Mayoría de las personas resulta difícil estar con ella debido a su apariencia. Su dolor no estaba en su morir sino en la soledad de ser una persona que otros no podrían soportar ver. Ella me tocó, bromeó y disfrutó de su vida lejos. Esto es cuando hice un compromiso para disfrutar de los enfermos profundamente y actuar normal alrededor de ellos.

Otro amigo en sus veintes con cáncer dijo enfáticamente que él era una persona de la vida y que odiaba a la gente de molestia mostró acerca de su muerte. Ese malestar, dijo, interfiere con su vida. Fue a un gran baile poco antes de que murió y, con sólo una parte de un pulmón a la izquierda, bailó durante más tiempo y más difícil que la mayoría de las personas presentes. Morir es ese proceso, unos minutos antes de muerte, cuando el cerebro esta deprivado de oxígeno; todo lo demás está viviendo.

Cuando comenzó la práctica médica, tuve que decidir cómo iba a abordar la cuestión de la muerte. Tomé mi referencia de la literatura del siglo XIX. Novela después de novela describió experiencias de casa de la muerte que fueron maravillosos para el paciente y la familia. Hizo gran sentido. ¿Lo que posiblemente podría ser mejor que al morir en compañía de familiares y amigos, rodeados por hogar y tesoros que uno había vivido con? En el hospital, personas muriendo que entrevisté fieltro solitaria y alejado de su entorno. Lo que les muestra fueron visitantes y unos pocos recuerdos de su vida que se mantenían cercana. Cuando hablé con profesionales del cuidado de la salud, pocos si cualquieras sintieron que esto fue cómo querían morir. Muchos dijeron que cuando llegó de su tiempo, terminaría sus vidas con la medicación.

Así que alentó a los pacientes a morir en casa y accedió a asistir a ellos allí. Cada vez que lo he hecho así, un gran temor se ha quitado la experiencia de la muerte. Cada vez, los pacientes y familia han sido profundamente agradecidos, a menudo experimentan la misma alegría y regocijo como en un nacimiento en casa. Estas familias se encuentran entre los más agradecidos que he conocido. Me doy cuenta de cómo pocas personas hoy en día cada vez totalmente han experimentado la muerte de un ser querido. Cuando tenía dieciséis años mi padre murió en un hospital con ninguna familia alrededor y sin posibilidad de decir adiós. Me siento enojado y engañados que no era con él.

Considere la posibilidad de los paralelismos entre el nacimiento y la muerte. Para la mayoría de este siglo, el nacimiento en este país fue una experiencia dolorosa, con la madre sedado y el padre y la familia mantenido a una distancia. Cuando estaba en la escuela de medicina, la rotación de obstetricia fue en un hospital de la ciudad con miles de nacimientos al año. Las mujeres gritaron de dolor durante horas, atormentado por la rutina del hospital y que necesitan sedación. ¡Los médicos se comportaron como si trajeron a los bebés en el mundo, considerando que en verdad, las mujeres son las que dan a luz! Muy temprano en mi práctica, asistió a la casa de los nacimientos y había una experiencia completamente diferente. Aquí fue una celebración de la orden más alta que toda la familia, con la comadrona o médico simplemente servir como una guía de la servidumbre.

Si las clases de parto pueden hacer nacer una experiencia gloriosa, ¿Por qué no tienen clases para preparar a nosotros para la muerte? A menudo, haciendo una vida de experiencia familiar ha aliviado ansiedad acerca de él. Es por eso abogo por muerte divertida. He pedido a miles de personas, cómo se sienten acerca de sus muertes, y escucho estos temas recurrentes: "No quiero que sea doloroso" y "Quiero que lo que ocurra en mi sueño". Creo que con esfuerzo consciente y planificación previa, muriendo puede ser un evento esperado y hermoso, compartido con la familia y los amigos —una celebración final de estar juntos.

Así que les pido a los pacientes a imaginar qué tipo de muerte desearían. ¿"Lo que sería su ideal"? Pido. ¿"Desea una miserable, ansioso por muerte, sola en un hospital, con todo el mundo actúa como si ya estás muerto? ¿O un divertido más a tu gusto la muerte"? Por "divertido", simplemente quiero decir lo que ese individuo considera ideal, dentro de los límites de las posibilidades.

En nuestro hospital propuesto y en los hogares de los pacientes que lo deseen, implicará a pacientes enfermos en la planificación de sus muertes. Fomentaremos diálogo con sus familias por lo que los deseos del paciente son claras para todos. En lo que sugiere una muerte divertida, espero que los pacientes y sus amigos utilice su creatividad para diseñar una experiencia de la muerte que no sólo es cómodo pero francamente anticipado. Porque vamos a tener un personal dispuesto y muchos accesorios, me gustaría pensar que lo que se desea será aceptable, siempre y cuando los pacientes han hecho sus deseos claro a sus familias con antelación.

Algunos podrían preferir una muerte tranquila en casa con la familia y el clero se reunieron en oración, acogiendo con beneplácito la llegada de la eternidad. Algunos podrían preferir a tres mujeres de negro, agacharso en la esquina gimiendo. Otros podrían pedir a sus amigos que visten como los Ángeles, jugando de arpas y cantando de atracciones próximas. Un partido de danza salvaje podría adaptarse a algunos. Para mí, ya que soy una persona tonta, me gustaría una muerte tonta. La clave es elección personal.

En ninguna manera lo estoy intentando a ignorar o menospreciar la trágica pérdida del difunto a la familia y el mundo. Todos deben experimentar esa pérdida y tristeza en nuestro propio estilo. Este ejercicio está diseñado para la persona agonizante, no especialmente para aquellos que todavía viven. Por eso es tan importante para los pacientes para comunicarse con sus familias. La mayoría de los pacientes que ya he hablado con desea sólo ser en el hogar con sus queridos y en el entorno familiar, tal vez con algunos música, masajes, oraciones y recuerdos, añadidas.

La sociedad contemporánea está experimentando un importante desglose de la estructura de la familia. Es el momento de lo pegamento volver otra vez. La intimidad de la planificación y la creación de una experiencia de muerte íntima formaría ese tipo de cemento. Vamos a dejar de temer la muerte y transformarla en una experiencia que podría acercar nos juntos como una familia. Echemos una muerte divertida.

# 4 · Arte, naturaleza, y la imaginación

*El arte encabeza la lista de tranquilizantes potentes y reductores de estrés. El mero sonido de agua en movimiento se ha demostrado que bajan la presión arterial.*

Arte, naturaleza y imaginación son fundamentales para la atención de la salud. No son costosos adornos a una práctica científica. Los considero esencial para mantener el bienestar y cuidado de la enfermedad. Tanto curación pasa por su influencia —tanto en el paciente como en el proveedor de atención médica— que es importante incluir estos medicamentos grandes en el núcleo de nuestro trabajo médico. Participen, hace posible que un médico responder de forma intuitiva a problemas de un paciente y garantiza el tratamiento confidencial, no una solución de libros de texto.

## El arte como cuidado primario

Como un médico de familia de atención primaria, considero que el artista un par, y arte es tanta mi estetoscopio como mi bisturí: necesarios para el diagnóstico y el tratamiento. Esto siempre ha sido así. Yo no puedo concebir de practicar medicina sin arte, en mi vida o en vidas de mis pacientes. En el hospital de sueño del Instituto Gesundheit, cada pie cuadrado de espacio dedicado a las artes es esencial para el diagnóstico y el tratamiento como la sala quirúrgica de hidroterapia o conjunto. Arte es no una indulgencia, secundaria a actividades médicas, pero es fundamental para la práctica de la medicina interdisciplinaria.

Las palabras el arte y la medicina han sido asociadas durante mucho tiempo. El significado de la "ciencia de la medicina" es bastante claro y incluye investigación, farmacia y tecnología. Pero, ¿qué significa "arte de la medicina"? El arte es el estilo en el que se emplea la ciencia, una manera de cama, la forma que una expresa compasión, promueve la armonía personal o se comunica. Verbo de acción de arte, crear, incluye formas de buscar soluciones, persiguiendo la investigación y balanceo de complejidades. La creatividad es el proceso de hacer o llevar a ser. Por lo tanto un acto creativo, como proporcionar atención de alta calidad, es un producto del uno mismo artística. Por lo tanto, uno puede encontrar arte en caminando a través de un barrio o en la extracción de sangre.

Esto lleva a la utilización del arte en la promoción de bienestar y prevención de enfermedades. La creatividad es gran medicina para el creador, y el resultado final puede ser gran medicina para quien se experimenta. Estoy seguro de que si alguna vez se estudiaron la creatividad, sería un gran estimulante para el núcleo de psychoneuroimmunological de cada individuo. Crear cosas juntos bonos personas y profundo, estimula la conversación íntima. En nuestro hospital, miembros del personal será animados a seguir a todos sus intereses artísticos y para incluir a los pacientes y huéspedes. Esto pasará un largo camino hacia la prevención de agotamiento y mejorar las relaciones. Se alentará a huéspedes y los pacientes a seguir a sus intereses, enseñar a otros y proporcionar para el placer y el medio ambiente de las instalaciones. De esta forma, pueden sentir que están dando a la comunidad, no sólo teniendo.

Nuestro arte "sombrilla" incluirá la literatura, artes visuales, artes escénicas, artes, arquitectura, filosofía y religión. Ya están en uso como terapia de arte, psicodrama, terapia de música, terapia de baile y terapia de títere. Pero quiero evitar dejar que estas definiciones estrechas a limitar cómo estas actividades pueden usarse en las artes curativas. Nuestra comunidad celebró danzas regulares durante años, durante la cual aprendí mucho sobre personas: cómo encajan eran, cómo tensa, cómo creativo. Se pueden observar las fronteras de género y bailes de apareamiento. La celebración alrededor de una danza es una gran grasa social y una manera fina para mejorar la comunicación, relación y un sentido de pertenencia.

Una cosa fascinante que aprendí fue que cuando muchas personas bailaban, cualquier persona podía físicamente bailar mucho más que cuando bailaban sólo unos pocos. Fue una expresión dramática de la energía intercambiado. A menudo he usado libros de arte para ayudar a dibujar a un paciente, tratando de pensar qué artista en la historia podría desencadenar importante crecimiento o interacción. Siempre hemos hecho una película o produjo una obra, la discusión y la diversión, habían mejorado la práctica médica. Me entusiasma como que nuestro hospital tendrá una etapa moderna como yo que tendrá una sala de emergencias. En cualquier caso, estaremos dispuestos a manejar todo lo que viene a nosotros. Las muchas obras relacionadas con el SIDA, por ejemplo, demuestran cómo arte nos ayuda en cuestiones sociales y de salud.

El arte tiene gran poder para elevar, comunicarse, mejorar el entendimiento, educar y difundir la belleza. Arte siempre ha facilitado suave cambio social. Con este fin, artistas de todo el mundo han donado y continuan a donar, trabajar para gracia nuestros muros, jardines y otros espacios, siempre que sea una pieza, por su presencia, puede cambiar vidas. Nuestro dibujante favorito ha acordado crear murales goofy en consonancia con el sabor cómico que queremos. Porque creemos que la belleza sana, nuestra arquitectura y paisajismo voluntad tienen una estética que calma y estimula. Reconocemos que nuestro entorno construido tiene un fuerte impacto y no puede ser tomado casualmente o simplemente puede proporcionar la función de espacio. Habrá innumerables maneras de estimular todos los sentidos en Gesundheit.

Creatividad y el juego será piedras angulares de nuestra capacidad para mantener personal antiguo y atraer de nuevo. Arte siempre ha desempeñado un papel en la organización social. Creatividad y el juego del mismo modo serán herramientas importantes hacer hincapié en nuestros mensajes de bienestar, servicio a la humanidad y la naturaleza y el alivio del sufrimiento. Arte y sus innumerables expresiones son algo más que importante adjuntos a la medicina; son el corazón de su práctica exitosa.

## Naturaleza, justamente llamada la madre

*Tierra llena su regazo con placeres de su propia;*
*anhelos que ella tiene en su propia clase natural;*
*Y que, incluso con algo de la mente de la madre*
*y no indigna objetivo,*

*la enfermera hogareño que hace todo posible*
*para hacer que su hijo, su preso Hombre,*
*olvida las glorias, que ha conocido,*
*Y ese palacio imperial donde llegó.*

WILLIAM WORDSWORTH, "ODA: INSINUACIONES
DE INMORTALIDAD DE RECUERDOS
DE LA PRIMERA INFANCIA"

Es con profunda sabiduría que las palabras de la naturaleza y la madre se casaron. Madre simboliza la comodidad, alguien a buscar cada vez que uno está preocupado. El potencial siempre está ahí para ser consolado y perdonados, por naturaleza es omnipresente. Inherente en convertirse en la descendencia de la naturaleza es la gloriosa oportunidad de vivir con un sentimiento de pertenencia. Por esta razón por sí sola, es importante integrar la naturaleza con la curación de trabajo, para dar la habitación de la madre naturaleza para contribuir a la relajación y reducción del estrés. Una simple hoja de hierba o una vista espectacular, un virgen natural o un jardín meticulosamente planeado, puede hacer cualquier persona queda atónito. Toda una vida no es suficiente para explorar una fracción de la amplitud de la naturaleza.

Muchas personas, jóvenes y viejas, nunca han hecho la conexión de la naturaleza o han perdido a lo largo camino de la vida. Los niños de hoy permanecen en interiores tantos que muchos de ellos nunca tienen la oportunidad de descubrir los tesoros más allá de sus puertas. Perderse en el bosque es más aterrador que venturosos. Obsesiones con limpieza crean fobias acerca de suciedad, errores y mojarse. Estimulación multimedia moderna ha usurpado los placeres simples de la observación de aves o a dar un paseo. Naturaleza fácilmente puede coincidir o superar nuestros placeres técnicos, pero no tiene suficientes defensores apoyar esa ética. Ha habido tal un abismo entre los seres humanos y la naturaleza que la conectividad es ignorado. Una filosofía arrogante dominante incluso dice que la naturaleza existe para servir a nosotros. Esto nos ha llevado a perpetrar tales abusos enorme en la naturaleza que hemos alcanzado el punto de un holocausto ambiental potencial.

Debemos reanudar nuestro lugar como uno de muchos jugadores del ciclo de vida y dejar de ser parte del problema. El núcleo de un estilo de vida de bienestar/prevención debe incluir la prevención de las catástrofes ecológicas como la deforestación, el agotamiento de los acuíferos, la desertificación, pérdida de suelo, la contaminación del aire, la contaminación del agua y la extinción de muchas especies de animales y plantas. Con este fin, Instituto Gesundheit hará hincapié en cuestiones de naturaleza tan celosamente como hace cuestiones de salud. En nuestro sitio en West Virginia, el arroyo, los barrancos húmedos y secos, lago de los cuatro-acre, cascadas, montaña boscosa, cuevas naturales, acres de jardines ornamentales y de hierbas y gran variedad de paseos, rutas y lugares de parada permitirá la plena expresión de naturaleza en todas las estaciones. Pacientes y el personal aprenderá conservación formalmente a través de conferencias y informalmente a través de la obra y trabajar juntos en la tierra. Se aprenden a dibujar los paralelismos entre la vida y la muerte en la naturaleza, así como en sí mismos. Experimentos en la tecnología adecuada, la agricultura y jardinería revelará a formas más saludables para armonizar los seres humanos y la naturaleza. Nos apoyará a otros tales experimentos y explorará formas más saludables para reciclar y ocuparse de residuos.

Para un sentido personal de bienestar, utilizaremos la naturaleza para eliminar el aburrimiento por reavivar el asombro y curiosidad. Si caminar por nuestra montaña, pesca en el lago, o estudiando con un microscopio, pacientes y el personal encontrará rapto en el seno de la naturaleza. Naturaleza también enseña humildad: grandiosamente a través de terremotos e inundaciones y sutilmente a través del clima y de la planta. Es importante para los seres humanos a sentir su vulnerabilidad frágil y reducir la arrogancia insalubre.

Naturaleza, el médico principal, nos ayudará a explorar la belleza y la inspiración. Los jardines tendrá una paleta de color, sonido, olfato y tacto que se derrita incluso el corazón más difícil. Todo el mundo tendrá una mano en la creación de los jardines. Para aumentar nuestros mensajes acerca de la buena nutrición, los pacientes se ayuden a plantar, tienden, cosecha, conservar y preparar la comida y así tener más interés en lo que comen y de dónde vienen estos alimentos.

Entre los valores terapéuticos de la naturaleza es su habilidad para curar la enfermedad mental y la angustia como pocas otras fuerzas pueden. A menudo he ido fuera con una persona psicótico y abrazó a un árbol durante mucho tiempo o propagar una colina. Naturaleza encabeza la lista de tranquilizantes potentes y reductores de estrés. El mero sonido de agua en movimiento se ha demostrado que bajan la presión arterial. Naturaleza, he encontrado, es una medicina clave para los profundamente enfermos y moribundos cuando todo lo demás ha fallado. La naturaleza es tan útil en la construcción de una relación terapéutica entre el proveedor de atención de la salud y paciente que caminar una hora juntos en el bosque puede tener un impacto mucho mayor que una hora pasó a ambos lados de una mesa de roble.

Gesundheit será un lugar ideal para encontrar "puntos de poder": lugares especiales para las personas ir a examinar a sí mismos, tomar decisiones importantes y relajarse. Quienes consideran incierto sobre sus vidas encontrará oportunidades para ir en una búsqueda de visión para encontrar una dirección saludable a tomar. Le enviaremos una docena de personas en caminatas de siete a diez días en el desierto. Hacen de cruzar ríos, campamento, cocinar comidas y cooperación humano, cuidados personales, diversión y mucho más, todo gracias a la experiencia enlace naturaleza.

Por último, me gustaría señalar que los seres humanos son una parte de la naturaleza. Personas que aman el campo y no gustan de la ciudad a menudo habla de abundancia de la naturaleza como si existía sólo en el campo. ¡Me encanta la ciudad debido a su naturaleza —debido a *la gente*! Centros comerciales abarrotados son tan celestiales a mí como un bosque; todas esas personas son árboles para mí. Gesundheit reúne a personas y les enseña a amar su cantidad, así como de sus cualidades individuales. Si los seres humanos no aprendemos el primero, nuestra supervivencia está en cuestión. Dentro de las paredes del Gesundheit, vamos a ser un centro comercial humano en pequeña escala y naturaleza será nos. Afuera, podremos disfrutar el resto del mundo natural como encontramos maneras para trabajar y jugar con todos sus muchas formas.

## Imaginación

Ningún universo es más vasta que la imaginación. Todo pasa a través de él, en primer lugar: todos los artes, filosofías y las invenciones, nombre a unos pocos y cada modificación y obviar así. Imaginación es el mejor amigo de la mente consciente, el ensoñador y compañero feliz de la vida. A lo largo de la historia, nos hemos a menudo detuvo las actividades externas (o hacían repetitivas) entrar en las regiones infinitas de la mente, de casual presentan a disciplinado meditaciones.

Interminables, sin límites, colosal —nos no podemos limitar la imaginación a los adjetivos solo porque incluso en nuestra opción de descripción, la imaginación es en el control. Define a sí misma. Pulsos de espontaneidad cerebral en ser como un parto. Pensamiento, el padre adoptivo, toma su hijo y actos —o no actuar— como lo estime conveniente. ¿ De dónde viene imaginación? Pensamiento solo puede proporcionar el mecanismo de dirección rudimentario. El resto es un océano ecléctico de la conciencia colectiva y memoria inconsciente. Todo lo que es la historia de una persona y cada permutación posible y la combinación de entrada sensual comienza como la semilla de la imaginación. Tres mil millones de años de diseño de equipo no podía empezar a contener o simular la imaginación. Sospecho que en otro de miles de años, ciencia puede comenzar a diseccionar bioquímicamente de la imaginación. Mientras tanto, prefiero pensar de la imaginación como una marioneta con cadenas de un millón. Todo lo que vemos es el producto final: nuestro momento siguiente de la imaginación.

Todas las culturas que existieron, con cada uno de sus logros, representan sólo los trazos generales de la artesanía de la imaginación. Cada problema (y cada permutación de cada cuestión) de la vida se barajó dentro de la imaginación. ¿Donde es más evidente que cuando caemos en el amor? Los poemas y canciones inspiradas en la imaginación de amor-doblada dominan la historia de artes hablados. El amor es uno de droga de la imaginación.

Para muchas personas, imaginación se cumbre entre las edades de dos y cinco. Después de eso, su uso disminuye y aumenta de aburrimiento. Muchas personas ponen su imaginación a dormir en lugar de eliminarlos por completo. Aburrimiento es un insulto al milagro de la vida y un abandono de gratitud; es en el corazón del sufrimiento humano. Algunas fuerzas tienen más poder para sanar el aburrimiento que lúdico de la imaginación. Como médico, considero que es una emergencia médica si percibo que un adulto ha permitido la imaginación a tambalearse y aburrimiento a tomar. Aburrimiento puede eliminarse simplemente por nutritiva de la imaginación. Personas que dicen: "No tengo imaginación" del proyecto el lenguaje corporal de estar muerto. Todo viene de la imaginación: sus sagrados gracias pueden hacer vida burbujeando y hacer que una persona joven de corazón.

Todo el mundo puede estimular la imaginación; existe en cada persona. Como el cuerpo físico, imaginación puede hacerse débil si no se ejerce y apreciado. Aquí están algunas de las cualidades para ejercer la imaginación:

- Un sentido glorioso de la maravilla a través de la contemplación de la naturaleza
- Curiosidad para toda persona y cada cosa

- Exploración de todos los áreas de interés y diciendo si a cada oportunidad
- Compartir ideas con todos las personas y estudiendo ideas muy distintas de los suyos
- Un sentido enorme del juego y la improvisacion con grandes cuantidades de experimentacion sin meta
- Probando cada via artistica
- Reestructurar el pensamiento; no perdiendo tiempo con viejos problemas, preocupación, miedo y duda. La gimnasia de la imaginación tal como imaginando un mundo donde clorofila es otro color que verde . . . quizá treinta tonalidades distintas
- Reestructurando su vida hacia la alegría

Levando la imaginación a la practica de la medicina hace del medico no solo un médico mejor sino une persona mejor. ¿Qué base más fuerte puede existir para la práctica de la medicina?

# 5 · Reconstruir el auto, familiares, comunitarias, mundo

*Me gradué de escuela de medicina "cabeza inteligente". Mientras vivía en la comunidad, sin embargo, he construido edificios, cría, planteado cabras, produjo películas y aprendió caminar a la cuerda, y uniciclismo.*

El problema de salud más doloroso para muchas personas es la combinación de aburrimiento, miedo y soledad. Nuestra salud es dañada más por la soledad y la carencia del amor. Si las relaciones con nuestras familias, amigos y nosotros mismos no van bien, no puede compensar ninguna cantidad de salud física. Gran número de personas físicamente saludables llevan una vida miserable. Por el contrario, si nuestras relaciones a la familia, amigos y el individuo son fuertes y, a continuación, sostener, incluso una persona muriendo puede disfrutar de la felicidad de la comunidad.

El paralelo en medicina es la relación entre sanador y el paciente. Durante los años que vimos activamente a los pacientes en el Instituto Gesundheit, todo lo que hicimos, como individuos y como una comunidad, fue dirigido hacia la construcción de la intimidad y la amistad. Si alguien vino a trabajar en nuestro jardín o disfrutar de una de nuestras producciones teatrales, que ayudó a construir una relación de curación. Esas actividades fueron curación en un sentido aún más profundo porque amar a una persona y hacer que a esa persona una autoestima de fomentar de amigo. Algunas personas pueden tardar veinte años para desarrollar una amistad de tal. Con otros resulta bastante rápidamente. Jugando juntos, hablando y escuchando a uno con el otro, hacer proyectos juntos —todos desarrollar su autoestima.

Pero la intimidad y la amistad no son una parte de la medicina convencional. El foco es una relación de uno a uno médico/paciente, santificada por la confidencialidad. Algunos profesionales de la medicina —especialmente los de las especialidades de salud mental: han comenzado a reconocer que el paciente es parte de una unidad familiar compleja. Creo que como aceptamos la pequeñez del mundo, la densidad de la población y las innumerables influencias sobre los individuos y las familias, algún día nos podemos reconocer la comunidad y incluso toda la sociedad como el paciente. ¡Imaginar, a continuación, lo que podría hacer un "doctor de la sociedad", qué tipos de enfermedades él o ella podría tratar! Parte del experimento Instituto Gesundheit es que un médico en todos los niveles de cuatro —para el individuo, la familia, la comunidad y sociedad— y los ven como intensamente relacionados entre sí.

## La clave de una vida contenta

*¿No lo ven mis hermanos y hermanas? No es de caos o la muerte —es forma, la unión, el plan— es la vida eterna: es la felicidad.*

WALT WHITMAN, "CANCIÓN DE YO MISMO"

El acto más revolucionario que cualquier persona puede cometer es ser feliz. Me refiero no para un momento de alegría durante una de las experiencias de auge de la vida, sino a un patrón básico de duradera de la felicidad. No tarda mayor esfuerzo a ser feliz cada día que ser miserable.

Cada uno de nosotros elige los tonos de fondo de su propio retrato. Una persona puede ser feliz o desgraciada. Por desgracia, un paradigma de sufrimientos y de infelicidad parece han dominado la conciencia humana durante los últimos cinco mil años, con un básico, subyacente de la sensación de que la vida es una lucha. Sin embargo, esto podría cambiar y felicidad podría convertirse en la base desde la que se inició la vida. Podemos elegir un paradigma de la felicidad, en el que todos nuestros pensamientos, sentimientos y acciones están impregnadas de alegría.

La definición de nuestra cultura de la felicidad ha hecho un objetivo inalcanzable, demasiado estrechamente asociado con eventos importantes como cumpleaños y bodas. La mayoría de nosotros son tan habituada al dolor que el concepto de vivir felizmente *todo el tiempo* puede parecer imposible, incluso antinatural.

Cuando vivimos nuestras vidas desde una línea de base de la felicidad, todavía pueden ocurrir eventos negativos. No estoy hablando de una vida sin problemas. Por el contrario, la tristeza y el rencor se producirán en el contexto más amplio de una vida feliz y grandioso. Mi esperanza es para que cada persona puede expresar estos sentimientos libremente, porque puede disminuir la infelicidad, expresada una vez, en un paradigma de alegría.

En mi experiencia durante los últimos treinta años, muchos dicen que se sienten "triste todo el tiempo". Por supuesto, no son realmente triste todo el tiempo, pero se *siente* de esta manera a ellos. Lo mismo se aplica a alguien que es feliz todo el tiempo: se *siente* de esta manera. Una actitud derrotista es una parte importante del paradigma de dolor. Mozart fue sin dinero, no podía encontrar trabajo, y enfermo. Había perdido a sus hijos a la inanición. Sin embargo, mientras que todo esto ha sucedido, escribió algunos de la música más bella jamás creada. No fue su genio que le hizo feliz. Para Mozart, felicidad fue una elección individual.

En nuestra sociedad, los "dioses" de dinero y poder han hecho aburrimiento, soledad y temor el contexto en el que viven muchos de nosotros. Nuestros medios de comunicación: periódicos, TV y radio —gritan a los titulares de dolor cada día. La noticia es sesgada para cubrir el feo, el atormentado, la trágica. La cámara disecciona cada accidente de tráfico con precisión quirúrgica, pero informes de noticias felices sólo en anecdóticas aparte. Si yo fuera a publicar un periódico, que imprimo historias sobre todo felices, relegando a los descontentos a las páginas de la espalda, por lo que cualquier persona que quería "hacer noticias" tendría que hacer algo divertido. Imagínese un periódico que diría extasiada de un paseo en el bosque.

El foco sobre el sufrimiento impregna la cultura popular con producciones de televisión comerciales, promociones llamativas donde las emociones negativas como la sospecha, la envidia y la infelicidad están al frente. Nos hemos convertido en tan habituados al dolor que muchos de nosotros creemos que una existencia feliz sería indeseable o incluso aburrido. Esta es una paradoja interesante. Durante años de conversaciones de fondo, he aprendido que más personas buscan, incluso de los pinos, para una vida más feliz; sin embargo, muchos no creen que pueden ser continuamente felices.

Una parte del problema es la expresión limitada de la felicidad en las artes, especialmente en el siglo XX. En las artes visuales, por ejemplo, publicidad ha convertido en un repositorio de talento, en gran parte debido a sus recompensas financieras. Los pocos artistas que trabajan de forma independiente y hablan de sus corazones tienden a pintar un panorama sombrío. Veo muy poco arte visual actual que promueve la grandeza de la vida. Estoy más familiarizado con las artes escritas, especialmente la novelas, poesía y drama de los dos últimos siglos. Lo más parecido a un gran, vida feliz en las obras literarias más es la historia de un héroe que se esfuerza poderosamente en superar la adversidad a través de amor y diligencia. Esto, sin embargo, es una lucha. Abismalmente pocos autores cantan de la alegría de cada día. No de Walt Whitman; en "Canción de yo mismo," escribió:

> *Yo celebro a yo mismo y canto a yo mismo,*
> *Y lo que supongo que usted asumirá*
> *Para cada átomo pertenecientes a mí como buena*
> *pertenece a usted.*

Whitman expresó una visión universal en la que vida propia es grande.

Estoy interesado en felicidad, porque soy un médico. Durante los años, he entrevistado ampliamente miles de personas. La mayoría dicen que la felicidad es un bien escaso en sus vidas y puede listar las pocas veces específicas que eran felices. Personas a menudo declinar a hacer cosas que les haría feliz —un médico debe ignorar completamente grandes áreas de la vida de un paciente porque el paciente no quiere hacer cambios de estilo de vida. Con tristeza, nos prescribimos tratamientos que sabemos que ayudará a sólo en parte.

Psiquiatría es la ciencia de la mente, pero no he podido encontrar incluso un párrafo dedicado a la felicidad en un libro de texto de psiquiatría. Nunca he oído a profesionales médicos prescribir la felicidad a la insalubre mentalmente, que, para mí, significa que todos los que están descontentos. Anuncios de revista promoción de tranquilizantes y "terapias de hablar" sólo pretenden ayudar a los pacientes a hacer frente a sus problemas. Sólo un paradigma de dolor aceptaría estos objetivos liliputienses.

Muchos de nosotros experimentan dolor en las relaciones y los efectos consiguientes en nuestro funcionamiento mental y física. Más de la mitad de todos los matrimonios terminan en divorcio. Estrés de relaciones pobres pueden subir la presión arterial o exacerbar las úlceras, problemas de espalda, uso indebido de drogas y la ansiedad. Como médico, creo que importa a su salud a ser feliz. Puede ser el factor más importante de la salud en su vida. Este vínculo está bien documentado en *Head First* de Norman Cousins. Para tratar la enfermedad y no la fuente del dolor —que es la relación propia— es el abandono bruto. Afrontar el dolor es el dominio de la psiquiatría y la psicología. Psiquiatras pueden ayudar a explorar cada ángulo y la posible causa del dolor, pero a menos que también son "felicidadologistas", no pueden ayudar a promover la felicidad —y una mejor salud.

Ser feliz, tiene implicaciones políticas. Cooperación de la paz y el mundo se pertenecen al paradigma feliz, mientras que las guerras y disputas fronterizas son parte del paradigma de dolor. Es un rasgo de la felicidad para ayudar a otros, tal como es un rasgo de dolor que solitaria. Tal vez si suficientes personas serán felices, el mundo podría convertirse en más pacífico. Diversión es lo que las personas experimentan cuando están felices. Una experiencia única puede proporcionar diversión. Pero cuando la vida se percibe como divertido en todos sus aspectos, el juego de la vida se vuelve divertido para siempre. Este punto de vista no trivializa la emoción de cada momento; simplemente hace maravilla, curiosidad, y entusiasmo generalizado. Echemos un vistazo a algunas apariciones diarias que generalmente son vistas como "tranquilizantes", tales como la espera en línea. En el paradigma de la feliz, hacer cola se convierte en una gran oportunidad para satisfacer personas, el sueño o el juego. Lavando platos: demasiado a menudo visto como pesadez —se convierte en un ballet que se realiza en agradecimiento a la cocinera. El aburrimiento es sustituido por la exploración. Nuestros sentidos se convierten en nuestros servidores, anunciando en una variedad de lugares interesantes, sonidos y olores.

El ingrediente más importante en mi receta personal de felicidad es mis amigos. Todo el mundo necesita amigos o compañeros de juego con quien para divertirse. En el paradigma de dolor, la gente suelen decir que tiene suerte de tener unos amigos. Para la gente feliz, sin embargo, cada alma de vida ofrece ese potencial. La relación de vida única totalmente sancionada por nuestra sociedad es el matrimonio. Aún más que introducirlo rara vez conserva el elemento de juego. Chistes demasiado serio hablan de matrimonio como pérdida de la libertad. En el paradigma de la feliz, el matrimonio es el principio de la libertad. Una perspectiva limitada puede mantener el amor no sólo de duración sino de crecimiento año tras año.

Nada en la vida puede abordar la alegría impresionante del viaje compartido en la paternidad. ¿Posiblemente podría haber un mayor regalo a un niño que la felicidad de los padres uno con el otro durante el desarrollo del niño? Hoy en día, el foco en el matrimonio demasiado a menudo es la lucha. Podría ser el foco de la alegría. Las relaciones de la mayoría implican una dosis grande de ambos. Aún se habla mucho más el dolor porque parece estar asociada con la madurez. Entusiasta de la alegría se asocia con la infancia —como si fuera algo que superar.

Lo que se aplica a los amantes de la que también es cierto de amigos. El paradigma de dolor trae precaución y sospechas a la amistad. Pero si las semillas de confianza son cultivadas en un campo de felicidad compartida, se florecen para siempre. En un mundo más feliz, veríamos un renacimiento de las familias extendidas, viviendo juntos en el apoyo mutuo. He vivido comunal con grupos felices por más de veinte años, y ha enriquecido mi vida y mejorado mis sueños en todos los sentidos. Un gran círculo de amigos puede proporcionar seguridad y felicidad en formas que no puede de ninguna otra forma de seguro.

Aficiones son también una clave para una vida feliz; muy simplemente, son felicidad organizada, una decisión personal para explorar algún aspecto particular de la vida. Pasatiempos proporcionan salidas para el asombro y curiosidad e incluso nosotros mismos creativos. En el paradigma de la felicidad, todos de los intereses de la vida —incluyendo el trabajo y la familia: convertirse en aficiones. Robert Frost dijo que en "dos tramps en barrotime" que su objetivo en la vida era hacer su vocación y distracción uno.

Frecuentemente, las personas abandonan a sus intereses cuando se sienten tristes o ansioso. Sin embargo esto es el tiempo para dar de alta el valor terapéutico de pasatiempos. Es importante reconocer el valor curativo de vivir a nuestros intereses, si estamos enfermos o bien. Por lo general, la elección de pasatiempos es irrelevante en la medida en no afecta a otros. No más violentas aficiones son curación. Aficiones son nuestros amigos cuando estamos solos y un vehículo para el desarrollo de amistades cuando estamos con los demás.

En el paradigma de dolor, la naturaleza se convierte en un sirviente a los caprichos de la humanidad. Se trata de una gran tragedia. A la feliz, sin embargo, la naturaleza es el recinto de seguridad de la vida. Un día de lluvia no es triste, pero un tiempo para celebrar, por parentesco con la naturaleza. Pocas cosas en la vida pueden acercarse a la felicidad valiente que contemplando la naturaleza ofrece. A sentir nuestros pies sobre la hierba o ver una libélula estacionario o el florecimiento de la planta es dichoso. Naturaleza está en todas partes y es gratis. Para aquellos que abren sus corazones a ella, ningua día puede pasar sin rapto.

La risa es el ruido blanco de la felicidad. Una risa se alza como un centinela en nuestra conciencia, listo para estallar en la menor provocación. Alivio cómico es una manera importante de folclórica feliz a disipar el dolor. En un mundo más sano, humor sería una forma de vida. Gente sería gracioso como regla general, no es una excepción. Una de las mejores ayudas en la transición de un "pesado" a una existencia de "luz" es abrir el comediante en sí mismo. Personas padecen hambre para el humor, por lo que si usted puede ser tonto alrededor de ellos, su agradecimiento decora tu vida.

Requiere un gran esfuerzo para rechazar la alegría y belleza; no es un acto pasivo. Con todo el potencial de felicidad en este mundo, es asombroso que las personas son tan aburrido y solitaria. No pretendo frivolizar tristeza o ansiedad sino simplemente decir que elegimos estos modos de vida. Las personas que se sienten tristes tienden culpar eventos externos sobre los que ellos no tienen control. Esto es irresponsable. Esas personas se convierten en cómplices del paradigma de dolor cuando cantan fuera el "script" de una víctima. Sí, las cosas terribles que ocurren son dolorosas. La elección a renunciar, sin embargo, es lo que hace que estas experiencias se seguirá la herida de nosotros.

Viktor Frankl, un superviviente de los campos de concentración nazi que conoce la importancia de la libertad de elección, escribió:

Las personas que vivían en campos de concentración, podemos recordar a los hombres que caminaron a través de las cabañas reconfortando a otros, regalando su última pieza de pan. Pudieron haber sido pocos en número, pero ofrecen prueba suficiente de que todo puede ser arrebatado a un hombre pero una cosa: la última de las libertades humanas —para elegir uno ha dado actitud en cualquier conjunto de circunstancias, para elegir la propia manera.

VIKTOR E. FRANKL, *EN BUSCA DEL HOMBRE DE SENTIDO*

Estoy sugiriendo que a pesar de que nos duele el dolor del mundo, debemos tener amor y de paz en nuestras vidas. Debemos tomar todas las oportunidades para gritar ¡"Whoopie"! ¡Ser un ejemplo de alegría!

# Amistad

En más de veinte años como médico, nunca he visto cualquier sufrimiento que comienza a tocar el horror de la soledad. Los gritos de esta condición son desgarrador del intestinal, y sólo amistad realmente puede aliviar el dolor. En conversaciones con personas de todas las profesiones, encuentro que soledad infecta a la mayoría. Para muchos, soledad está paralizando así que es un disuasivo importante para llegar. Soledad se ha convertido en un infierno privado que los afectados no revelan a menos que sondeado profundamente. Breves visitas al médico o al superficiales de las conversaciones no alivian su sufrimiento. Reconociendo su vacío es una vulnerabilidad demasiado dolorosa para exponer. Para algunas personas, soledad manifiesta como la inmovilidad, para otros como ira desenfrenada. Pero para todos, la soledad es una enfermedad horrible para que la amistad es la mejor medicina.

> Para un humano amar a otro: que es quizás el más difícil de todas nuestras tareas, el último, el último de prueba y prueba, el trabajo para que todos los demás trabajos son pero la preparación.
>
> RAINER MARÍA RILKE, *CARTAS A UN POETA JOVEN*

Tan a menudo nuestros padres y la sociedad hacen que la amistad parezca difícil. En nuestros años de formación, hemos oído "puede contar sólo en usted mismo" y "no puede confiar en otras personas". Inocencia juvenil abre muchas amistades, pero lo que sucede en los años subsiguientes mata a nuestra inocencia y nuestra capacidad para amistad más tarde en la vida. Encadenado a la creencia de que "eres afortunado de tener uno o dos amigos cercanos", visualizamos rara vez la posibilidad de cientos. El deterioro de la familia, la Iglesia y la vida tribal ha agravado considerablemente esta crisis de la alienación. Sin embargo, cuando pido a las personas de edad lo que importa en la vida, amistad ocupa sobre todo otros factores juntos.

¿Qué es un amigo? Un amigo puede ser un compañero de juego para la vida, sin duda, por el momento. Todo lo que hace una persona va mejor con sus amigos. No se debe confundir conocidos con amigos. Amistad es la relación de después rendición. Un amigo puede ser tal una bendición que sólo el pensamiento de él o ella puede llevar sonrisas a la cara y la paz a su alma. Amigos, participa en la vida de los demás; un amigo muy especial podría convertirse en un amante y unirse con usted para ampliar su círculo de amigos con los niños. Un amigo es un consuelo, un confidente, un compañero de la obra, una persona a ser uno mismo con. Un amigo calma el dolor y el miedo. Un amigo lanza "sí" o "no" como malabarismo bolas, dándoles el mismo peso, con el fin de encontrar la verdad, no para complacer. Un amigo dice "sí", y acercarse a la realidad sus sueños.

Es inusual que un cónyuge o a un amigo para cumplir con todas la necesidades de compañerismo y compartir todos uno físico, intelectual y otros intereses. Tampoco debe ser esperaban. Una variedad de amistades reforzar mutuamente y la relación primaria cónyuge/amigo.

¿Cómo puede convertirse en un amigo o ser listo para recibir la amistad? El deseo de amistad debe ser intenso. Si tus amigos vienen primeros, sus acciones deben mostrarse. Tocar con los ojos y el cuerpo en cada ocasión posible. Piensa en tus amigos cada día y les de su amor y agradecimiento. Respecto a su núcleo el hecho de que los necesite. Nunca duda de sus amistades y nunca se mantenga volver sobre ellos. Nunca juega el juego de débito y crédito. El valor de un regalo nunca puede superar ese último regalo de amistad: libertad de soledad. Para preservar sus amistades:

- Usted mismo envolvente con fotos y recuerdos de tus amigos en casa y en el trabajo. Son iconos para el alma.
- Escuchar a los sueños tus amigos y hacerlos suyos en todos los sentidos posibles.
- Siempre siente que estás haciendo tu mejor. Culpabilidad no tiene cabida en la amistad.
- Si un amigo potencial tiene un interés, decir, "sí, trataré". Pocas cosas inician amistad tan pronto como la adopción de otro interés.
- Penetrar en sus vidas y revelar sus sentimientos más profundos libremente. Expresar un deseo de comodidad.
- Conservar su amistad con una postal, carta o llamada telefónica. Amistades de larga distancia son fáciles de mantener. Ser agresivo.
- Dar amigos refugio y apoyo. Mover desde el seguro de dinero en efectivo para el seguro del clan.
- Jugar con unos a otros cada vez eres juntos.
- La necesidad de tus amigos no en desesperación sino en anticipación.

Amigos no son difíciles de hacer. Hay un suministro ilimitado de personas de todo tipo imaginable. Compare sin inhibición. Quienes irradiar alegría, gentileza del espíritu y una humildad de necesitan que se cultivan sólo una fracción de la gran amistad que vienen de su camino.

> *Que el destinatario del afecto es una potente causa de felicidad, pero el hombre que exige el afecto no es el hombre a quien es otorgado. El hombre que recibe el afecto es, hablando en términos generales, el hombre que le da.*
> BERTRAND RUSSELL, *LA CONQUISTA DE LA AMISTAD*

¡Felicidad otorga más de felicidad —es la mejor medicina jamás descubierta! Tesoro de la amistad, celebrarlo, hacerla el foco central de la vida y disfrutar de la forma más segura de seguro de salud.

# Yo doy: Rendirse puede definir quien es libre

Cuando era un crío, hicimos un montón de lucha libre masculina y lucha contra —algunos son juguetones, algunos en dolor. En cualquier caso, cuando me sentí subyugó, quiero decir, "daré". Fue una oportunidad para mostrar mi mansedumbre. En "dar", entregué mi voluntad a la potencia que ganó. Relajado mis músculos y me sentí mucho más tranquilo. Gran sentido nunca para luchar contra el nuevo —o al menos intentar. Me preguntaba cómo disminuir el número de peleas que implican tanto a mí y a otras personas. Se rindió a la fuerza y la habilidad del ganador, sabiendo que yo podría sostener que la calma por nunca pensando que podría ganar una lucha y por "dar" antes de que nunca comenzó. He disfrutado de la rendición. Me hizo sentir fiel a mí mismo.

En la edad adulta, me enteré de que todos los "aparentemente fuera" peleas realmente iban dentro de mi cabeza, pero eran mucho más complejas. De hecho, hubo también muchos de los combatientes, contar incluso una fracción de ellos. Estoy seguro de que estos combates interiores causaron las dos úlceras duodenales que tenía a la edad de diecisiete años y condujo a los intentos de suicidio y hospitalización. Durante muchos años, no me podría responder "daré" a estas batallas interiores. En el hospital mental, mis amigos vinieron a visitarme. Al final de mi atadura, finalmente comprendí que sólo en rendirse a las profundidades de la amistad podría encontrar la calma que estaba buscando. ¡Necesitaba a amigos! Por último, he descubierto mi alma en sus manos. Se sentía grandioso.

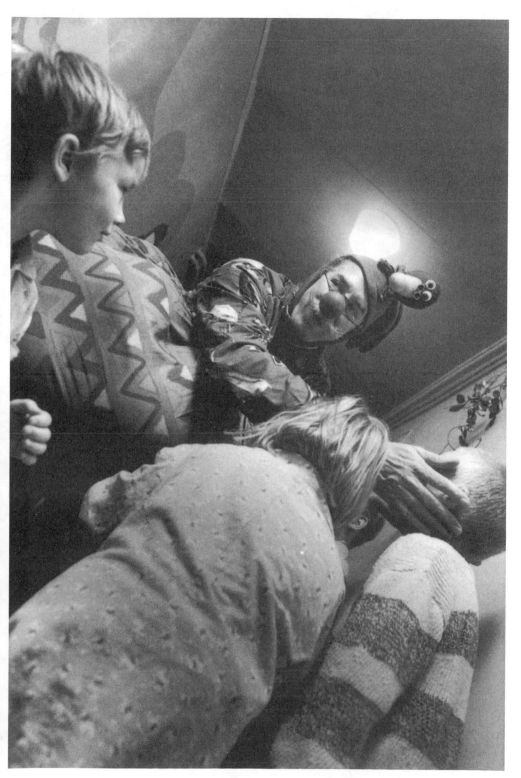

*Patch en un orfanato en Moscú, 1996. ( foto por Ben Stechschulte)*

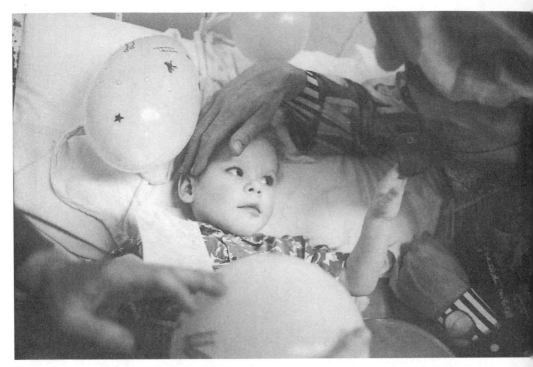

Patch en el lado de la cama de un niño con tuberculosis espinal en el hospital infantil de San Petersburgo, 1996. (foto por Ben Stechschulte)

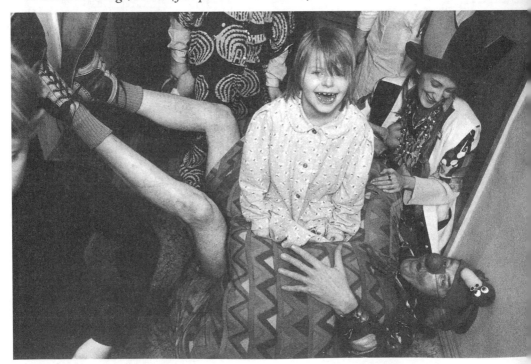

Pantalones de Moscú de un huérfano goza de brincos sobre globo del Patch, 1996. (foto por Ben Stechschulte)

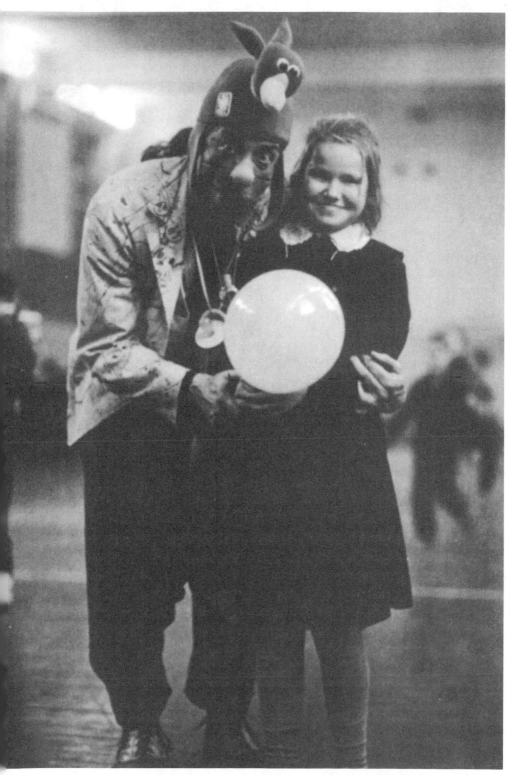

*Orfanato de San Petersburgo, 1991. ( foto por Holton Rower)*

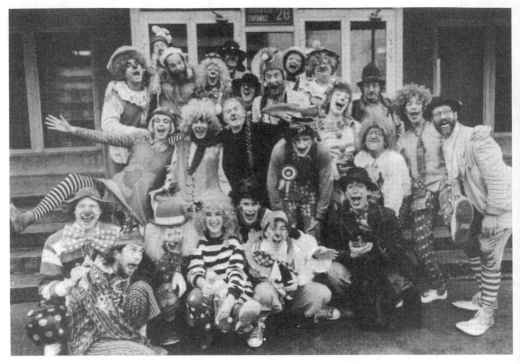

*Patch y pandilla durante un hospital visitan en Tallinn, Estonia, 1991.*
*(foto by Julie Skarratt)*

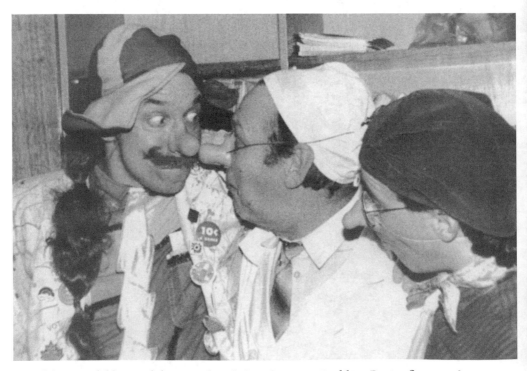

*El director del hospital de ortopédica de la infancia en Pushkin, Rusia, flanqueado*
*por Patch y Mark Warren, otro médico de Gesundheit, 1988.*

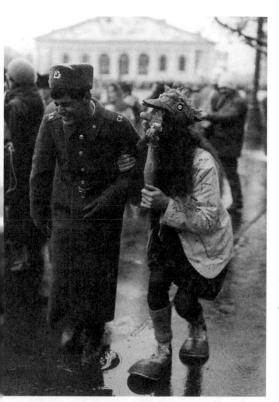
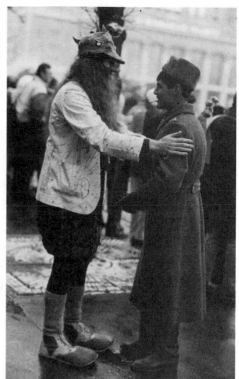
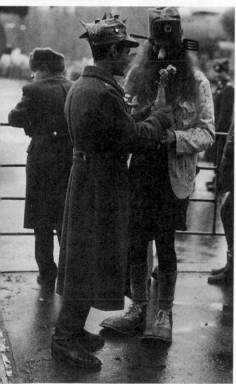
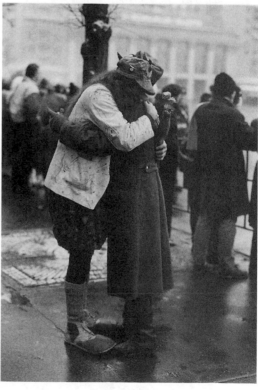

*Patch con soldados rusos en la Plaza Roja de Moscú, 7 de noviembre de 1990: el último año de los militares desfile de celebración de la Revolución de 1917. (fotos por Holton Rower)*

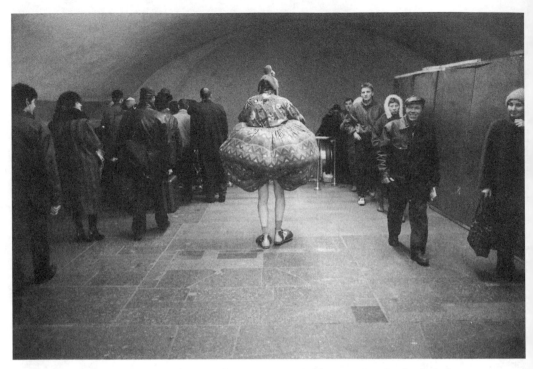

*Patch va a dar un paseo en el metro de Moscú, 1996. (foto por Ben Stechschulte)*

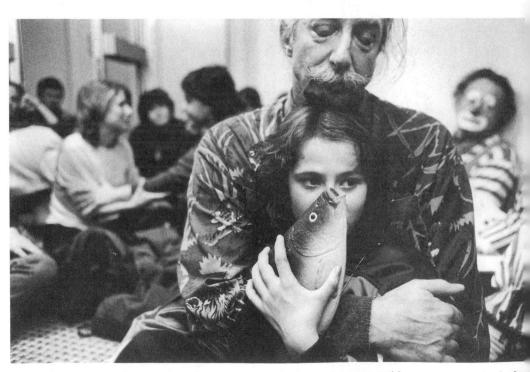

*Patch sostiene Nadia, una huérfana rusa antes de decir adiós, 1996. (foto por Ben Stechschulte*

Patch en el Instituto Gesundheit, 1996.
(foto por Ben Stechschulte)

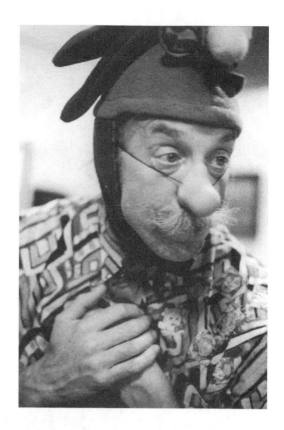

Patch de hacer el payaso con estudiantes
de primer año en la Universidad
Bucknell, Lewisburg, Pennsylvania,
1996. (foto por Ben Stechschulte)

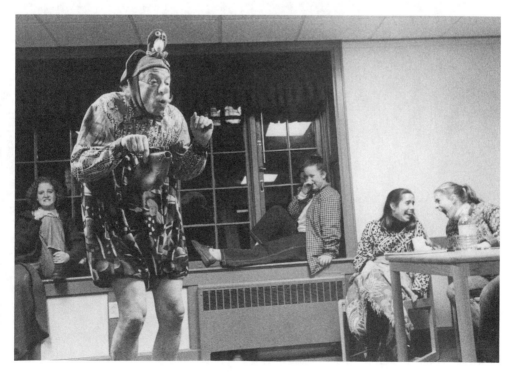

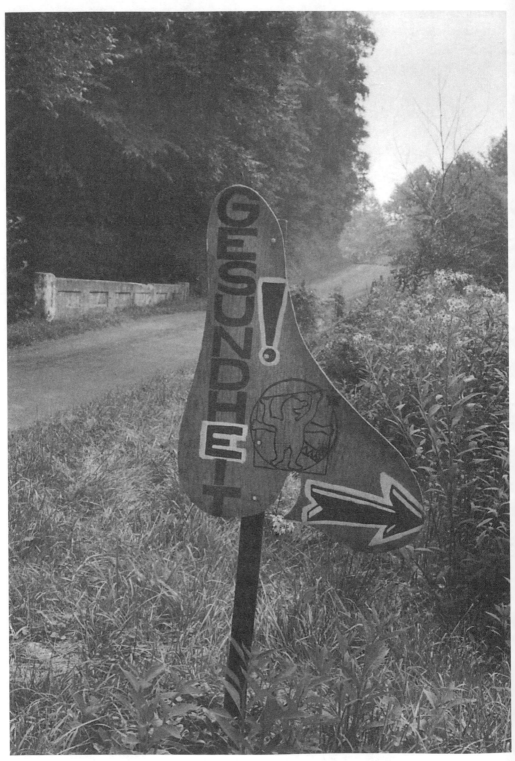

*Señalización al Instituto Gesundheit en West Virginia. (foto por Ben Stechschulte)*

Ningún hombre es una isla, uno mismo en sí; cada hombre es un pedazo del continente, una parte del entero, si una abeja bañada por el mar, Europa es esto, como bien si como fuera un promontorio, así como si una casa de tus amigos o si enciéndase tu mismo; cualquier hombre muerte me disminuye porque estoy implicado en seres humanos; y por lo tanto, no envíe nunca saber por quién doblan las campanas; doblan por ti.

JOHN DONNE, *DEVOCIONES*

El proceso de rendición parecía más fácil después que aprendí lo que es esencial para mi vida y le dio toda la atención. Por esenciales, me refiero a cualquier cosa que sea completamente libre de duda. Rendición no es un fenómeno de encendido/apagado, sino una relación dinámica con un número infinito de factores. Uno puede tener un impacto dramático en muchos de estos factores y tomar parte activa en calmar a sí mismo.

Mayoría de los adultos que encuentro albergan una gran cantidad de dudas y una incapacidad para rendirse. Un notablemente gran número de personas que percibe que no tienen nada a rendirse a, sin paraguas refugio de creencia. Rara vez, la vida es una alegría vibrante. Paradójicamente, han entregado, en su lugar, a la desesperación, la soledad y el miedo. Este tipo de rendición negativo es inquietantemente frecuente y profunda.

### "La mujer del Zoologico de Washington"

*Los saris de ir por mí desde las embajadas.*

*Paño de la Luna. Paño de otro planeta.*
*Miran hacia atrás al leopardo como el leopardo.*
*Y yo . . .*
*esta impresión mío, que ha mantenido su color*
*Vivo a través de tantas limpiezas; este nulo llevo a*
*trabajar y desgaste del trabajo, y así a mi cama,*
*así a mi tumba, sin quejas, ningún comentario. . . . ni*
*de mi jefe,*
*Subdirector de el asistente, ni su jefe—*
*Sólo se quejo. . . . este cuerpo útil*
*que no luz solar colorantes, mano no exuda*
*pero, cúpula-sombreado, marchitamiento entre columnas,*
*Ondulaciones debajo de fuentes —pequeño, lejano,*
*brillando*

*en los ojos de animales, estos seres atrapado*
*como yo estoy atrapado, pero no propios, la trapa,*
*antigüedad, pero sin conocimiento de su edad,*
*guardado seguro aquí, sabiendo que no de muerte, de*
  *la muerte*
*—O, barras de mi propio cuerpo, abren, abren!*

*El mundo va por mi jaula y nunca me ve.*
*Y hay que no me como venir a estos,*
*las bestias salvajes, gorriones repetidamente grano de la*
  *llamas,*
*palomas asentarse sobre el pan de los osos, Azores,*
*desgarro de la carne de las moscas han empañó. . . .*

*Buitre*
*cuando vienes para la rata blanca que dejó a los zorros,*
*Coja fuera el casco rojo de su cabeza,*
*las alas negras que han sombreado a mí, y paso a mí*
  *como hombre:*
*el hermano silvestre, a cuyos pies los lobos blancos*
  *leonado,*
*A cuya mano del poder, la gran Leona acecha*
  *ronroneo. . . .*

*Ustedes saben lo que era,*
*verá lo que soy: cambiarme, cambiarme!*

RANDALL JARRELL

Lamentablemente, rendición puede servir desesperación y mal sólo como apasionadamente como sirve bien. Historia nos recuerda constantemente de aquellos que rendirse a la guerra como un placer. La guerra de 1991 en el Golfo Pérsico es un triste caso puntual. ¿Cómo nadie se puede rendirse a matar? ¿Dónde está la creatividad para resolver problemas complejos? Esta guerra me hizo lágrimas. Personas parecían prudentes antes de la guerra: no era popular. Pero tras la primera noche emocionante de los bombardeos, informó con todas la jerga de la Superbowl, se convirtió, el 17 de enero de 1991, en un día de regocijo. Una superioridad gloriosa, siente como el nacionalismo, floreció junto con rendición generalizada a la idea de la guerra. La única vez que TV nunca deja programación regular que es tiempo para el gran pegamento de TV: horror. ¿Qué tipo de evento positivo —qué cornucopia gloriosa de la diversión y el amor— debe producirse para detener la programación de TV regular durante 48 horas?

Con el tiempo, la entrega se ha convertido en parte de mi vida: rendirse a pasatiempos simples, música, animales domésticos o los pasatiempos deliciosos de diversión y jugar. Cuanto más rendirse para diversión y jugar, cuanto más se convierten en tan importantes como el amor en la creación de mi calma personal. Paradójicamente, cuanto más rinden más fuerte me siento. Rendición se ha dejado de ser la impotencia y se ha convertido en la sabiduría de supervivencia.

Creo que la fe es el factor más importante que el bienestar. En este contexto, la naturaleza de la fe es inmaterial; la clave es el grado de rendición y compromiso a la creencia. Una vez que se llegue a esa profundidad —libre de la duda y lleno de celebración— el potencial de la alegría es inmenso. Para acercarse a una persona con tal fe es para bañarse en el océano. Rendición faculta a la acción en cualquier creencia de dirección se lo toma. La frase que *dare* implica rendición —y la acción que viene con rendición: servicio.

# Comunidad: La medicina para la vida

Durante más de un millón de años, primates humanos han vivido en tribus. Estoy seguro de que se reunieron para la interdependencia mutua en la crianza, la seguridad y la recolección de alimentos. La diversión de ser parte de un colectivo llegó como un potente beneficio secundario. Esta unidad a reúnen juntos, estoy convencido, se convirtió en parte de nuestro código genético. Cuando cambiamos de una caza y recolección a una sociedad agrícola, la banda itinerante dividido para reclamar parcelas individuales de la tierra y comenzó a reunirse en los hogares y aldeas. Como aldeas crecieron en ciudades, acurrucado ocurrió en barrios. Como nos mudamos más lejos aparte, disminuyen las comunidades para convertirse en las familias extendidas, a continuación, las familias nucleares y finalmente solitarias viviendas. Esta progresión como la alienación de la sociedad caracteriza por las artes, la psicología y la sociología.

Durante muchos años de ser médico profesional, he encontrado pocas personas con un círculo de amigos profundamente comprometidos. De hecho, la gran mayoría de las personas siente suerte de tener unos "cercanos conocidos". En última instancia, la vida va mejor con un círculo de amigos. Sin este círculo de seguridad, es extremadamente difícil borrar el temor de que domina la economía, sistema de salud, las relaciones y otros aspectos de la vida. Este temor se debe convertirse en un lado fomentar la entrega necesarias para formar una comunidad.

Comunidad puede ser experimentada en muchas formas. Hablo no de carnés de socio o anotaciones en un curriculum vitae, sino de compromiso a los individuos a través de la acción. La forma de comunidad que me encanta tanto, en la que he vivido durante más de veinte años, ha sido el factor más significativo en la promoción de todos mis sueños tanto personales como profesionales.

Viviendo en comunidad puede ayudar a mantener las relaciones vibrante y fuerte. Si usted está rodeado de amigos, tiene muchas opciones cuando se desea un compañero de juego, algunos profunda conversación, o ayudar con las tareas. Si su pareja está relacionada con un proyecto, sólo puede invitar a una casa para estar con ustedes. Cada comida comunal puede ser una cena con crepitando de conversación. Cuando se comparte el trabajo, cada persona puede cocinar una noche a la semana, con la frecuencia suficiente para poner el corazón y el alma en la comida. Funciones compartidas de limpieza también son lo suficientemente esporádicos para ser agradable. Y crianza es el mejor de todos. En la comunidad, los niños tienen entrada mágico de muchas personas que comparten no sólo su tiempo pero sus talentos, personalidades y sabiduría.

Profesionalmente, vida comunal me ha permitido a perseguir el arco iris de muchos. Instituto Gesundheit no podría progresado en cuanto tiene si se tratara de la búsqueda de un hombre. Pero con la vida de grupo, Gesundheit es el subproducto del compromiso de muchos amigos. Yo no puedo concebir de practicar la medicina en el contexto de hoy, y a vivir me como yo permite sólo la gracia de la comunidad. Al compartir los costos y posesiones, hemos sido capaces de hacer grandes cosas para peniques. Durante ocho años, todos los costos de operar el sitio de construcción en West Virginia se han pagado por donaciones. Poco a poco estamos construyendo una comunidad de seguidores en todo el país que están enviando lo que pueden para construir nuestro hospital.

También se ha mejorado mi crecimiento personal por la comunidad. Me formé parte de médicos escuela "cabeza inteligente". Mientras vivía en la comunidad, sin embargo, he construido edificios, cría, planteado cabras, produjo películas y aprendió de la cuerda, caminar y monociclismo. Incluso estos logros son empequeñecidos por la felicidad que me siento en medio de tantos amigos. Esta seguridad trasciende la economía.

¿Cómo uno puede comenzar a tomar pasos hacia la comunidad? En primer lugar, estar listo para pertenecer con todo su corazón y el alma. Examine las relaciones actuales y se atreven a soñar con lo que podría ser su potencial. El mejor había definido a los sueños, la más felices el viaje. Aquellos que ven el sueño como un viaje y no como un producto final, pueden realizar en el presente y no en el futuro.

Comunidad no se sostiene casualmente. Paciencia y flexibilidad, respaldado por objetivos similares, pueden hacer un matrimonio o una comunidad de trabajo. Consideran la posibilidad de este nivel de compromiso. Es miedo, pero profundo compromiso hará comunidad y amistades alcanzable.

Este matrimonio de amigos de la comunidad será la cosa más compleja y difícil, que nunca se hará la mayoría de las personas. El campo de estudio; mucha información práctica sobre las relaciones y la comunidad está disponible. También, intentan analizar relaciones para aprender qué funciona y qué no. ¿Cómo llegar hacer los platos? ¿Cómo puede el martillo volver a su lugar apropiado? Cuanto mayor sea el compromiso, más fácil la tarea. Uno que empieza por su propia cuenta y sea la alegría de la mano de obra propia recompensa. Hacer el trabajo de dos o tres personas, no competitivo, sino en la emoción de servir a la familia ampliada. Encontrar maneras de amar a los puestos de trabajo que otros odian: ser un consejero de familia. Asegúrese de jugar con cada miembro de la comunidad; el más amplio que uno tiene contactos dentro del grupo, lo más calentador de su global de seguridad. Cuando cada miembro del grupo se convierte en un compañero de juego, cada número se convierte en tema de todo el mundo. Muchas comunidades tienen problemas debido a que no valoran el juego de grupo, al igual que valoran el trabajo en grupo.

Otros factores importantes que deben considerarse en la creación de una vida feliz de la comunidad, y cada grupo debe manejar para llegar a su propio enfoque. Muchas personas que están interesadas me han escrito. Prometo para actuar como una persona de recursos y para compartir ideas o información sobre referencias más allá de las que figuran en la bibliografía.

# Somos todos una familia

La plaga en nuestra sociedad ha golpeado a todos los niveles de ingresos y las clases sociales y amenaza a nuestra seguridad futura. Ningún medicamento puede eliminarlo, y ninguna vacuna o inmunización puede evitarlo. Esta plaga, la ruptura de la familia, es un síntoma de una sociedad insalubre; puede ser detenido sólo por esfuerzos agresivos para cambiar las tendencias sociales.

Criar hijos presenta uno de los mayores desafíos de la vida. Incluso en las más felices de matrimonios es la tarea más lenta, desgarrador de intestino, que una persona puede llevar a cabo. No es sorprendente que las tribus y las familias extendidas han hecho criar a un niño un esfuerzo de grupo. En los Estados Unidos, la familia nuclear ha fallado en esta responsabilidad. Más de la mitad de todos los matrimonios ahora terminan en divorcio, y muchos de los que sobreviven no están cumpliendo mutuamente. Esta situación ha creado legiones de familias monoparentales.

Es inconcebible que tantas personas intentan criar a hijos por sí mismos. Padres solteros son realmente los mayores héroes de nuestra era moderna. Saludo a sus valientes esfuerzos. Estos malabaristas intentan ser madre, padre, aporte de salario, organizador social y presidente de la afición de todos a la vez. Muchos llegan a necesitar asistencia médica como consecuencia de las tensiones de esta ardua tarea.

Una forma de apoyar sus esfuerzos es para ayudarles a recrear una "familia" extendida. Muchos padres de sencillo —y otros— podría escapar a su soledad con compañeros de habitación compatibles. Si tratamos de conocer todos nuestros pacientes íntimamente, encontraremos muchos que tienen habitaciones adicionales en sus hogares. Por tener un padre y de los niños que viven con ellos, estas personas generosas pudieran encontrar sus vidas enriquecidos por el compañerismo, por la estimulación de medio ambiente y sobre todo por la alegría de servicio a la humanidad. ¡Bandan juntos!

En el largo plazo, para resolver el problema de la crianza de los hijos solo, deberíamos fomentar nuestro sistema educativo para enseñar a los estudiantes acerca de las relaciones y la comunicación. Si la vida familiar es uno de nuestros viajes más importantes de la vida, parece sabio enseñar a los jóvenes cómo aumentar las posibilidades de tener una familia feliz. Como médicos integrales, que valoramos amorosas de las relaciones humanas y de la comunidad interdependiente que vive, que son esenciales para la salud de todas las personas y son factores que podemos cambiar.

Lo que yo estoy diciendo no implica que algo está mal con el padre soltero. Muchas mujeres, infelices en sus relaciones con los hombres, decide tener hijos sin padre; y otros son menos voluntarios. La gente no necesariamente debe permanecer en mal estado de las relaciones a menos que intentan mejorarlos. Estoy sugiriendo que tanto el padre como el niño necesitan apoyo, si la fuente es única o pareadas, masculina y femenina o comunitarias. Estoy sugiriendo que individuos y grupos que desean dar servicio pueden contribuir no mayor que para ayudar a la madre soltera.

# Elegir bienstar

*Elegir el ejercicio de bienestar y recreación . . . son tan necesarias como lectura: más bien diré más necesario, porque la salud vale más del aprendizaje.*

THOMAS JEFFERSON, CARTA A
JOHN GARLAND JEFFERSON, 1790

Construyendo una vida feliz y conectada puede tener beneficios de potenciación maravillosos. Al igual que podemos elegir a ser feliz o para llegar a otros, podemos elegir a estar sano. En la escuela de medicina, salud fue definido como la ausencia de enfermedad, por lo que la gente no quejándose de síntomas fueron "saludables". Pocos adultos con que he hablado, sin embargo, describen la vida como un viaje maravilloso, lleno de duende. La mayoría de las enfermedades que ve a un médico de familia tiene un gran componente de estilo de vida. Esto frustra al médico porque las enfermedades podrían haberse evitadas con cuidados personales.

Obviamente, la salud es mucho más que un interludio de libre de la enfermedad. A estar sano es tener un cuerpo tonificado a obtener el máximo rendimiento potencial, una mente clara explotando con asombro y curiosidad y un espíritu en paz con el mundo. La mayoría de los adultos, sin embargo, existen en una zona gris entre la salud y la enfermedad, una zona en la que dicen "Estoy bien" cuando se le preguntó cómo se sienten. Este "bien" puede ser una cubierta para todo tipo de la enfermedad: la fatiga y el "bla" sentimiento experimentado por los sensibles a las fluctuaciones de azúcar en la sangre como resultado de una dieta de alto-azúcar; los problemas de pie que vienen desde el uso de calzado orientada para moda, no de aptitud; la distracción y la ira que persistir después de la mala comunicación con un cónyuge o un amigo. De hecho, hay cientos de formas silenciosas nuestro estilo de vida nos asaltos y anticipa el futuro expresión en la enfermedad.

En el futuro predecir que simplemente duradera la vida y sentirse "bien" ya no será satisfactorios para el saludable. Como Walt Whitman, vamos a "cantar la eléctrica de cuerpo". Un movimiento es marcha dentro de las artes de curación y educación para llenar el gran vacío de atención de la salud. Miembros de este movimiento dicen que la vida es extremadamente compleja y la forma en que la experiencia está íntimamente ligada a nuestro estilo de vida. En otras palabras, cómo vivimos determina cómo sana somos. Muchos factores del estilo de vida son tan poderosas que por atender a unos pocos, podemos sentirnos oleadas de salud. El bienestar de término abarca a todo lo que afecta cómo nos sentimos, la interrelación de estos factores y todos los esfuerzos para traducirlos en acción.

Bienestar es la suma de todo lo que nos hace más saludables. En el modelo de bienestar, los pacientes se hace responsables de su propia salud. El papel del profesional de la salud se desplaza de la de mecánico fijar un desglose a un jardinero de fomentar el crecimiento, porque bienestar deriva de la participación activa que sólo el auto puede dar.

Bienestar es una inversión con muchas recompensas. Un compromiso a largo plazo para la buena salud conduce a una vida de alta calidad que viven para el inversor. Un cuerpo en tono y en el peso adecuado permite a una persona a cada deseo para la actividad, no reduciéndola porque él o ella está fuera de forma. Pero los beneficios de bienestar se extienden mucho más allá de sí mismo, que afectan a la familia y trabajan así. Vida familiar puede ser creativo y rica en la comunicación y la cooperación. Personas que están en salud máximo pueden ser más feliz y más amor en todas sus relaciones. El lugar de trabajo también puede convertirse en más agradable si cuidado y curiosidad contribuyen cada empleado a un miembro del equipo y cada tarea una delicia. Un individuo tratando de ser sano trae administración amorosa y la creatividad para el lugar de trabajo. Estudios han demostrado hacer hincapié en un lugar de trabajo centrado en humanos, saludable y proporcionar espacio y tiempo para ejercer recortes de ausentismo y rotación y aumenta la productividad. ¡Así que es incluso más rentable a estar sano!

Lamentablemente, una de las ironías de la vida es que la sabiduría proviene en su mayor parte con la edad. Por el momento nos damos cuenta de que un hábito profundamente ha perjudicado a nosotros, nos sentimos impotentes para cambiarlo. Incluso nos podemos justificar como intrínseca a nuestra forma de ser. Por suerte, el diseño del organismo humano es tal que se pueden recuperar notablemente bien; de hecho, comienza repararse a sí mismo tan pronto como nos alteramos un hábito insalubre.

La vida es una cascada de opciones, y somos una expresión de las opciones a corto y a largo plazo que hacer. Que para recortar el número de decisiones diariamente, caigamos en hábitos, en el que se sustituye una rutina para una elección. Aún así, un hábito puede ser una espada de doble filo, porque una vez arraigada es increíblemente difícil de romper, especialmente cuando es una malsana. Bienestar, en cierto sentido, es un sistema para ayudar a las personas a reestructurar los hábitos para hacer que sus estilos de vida son más saludable, no haciendo gran esfuerzo sino simplemente mediante la adopción de hábitos positivos, intencionales.

Tomemos *la nutrición,* por ejemplo. Para simplificar la fisiología humana, somos un saco de agua que contienen productos químicos en la solución. Cómo interactúan estos productos químicos determina lo que somos. Pero en muchas interacciones, productos químicos son utilizados o alterados y debe ser repuestas. Nutrición consiste en el consumo adecuado y la asimilación de los alimentos que contienen productos químicos que el cuerpo necesita. Puesto que pocos alimentos contienen todos o la mayoría de estos nutrientes, debemos obtenerlos de una variedad de alimentos.

Como personas han movido lejos de fuentes de alimentos, y las empresas de alimentos han transformado sus productos a tener una vida útil más larga, nuestras dietas han cambiado drásticamente. Durante los últimos 100 años o más, sal, azúcar, alimentos refinados y productos químicos sintéticos han reemplazado muchos de los alimentos naturales que nuestros antepasados comieron. Ratas de laboratorio que se han prosperado en los panes oscuros pesados de nuestros antepasados ahora mueren cuando alimentadas con pan comercial. Azúcares refinado simples son ubicuos en nuestra vida diaria. A comienzo del siglo, hemos consumido tres libras de azúcar por persona y por año; ahora consumimos más de 125 libras por persona al año. Muchos científicos proponen que el consumo de azúcar ha tenido un profundo efecto sobre nuestra salud; sin duda, desempeña un papel importante en uno de los más devastadores de enfermedades: la obesidad. El gobierno federal ha incrementado alentar a nuevos hábitos nutricionales, incluyendo recortes dramáticos en la ingesta de sal, el azúcar y aumentos en los alimentos que contienen fibra y grandes disminuciones en la leche y otros productos de grasas animales. Me gustaría añadir estas directrices: comer principalmente granos integrales, frutas y verduras frescas y, para no-vegetarianos, peces y aves de corral en lugar de carne roja. Otros enfoques para la buena nutrición incluyen aprender a cocinar alimentos saludables, crecimiento propio verduras para experimentar el trabajo y la alegría de productos frescos y leer las etiquetas en los alimentos envasados para evitar aquellos que contienen productos químicos que pueden ser perjudiciales para nuestros genes.

Si el combustible es la nutrición, *el ejercicio* es el tonificador para el cuerpo. Civilización moderna ha cambiado algunas cosas tan drásticamente como la cantidad de ejercicio que obtenemos. Nunca hemos sido tan sedentarios como estamos hoy. Esto, combinado con azúcar de altos en calorías y la ingesta de grasas, ha hecho grandes segmentos de nuestra población de adulto con sobrepeso y fofo. Una ley en biología dice "Lo utilice o piérdalo". La interacción de los músculos, huesos, tendones, ligamentos y articulaciones exige estimulación coherente para permanecer en el tono. Estar en forma no significa simplemente ser delgadas pero teniendo todos los músculos capacitados.

Hay cuatro tipos de ejercicio para tener en cuenta. Tonificantes internos del cuerpo es *ejercicio (aerobiosis) de corazón* y pulmón que fortalece el corazón, los pulmones (para el suministro de oxígeno y el cuerpo de dióxido de carbono) de ejercicios y tonos de músculos que participan en la actividad física. Todos estos dan la resistencia del cuerpo. Ejercicios de *estiramiento* o *estilo-yoga* mantienen las articulaciones y los músculos del cuerpo avantrén y relajado. *Ejercicios de fuerza* son importantes para los músculos de tono no afectados por ejercicios de corazón y pulmón. *Ejercicios de equilibrio* como danza, gimnasia o circo habilidades añaden otra dimensión a obtener el máximo rendimiento. Estar en forma, tiene beneficios ocultado también. Ejercicio puede disminuir la presión arterial, mejorar la salud mental, disminuir las reacciones adversas al estrés y ayuda a la digestión. Creo que el ejercicio regular puede ralentizar el proceso de envejecimiento.

Al igual que ejercemos nuestros cuerpos para ajustarse a ser, por lo que debemos ejercemos nuestras mentes para mantener la alerta. Los mejores instrumentos para la estimulación mental son *el asombro* y *curiosidad*. El aburrimiento es una enfermedad importante, erosiona la salud de muchos adultos que, con el tiempo, restringir sus esferas de interés. Asombro y curiosidad son herramientas que poseen todos los niños jóvenes. De hecho, son lo que hacen los niños parecen tan vivo. Para muchos adultos, puestas de sol se ponen de rutina y el ritmo de vida esta demasiado agitado. ¡El asombro y la curiosidad puedan ser recapturadas! Ningún estimulante puede despertar a una persona como un interés nuevo y cautivador o una exploración constante. La próxima vez que un amigo o un miembro de la familia es emocionado acerca de algo, dar el salto y compartir ese interés. Llevar el asombro y curiosidad de su juventud para preservarla en la vejez. A menudo, un interés vibrante es una motivación importante para mantenerse saludable porque buena salud se permite continuar la exploración.

*El amor* es la manera más importante para mantener una vida saludable y feliz. Esta abstracción apasionada ha cautivado a artistas, que han intentado definir y aclararlo. Más comúnmente expresamos amor hacia la familia, amigos, Dios, auto, amantes, mascotas, naturaleza o pasatiempos. El amor es la rendición incondicional a la sensación abrumadora experimentados al dar o recibirlo. Por rendición, me refiero a la pérdida de uno mismo en pavor, confianza, respeto, disfrute y sensibilidad hacia el objeto de la entrega. El más uno se somete a amor incondicional hacia un objeto, se vuelve más fácil a presentar al amor incondicional para otros. El aspecto incondicional es de importancia vital: sin ella, el amor a menudo es asesinado por las expectativas, dudas y temores.

El estudio de amor ya no es el ámbito exclusivo de la artista. Ahora, los científicos tienen pruebas concluyentes de que es la fuerza más importante de reducción del estrés conocida, al igual que la pérdida o falta de amor es la fuerza más potente de promoción de la enfermedad. Estos estudios se explican en *Amor, medicina y milagros* por Dr. Bernie Siegel, un cirujano en Yale. Si el amor es la base para la felicidad, a continuación, diversión, juego y la risa son los vehículos para su expresión. El gran médico Sir William Osler dijo que la risa es la "música de la vida". Y una de la funciones psicológicas importantes del humor es transformar los viejos hábitos en nuevas perspectivas y comportamientos.

*Fe* es la piedra angular de nuestra fuerza interior, una creencia personal y apasionada en algo de energía inagotable y misterio. Siempre tenemos que hacer frente a cualquier cambio devastador sin algún tipo de creencia sólida, nos convertimos en presa de pánico, confusión y temor. A menudo estas crisis plantean preguntas que no tienen respuestas. El dolor que se deriven de esta incertidumbre es curado por nuestras creencias. Fe no tiene características físicas, ni los requerimientos externos. No es una mercancía. A fin de adquirir una creencia, simplemente uno necesita tener el interés y la voluntad de presentar a su misterio. A pesar de que muchas religiones finas promoción una interpretación común de las creencias, creo que cada persona tiene que encontrar una fe individual, significativa. Fe no es una etiqueta, sino una experiencia interior de fuerza que vive en cada persona, día a día. Dr. Scott Peck ha explorado a fondo la relación entre la fe y de la salud en su libro *El camino menos recorrido*.

Mientras que la fe es inmaterial, *la naturaleza* es una cosa física, sensual. Nuestra relación con la naturaleza a lo largo de la historia ha sido parte de una vida sana. No es sorprendente que la mayoría de símbolos en las religiones de principios provenían de la naturaleza. Nuestros estados de ánimo, a menudo, se describen en términos de naturaleza. Un sinónimo de feliz es "soleado". El primer día cálido, brillante después de invierno plantea espíritus como pocos otros días pueden. Del mismo modo, el amor tiene una conexión metafórica a la Luna. La mayoría de nuestras primeras celebraciones creció fuera de las temporadas. Tenemos tal fuerte necesidad para conectarse con la naturaleza que nos gastamos miles de millones de dólares para llevarlo a casa en forma de animales y plantas de interior. Literatura médica está saturada con las cuentas de los beneficios terapéuticos de mascotas para los ancianos y enfermos mentales. Las flores son una manera universal de comunicar amor en camas de guardia, defunciones, matrimonios, cumpleaños y otros eventos especiales. Nuestras pocas semanas de vacaciones cada año se gastan en su mayoría en la playa, en las montañas o en otros entornos naturales. Naturaleza, después de todo, es la madre de maravilla. Si vamos a estar sano, necesitamos a comunión diaria con la espectacular puesta de sol y la hoja resistente de hierba que se empuja a través de la acera.

Otro factor de bienestar es *la creatividad*. La vida se experimenta como un viaje rico si nuestra imaginación, manos y sentidos son herramientas para la creación. Creatividad se expresa no sólo a través del arte y pasatiempos, sino a través de nuestro trabajo, nuestras familias e incluso cómo esperamos en línea. El proceso es más importante que el producto final. Creatividad funciona como los músculos: cuanto más se ejerce, mayor será su tono. Sólo una sesión delante de una televisor de día paraliza todos los músculos de la físicos y mentales, entretenimiento consistente pasivo mata a creatividad. Pasividad puede contrarrestarse por explorar nuevas ideas y actividades, nunca asentarse para un punto de vista. La clave aquí es ser abierto y espontáneo. No catálogo de aficiones y los intereses como indulgencias; en su lugar, respetarlos como medicamentos principales.

Tan pronto como personas reconocen cómo afortunados que vayan a estar bien, se plantea la urgencia de dar las gracias. La forma saludable para expresar gratitud es a través del servicio. A menos que los individuos han dado algún tipo de servicio, creo que será difícil para ellos a sentir que la vida está cumpliendo en última instancia. John Donne escribió "ningún hombre es una isla" a reconocer que estamos todos conectados de alguna manera. Sólo por ayudar a los demás, podemos descubrir profunda interdependencia. Es vital que el servicio se realice fuera de agradecimiento y la alegría de dar, porque el servicio fácilmente puede dar lugar a una mentalidad de débito o de crédito. Servicio puede tomar muchas formas: ser un amigo amoroso, ayudando a un extraño en necesidad, fortalecimiento de la comunidad uno vive en.

El mundo se ha hecho más pequeño, para que nuestras acciones afecten a otros incluso a grandes distancias. Es imposible separar bienestar individual de nuestra sociedad o planeta. Para ser verdaderamente saludable, debemos usar nuestros talentos creativos para alcanzar el cambio social y global. Es imperativo que consideremos la paz mundial como posible y trabajamos para conseguirlo. Debemos desechados de miedo y duda y aprender a amar y cuidar de todas las personas, sin esperar a los otros a tomar el primer paso. Debemos tener un papel activo en el local, estatal, y la política nacional, insistiendo en los candidatos que ayudarán a crear una sociedad saludable y el mundo. El punto es actuar.

He mencionado brevemente algunos aspectos importantes de una vida sana. Hay muchos más. Bienestar no es una moda pasajera. Es seguro de vida en el sentido literal de la palabra. Para vivir una vida saludable significa vivir a máximo potencial con el fin de beneficiarse de uno mismo y el trabajo, familia y sociedad. La salud es el más grande de todos los activos, pero no puede ser comprado o acumulado. Bienestar es un proceso, un viaje durante el cual elegimos que caminos a seguir. Podemos depender de la salud, adquirida en el pasado; se debe renovarse cada día.

# Enorme · ¿Qué pasa a un sueño suelto?

*Enorme significa pasar cada día en la expresión alegre de la más alta auto.*

En primer lugar, me gustaría introducir algunos de mis amigos: ¡Inmenso, gran, enorme, astronómica, tremendo, prodigiosa, estupenda, más grande que la vida, infinito, mamut, mastodonico, gigantesco, gigantescos, Atlante, "jumbo", enorme, friolera, derrotando, atronadores y GRANDE!

Estoy hablando una palabra tan vivaz que gramáticos dan su propia puntuación —el punto de exclamación. ¡Intentar dominarlo —ENORME! Uno no puede imaginar "más grande". En el mundo inanimado, es simplemente el mayor "enorme". En el mundo de la animación, se expresa como pasión. Para mí, enormes medios visión intoxicante, atreverse a mirar el milagro de la vida y sueño sin inhibición. Que significa mirar a usted mismo y decidir que la muerte es el único factor limitante, y que quizás incluso la muerte puede utilizarse a buen fin. Enorme significa pasar cada día en la expresión alegre de la más alta automática. ¡Escepticismo ser maldito! Las fallas se convierten en los bloques de construcción para el siguiente paso. Resultados finales pueden telar grandes, pero la verdadera grandeza reside en el esfuerzo exuberante pasado al llegar.

*Esta es mi búsqueda, a seguir que no importa cómo*
*desesperada,*
*no importa cómo mucho luchar por el derecho,*
*sin lugar a dudas o pausar a estar dispuestos*
*a marchar al infierno para la causa celestial de*
*la estrella.*
DALE WASSERMAN, *EL HOMBRE DE LA MANCHA*

Enorme puede aplicarse una cada parte de la vida. El más personal es amistad: soñando y creando las relaciones más enriquecedoras con la gente se reúne una. Fundamental para lograr la amistad sentirse la enorme en uno mismo y amante de uno mismo. No estoy seguro si el puede suceder enorme no desarrolla este sentimiento. Este enorme de otras personas me hace tantas de ciudades de amor, aquí es donde vive la mayoría de las personas. Calles llena y líneas de las personas se convierten en cadenas de perlas. Me puedo imaginar cómo único de cada persona es y cómo van a embellecer mi vida. Enorme está intentando un sentir la amistad de cada co-pasajero en el planeta.

*¿Tienes que tener un sueño, si no tienes un sueño,*
*cómo le vas a hechar en realidad sus sueños?*
OSCAR HAMMERSTEIN II, *PACÍFICO SUR*

Me celebro en la enormidad de intereses personales y aficiones. La vida ofrece opciones de infinitas. Existen en los jardines de la gente y en sus juegos de bolos. ¿Qué acerca voluminosos escritos de Darwin sobre percebes? *El libro Guinness de récords mundiales,* una punta del iceberg, deleita unos multitudes de voyeurs agrimensura de la enorme capacidad de la de otras personas. Me encantan estas expresiones individuales de variación humana; estimulan mi propio. Uno de mis objetivos es manejar el fuego mientras montaba un uniciclo en mi traje de gorila con una cuerda de parafina. Tengo casi todas las piezas listas y sólo necesito combinarlas. Algunos sueños, quizá muchos, nunca se completará. Por ejemplo, me encantaría conocer y jugar con todo el mundo en el mundo. Me encantaría leer todos los libros jamás escritos. ¿Pero, a quién le importa si no? Es el esfuerzo que me satisface.

*Cuando tu corazón está en sus sueños,*
*ninguna solicitud es demasiado extremo . . .*
*cuando quieras en estrella,*
*sus sueños se hacen realidad.*

NED WASHINGTON Y LEIGH HARLINE, *PINOCCHIO*

Lo importante de Pinocchio enorme es la manera en una persona expresa gracias por estar vivo. La persona que lo hace un través del servicio poseerá un gran confort un lo largo de la vida. Enorme abarca la paz mundial, un aleta al hambre y armonía con la naturaleza. Debemos abordar estos sueños en concierto con los trabajadores de todo el mundo; sólo un enorme colectivo puede hacerlos un suceder. En ese marco, cualquier cosa es posible. Jean Giano escribió *El hombre que planto arboles,* sobre un hombre tranquilo, suave, que, durante su vida, replanto con sus manos y en solitario muchos kilómetros cuadrados de árboles, a sus expensas, en la tierra él no propia. Creo que este tipo de esfuerzo representa la fuente de la juventud, buscado por tantos. Servicio es uno de los medicamentos más grandes jamás descubiertos. Es el asesino de gran fatiga, el destructor de la depresión y el aburrimiento, la manera de poner aleta de inmovilidad causado por gatos. Como H. D. Thoreau dijo en *Walden,* "si no ha construido castillos en el aire, no necesitan de su trabajo perderse; es donde deben estar".

Enorme no es para el quisquilloso o la impaciente. Enorme no pertenece a la personalidad casual que va con el flujo. Enorme *es* el flujo. Enorme tiene gran quedada por *ser aquí ahora,* que sabe que los grandes eventos están compuestos de pequeños detalles. Uno no puede heredar o ganar de enorme. Cualquiera puede tenerlo. Una fabulosa adicción o una co-interdependencia celestes es enorme. Enorme es el romance en su sentido más amplio.

Agradecimiento extiendo a todos los siguen sus sueños, de cualquiera, ya en las artes curativas o de otros emprendimientos. Cada paciente me he encontrado con que ha trascendido el sufrimiento —a pesar de la grave enfermedad crónica, dolor interminable o muerte inminente— ha tenido "enormes". La mayoría de ellos han tenido muchos.

SEGÚNDA PARTE

# La receta para la salud y la curación

El cuido de nuestro salud  en los Estados Unidos está enfermo y en peligro de morir. Lo sabemos cada uno de nosotros.  Revistas médicas prominentes dedican artículos y editoriales a los problemas del sistema buscando alternativas; los políticos basan sus plataformas de campaña en cuestiones de salud. Y los pobres sufren más que nadie. Pero estas discusiones de "soluciones" no llegan a la raíz del problema: el sistema existente se centra en la enfermedad, no el bienestar, y atención de la salud cuesta demasiado y está disponible para muy pocos.

Lo que se necesita es un replanteamiento drástico del problema. En vez de buscar un arreglo rápido para el sistema de atención de la salud, tenemos que crear soluciones que entusiasmarán a los pacientes y cuidadores. Debemos, en un esfuerzo mutuo y multidisciplinario, derribar lo que nos duele e ir a curar una profesión de curanderos. Debemos sacar la medicina fuera del sector empresarial y reconocer que el egoísmo y la avaricia han colocado a la sociedad —y su sistema de atención de la salud— en gran peligro. Nuestros ciudadanos necesitan un sentimiento de pertenencia y de comunidad. Por atender a todos los miembros de la sociedad, una mejor política de salud podría ayudar a unir la sociedad.

El Instituto Gesundheit es el fruto de un grupo que hayan examinado cómo puede hacerse esto. Hemos recorrido un largo camino desde el original pensamiento, en la década de 1970, que queríamos a amar a los pacientes. Ahora, con nuestros planes de un hospital nuevo ya en obra, nos estamos concentrando en una solución más grave. Estamos decididos a construir una comunidad que encarna al extremo la filosofía que el arte, divertido, y conectividad son tan importantes para la salud como Tomografías computarizadas y IV. Queremos actuar como un estímulo a otros para crear su propia comunidad médica ideal y para proporcionar un ejemplo que otros pueden seguir, al menos hasta cierto punto pequeño.

A lo largo de nuestra evolución, nunca hemos separado del individuo, la comunidad y los niveles mundiales. El objetivo final del Instituto Gesundheit es abordar la cuestión de salud más grande de nuestro tiempo: la paz mundial. Creemos que los cambios hacia una mayor salud la que gente hacen también son pasos hacia la armonía del mundo. Nuestro progreso colectivo hasta ahora con dejar de fumar y llevando cinturones de seguridad es sólo un calentamiento para el desarme. ¿Qué sucede si había sostenida de la paz en el mundo? ¿Cuáles son los efectos secundarios de una abundancia de diversión? Nuestras ambiciones son ilimitadas a medida que exploramos nuevas formas para encontrar la salud.

Esta sección del libro realiza un seguimiento de la evolución del sueño de Gesundheit, desde los primeros días, cuando, a falta de un nombre mejor, personas nos llamó "los Chiflados" ("Instituto Gesundheit" no fue acuñado hasta 1979), hasta el presente, mientras trabajamos para construir instalaciones de nuestro modelo en West Virginia. Como un reflejo de la naturaleza comunal de este proyecto, algunas las de voces de las personas que han traído Instituto Gesundheit hasta su estado actual también se escuchan aquí.

## Una Cronologia del Instituto Gesundheit

**1971:** Nuestra primera casa en 1318 N. George Mason Drive. Pasantía: los inicios de amar a los pacientes, utilizando humor y diversión terapéuticamente. Decido a convertirme en un médico generalista.

**1972–1973:** 1202 N. Danville Street, Arlington, Virginia. Primer jardín; la exploración profunda en artes escénicas; el primer servicio a tiempo completo. Me quedo en casa de un subárbol impresionante de la actividad. Primer tiempo real que soy un médico de familia. Realizar la vanguardia de prevención. Primer encuentro de terapias alternativas. Acupuntor en el sótano.

**1973–1974:** Viaje europeo —un libro en su mismo. Quince personas viven en compañía de cada uno del otro en un autobús grande por once meses en Europa, África, y Rusia. Deseado hacer relaciones tan fuertes que ellos podrían aguantar todo el estrés laboral del siguiente paso.

**1974–1977:** 3661 West Oxford Road, nuestro mayor distinto piloto proyecto. La misma quince gente (menos unos pocos) y casi veinte gente además viven en doce acres. Nosotros doctores veamos 500 a 1.000 pacientes en la casa cada mes. Vivimos en una casa de seis dormitorios, con una granja de dos acres, estrado del aire libre —un espectáculo desenfrenado. Mi primer niño es traído al mundo en casa.

**1977–1979:** The Rocks, West Virginia. Compramos una granja de ochenta acres. Última año activo. Ver personas de cuarenta estados y dieciocho países extranjeros. Entorno idílico, pero poco a poco personal de apoyo muestra el agotamiento de la falta de privacidad, sin instalación. Yo finalmente debo decidir a abandonar (o luchar, que no está en mí). Hemos estado juntos desde 1971 hasta 1979, pero darse cuenta de que de continuar, debemos tener una instalación.

**1979–1981:** Herndon, Virginia. Mientras que James "J. J." Johnson, el médico que ha estado conmigo desde el principio, ayuda a calmar The Rocks, me muevo más cercano a Washington DC para dedicar más tiempo a la recaudación de fondos. Yo me reorganizo. Muchos médicos y enfermeras están listos para unirse al grupo. Tengo tiempo para más de divulgación. Linda y yo de cabra de granja con veinte cabras. Comprar finca 310-acres en el Condado de Pocahontas, West Virginia.

**1981–presente:** Arlington, Virginia. Decidimos recaudar fondos; Gareth Branwyn y Pam Bricker se ponen a dedicar tiempo a la sensibilización y la publicación de un boletín de noticias. Poco a poco dejo de ver a los pacientes mientras acepto la publicidad, empezar a hacer charlas, talleres. Recibimos más de $ 1 millón de personas adineradas y las fundaciones, pero en su mayoría de gente común. Comienza construcción de instalaciones en West Virginia, mientras algunas personas viven en la tierra.

# 6 · El período de piloto

*La gente suele preguntar: "¿Cómo ganarse la vida si no cobraban sus pacientes"?*

Lo que llamamos el período experimental se extiende aproximadamente de los años 1971 a 1983. Durante todo este tiempo, se ha experimentado no sólo con las formas de practicar la medicina, sino también con la vida en comunidad y aprender a disfrutar de la vida y entre sí. Después de mi residencia de corta duración, creé una práctica médica en el hogar, una casa que compartía con tres o cuatro amigos en Arlington, Virginia. Habiendo invitados durante la noche parecía a la gente de bonos, por lo que siempre alentó a la gente a permanecer y tenía una casa llena. Bailar juntos parecía a la gente de bonos, así que hicimos eso, también. Era nuestra primera experiencia comunal. Al año siguiente, de seis a ocho de nosotros se trasladó a la calle North Danville 1202 en Arlington. Las habitaciones eran pequeñas, pero teníamos espacio para un jardín y un montón de visitantes. Aquí comenzamos nuestra primera instalación médica a tiempo completo y comenzó a no cobrar a nuestros pacientes o aceptar el reembolso de terceros,

124

negándose a tener seguro de mala praxis, y haciendo hincapié en la medicina preventiva y terapias alternativas. Al final resultó que, seguimos estas prácticas.

Durante este período conocí a otro doctor, James "J. J." Johnson, que sigue siendo mi pareja y una parte vital del Instituto Gesundheit. Se ha finalizado recientemente un año de residencia en medicina interna y medicina de familia y había dejado de asco. Luego hizo el servicio alternativo en el Hospital Público del Servicio de Salud de Santa Isabel en Washington en vez de ir en el ejército. Un día, un compañero mío de la escuela de medicina, que también estaba haciendo el servicio alternativo en Santa Isabel, trajo más de J. J., pensando que sería como él. Yo lo quería de inmediato. Empezamos a trabajar juntos y él ha sido una parte integral del Instituto Gesundheit desde entonces.

Dos años fuera de la escuela de medicina, yo ya había visto cientos de pacientes, en su mayoría jóvenes interesados en estilos de vida alternativos. ¿Quién más podría ir a un médico de pelo largo en 1971? La contracultura fue floreciente entonces, y mucha gente vino a nuestra puerta. Su número creció rápidamente demasiado grande para nuestra pequeña casa. Llegó el momento para un cambio. En septiembre de 1973, quince de nosotros, incluyendo a Linda, J. J., y otros doce años, tomó un viaje de once meses por Europa, África del Norte y Rusia. Cuando regresamos, nos mudamos a una casa de seis dormitorios en doce acres en el condado de Fairfax, Virginia. Se sincronicidad, el lugar se dio exactamente a la forma en que lo necesitaba y cuando lo necesitábamos. Durante tres años, siempre que el modelo de lo que queríamos para el resto de nuestra vida personal y profesional. Veinte de nosotros —J. J., otro doctor, mi hermano, hermano de Linda, un abogado, un maestro, un agricultor, algunos constructores, Linda, y yo— vivimos y trabajamos juntos. Además de practicar la medicina gratis, nos hemos centrado en el desarrollo de formas de crear intimidad y apertura, algo que había explorado en nuestro viaje en el extranjero. Linda y yo nos casamos allí, y nuestro primer hijo, Zag, fue entregado en su casa con todos nuestros amigos en la asistencia.

El hermoso escenario y el espacio son muy importantes, porque la naturaleza es una parte importante de nuestra medicina. Dos hectáreas fueron reservadas para los animales y jardines de plantas. Construimos una casa en un árbol y un escenario al aire libre y producido todo tipo de espectáculos. Tomamos tranquilos paseos por la tarde y había total privacidad para hacer lo que queríamos. Llevamos a cabo ferias de artesanías, hechas las películas, y jugar explorados en muchas formas.

Cada mes, entre cien y mil personas vinieron a través de la casa, algunos por una hora, algunos durante muchos días. Tuvimos en cualquier lugar desde uno hasta cincuenta invitados durante la noche *todas las noches*. Vinieron porque había oído que ofrecen terapias alternativas, no exige ningún pago por nuestros servicios, y se divirtieron. Éramos un médico de familia el cuidado de todas las condiciones médicas desde el nacimiento hasta la muerte. Hemos visto gente que quería quitarse la vida, que luchaban con sus queridos, o que tenían el tipo de problemas las líneas directas manejar. Vinieron a buscar todo tipo de razón, desde exámenes físicos para la escuela para ayudar con la muerte. Algunos dijeron que fue debido a un problema particular, pero cuando empezaron a salir, se decía: "Por cierto, yo . . ." Y que sería la razón por la que vino. Algunos de ellos, si se le pregunta hoy, diría: "Oh, nunca fui un paciente". Independientemente de la forma en que se presentaron, traté de tener una amistad con casi cada persona que pasó por allí. Tomamos paseos por el campo junto, puestas de sol, vistos, lavó platos, trabajó en el jardín. Estas uno a uno los encuentros fueron la parte más importante de mi experimento en la curación.

Una persona que vino como un paciente vive todavía hoy con nosotros. Gareth Branwyn es mi paciente ideal: una persona que viene de la atención médica y con quien formar una amistad durante el primer encuentro. Gareth nos llegó en 1976 a causa de una forma profunda de la artritis que había tenido desde la edad de trece años. Norman Cousins tenía una forma mucho más suave de la misma condición, la espondilitis anquilosante. Gareth era joven de la década o algo así y estaba muy deprimida acerca de su artritis. Pero nosotros lo ayudó a ver un panorama más amplio. Hoy en día, cuando uno habla con Gareth, tiene mucho más que hablar de su artritis. Se quedó con nosotros durante una semana o diez días, y que selló nuestra vida juntos como amigos.

La gente venía por razones no médicas, así como el atractivo de la vida comunal. Y vino a nosotros para la diversión. Un día un maestro que vivía en el barrio y había oído hablar de nosotros cayó pulg. Era su cumpleaños y se sentía solo y deprimido por tener que estar solo. Así que fue a comprar un pastel, pasó por encima a nuestra casa, y le dijo: "He oído que son buenas personas y yo quería que alguien celebra su cumpleaños con." Todo el mundo dejó de hacer lo que estaban haciendo y tuvimos una fiesta de cumpleaños. Fue muy divertido. Nunca lo volví a ver, pero estoy seguro de que aún recuerda ese día con tanta admiración como yo.

Muchos de los visitantes que compartieron con nosotros las actividades regresó más tarde cuando se encontraban enfermos. El hecho de que había comenzado una relación anterior tuvo un impacto positivo, estoy seguro. En este sentido, todo el mundo era un paciente: los visitantes, amigos, personal. Además, todos estábamos construyendo relaciones que nos protegen contra desastres como los juegos de la negligencia. ¿Cómo se puede demandar a alguien que realmente te gusta?

Cuando usted opera un espectáculo salvaje de la actividad día tras día, algunas cepas desarrollan naturalmente entre las personas. Tomamos gran cuidado para practicar la medicina preventiva en nuestras relaciones interpersonales. Nunca haber recibido lecciones sobre la manera de llevarse bien con el cónyuge o los amigos, y mucho menos una comunidad, se procedió por el asiento de nuestros pantalones.

La amistad era el número uno clave de nuestro éxito. Nos amábamos, y perdona mucho amor. En un matrimonio, los socios de transacción, lo que fue un matrimonio grande. Así que si una persona es desordenado y una es limpio, en un buen matrimonio se convierte en la persona aseada desordenado, sucio y la persona se limpia. Y eso es precisamente lo que sucedió. La gente super-limpia, y yo soy uno de ellos-hizo algo más que su cuota de trabajo en la limpieza / departamento desordenado. La gente hizo más complicado el trabajo en algún otro departamento. En una comunidad que ama uno al otro, el perdón y el compromiso convertido en una parte de la vida. Tratamos de aceptarse unos a otros. Incluso hizo parte del humor.

Habíamos empezado vivir en comunidad como *Babes in Toyland*: ingenuas, inocentes, ignorantes. No teníamos idea de que los debates en torno a grandes sería tranquila en comparación con el ruido, la limpieza frente a desorden, y así sucesivamente. En momentos en que sintió que alguien estaba siendo injusto, nosotros lo que aparezca y hable sobre esto con un espíritu constructivo. Afortunadamente, fuimos un grupo muy abierto, pero no todo el mundo era un comunicador verbal como yo. Algunos se comunican con palabras, otros con los hechos. Así que tuvimos que experimentar con formas de resolver conflictos, a veces por tener largas discusiones y, a veces con sólo decir "sí". De alguna manera, la apertura fue parte de la terapia; no todo el mundo estaba abierta, pero todos estábamos abiertos a la medida que hemos podido.

La otra clave de nuestro éxito fue la diversión. Desde el principio era evidente que teníamos que tener la diversión o el personal de la habría dejado en una semana. (Por ejemplo, un día todo el mundo me sorprendió con una bañera llena de fideos con aceite. Deformado que todo en ella mientras realizaban el "Ballet Noodleloni".) No sólo fue la diversión un pegamento para nuestra comunidad, que tuvo un efecto beneficioso sobre la inmensa mayoría de nuestros pacientes, que necesitaron menos analgésicos. Con una mezcla de compasión y humor, nos encontramos con una instalación médica de Monty Python. Hicimos una enorme cantidad de celebrar y dio a las partes especiales de cumpleaños para un otro. Los huéspedes trajo añadido riqueza al compartir sus intereses. Llevamos a cabo danzas dos o incluso tres noches a la semana. Hicimos producciones teatrales de todo tipo y producimos los cuentos infantiles de hadas. Filmamos unos setenta horas de Super-8 películas que documentan nuestra diversión: cocinar, cuidar el jardín, jugando en el lodo, jugar con nuestros hijos, y a los pacientes.

La gente suele preguntar: ¿"Cómo ganarse la vida si no se cargadorción de sus pacientes"? La respuesta, al principio, era que vivían en comunidad para mantener costos bajos y tenían empleos a tiempo parcial. En Danville Street la calle que eramos muy pobres, cada persona tenía que contribuir con 19 dólares al mes para alquiler. Hemos trabajado en varios trabajos a tiempo parcial para pagar los alimentos y suministros médicos. Por el tercer año, cuando vivíamos en West Ox Road, trabajé como empleado de archivo de 3,25 dólares por hora en la Planning Research Corporation en Arlington. Después de nueve meses, trabajé para un especialista en nutrición médica y nice las biopsias musculares. La paga era buena, que ganaba $20.000 a $30.000 por año durante los próximos dos años, trabajando sólo doce horas a la semana.

Mientras tanto, J. J. trabajaba por las noches en la sala de emergencia de Santa Isabel de pre-admisión haciendo evaluaciones físicas, un trabajo que me llevó más tarde, cuando deje de hacerlo. Después de un psiquiatra certifica que de nuevo ingreso los pacientes eran enfermos mentales, me gustaría tener un historial médico para certificar si necesitaban atención médica inmediata. Admitió que probablemente entre 6.000 y 8.000 personas. A menudo me pasé una hora o más con cada paciente, contando muchos de los que parecía abierto por que sentí que podía vivir una vida más sana mentalmente. Mi turno era de cuatro noches seguidas, diez y seis horas por noche. Entonces yo estaría fuera durante diez días. Al trabajar el equivalente a ocho días de un mes, ganó $45.000 a $50.000 al año. Fue un buen trabajo. Se proporcionan un caudal de experiencia, una oportunidad de ayudar a la gente en la angustia, una gran cantidad de dinero extra, y el tiempo libre para explorar otros intereses. Trabajé en Santa Isabel durante ocho años, desde 1978 hasta 1986.

También fuimos sostenidos por los regalos de amigos. La gente venía de todos los ingredientes para la cena y cocinar para nosotros. Hemos recibido comida, ropa, utensilios de cocina, vajilla, libros, partituras musicales, equipos de jardinería, los vehículos usados, muebles, incluso los animales. Una manada de media docena de cabras-cruces entre Nubios y La Manchas-fue quizás el regalo más exótico.

Nuestra empresa comenzó el pastoreo de cabras en The Rocks, una granja de ochenta acres en el Condado de Jefferson, cerca de Charlestown, West Virginia, donde se trasladó en 1977. The Rocks es un lugar idílico en un frente de casi un kilómetro a lo largo del río Shenandoah, sino que también fue la primera propiedad había sido dueño de nuestra comuna nunca. Nos costó 240.000 dólares, que era el dueño hipotecado en un 40.000 dólares como pago inicial. Fue muy difícil para una comuna de obtener un préstamo de la banca comercial.

Linda y yo estábamos cabreros para los próximos cinco años. Al principio, no teníamos idea de cómo criar cabras. Nos enteramos por cometer errores, hablar con amigos que nos puede enseñar, y leer libros y revistas. Como el rebaño aumentó a dos docenas, aprendimos a ordeñar las cabras y hacer queso de cabra. Nos familiarizamos con sus necesidades veterinarias y lanceado muchos abscesos, que son un problema recurrente con las cabras. Hemos tenido problemas para mantener las cabras confinados, ya que podrían saltar sobre una valla de dos metros y, a veces se escapó en medio de la noche. Linda y yo compartimos las aventuras de perseguirlos, pero yo tenía el trabajo de matar y despellejar a los machos. Hemos vendido la leche de cabra, queso, cueros, y, a veces toda la cabra, la carne de cabra es una exquisitez para muchos pueblos africanos.

En The Rocks nuestra carga de pacientes alcanzó su punto máximo, la gente de los cuarenta estados y dieciocho países nos han visitado. A pesar de nuestro entorno idílico y dedicación a proporcionar atención médica gratuita, el personal de apoyo lentamente mostró signos de agotamiento. Durante años, nuestra casa había sido invadida por hordas de gente. Trabajamos puestos de trabajo fuera de manera que pudiéramos practicar la atención médica gratuita, en un sentido no sólo no cobramos dinero, *pagamos* para ver pacientes. Y no teníamos camas para la mayoría de ellos. Estaban acampados en las plantas, en nuestras habitaciones, en nuestros pasillos. Fue caótico. La falta de un dormitorio, no tener privacidad, no tener suficientes camas para los pacientes demostró una increíble tensión. La mayoría de la gente no habría durado ni un mes en estas circunstancias, pero mis amigos duró ocho años.

A través de todos estos años me había hablado de cómo íbamos a tener un hospital, pero no estábamos consiguiendo más cerca de tener uno. Estos miembros del personal había durado tantos años a través de pura diversión, la amistad y el amor de cuidar a otros, sino que quemará a causa de no ver a la empresa a ninguna parte. Ellos querían a la reducción en dar atención de salud y llevar un poco de orden en sus vidas. Nunca sintió ningún desgaste en mí, y creo que J. J. experimentado muy poco, pero me di cuenta de lo difícil que era para los demás. Yo podría haber luchado contra ellos para mantener nuestras instalaciones en marcha, pero la lucha no estaba en mí. De mala gana, decidí que una decisión era necesaria para dar cabida a los que necesitaba disminuir y los que necesitan para seguir adelante.

Dejando The Rocks era la más triste de mi vida, pero un acontecimiento muy importante. En retrospectiva, fue necesario dar a los demás una ruptura con el proyecto y para el resto de nosotros para demostrar que estábamos muy en serio. Íbamos a seguir adelante. J.J. se quedó en The Rocks de un año y medio para cuidar de los pacientes que seguían llegando allí para el cuidado de la salud. Luego se fue a la India en una búsqueda espiritual por un año y medio antes de regresar.

The Rocks todavía funciona como una comuna, con la misma gente. Todavía son amigos. Con cada una de esas personas a las que se remontan veinte años o más, y eso es una larga amistad que tienen. La mayoría de las personas sólo tienen una o dos amistades de veinte años en su vida, si acaso. Siempre que visito The Rocks, tengo quince de esas amistades que ya existen.

Linda y yo nos mudamos más cerca de la D.C. para reorganizar nuestros esfuerzos y dedicar más tiempo a la recaudación de fondos. Alquilamos una casa en Centreville Road en Herndon, Virginia, con 100 acres, espacio más que suficiente para atender nuestro rebaño de cabras. En febrero de 1980 una evaluación, sin saber que utilizaba como combustible el aceite de linaza espontáneamente en zonas delimitadas, poner un poco de trapos empapados con aceite de linaza en la basura. Un incendio se inició en la noche. Linda y Zag se quemaron casi hasta la muerte en la confusión. Si bien se quedaron en casa de los padres de Linda, recuperándose de los incendios, yo vivía en la casa quemada. Un día mientras yo estaba haciendo mi mejor esfuerzo para mantenerme, las cabras, y todo lo demás a flote, sonó el teléfono. Un amigo me leyó un anuncio de un periódico local en el condado de Pocahontas, West Virginia, describiendo 310 acres de tierra para la venta. Habíamos estado en busca de tierras por muchos años y había pedido a una red de personas para mantener un puesto de observación para nosotros.

A pesar de una tormenta de nieve que oscila entre el D.C. a West Virginia, en el instante en que oí la descripción llamé a un amigo que tenía una tracción a las cuatro ruedas, y dijo: "Frank, me vendría bien un pensamiento positivo. ¿Por qué no me llevara a ver esta tierra en West Virginia. Esta podría ser nuestra tierra". Fuimos durante seis horas a través de la ventisca, los últimos veintiocho millas a través de un país de las hadas escénica. Nos reunimos con el agente de bienes raíces y caminó entre los árboles cubiertos de nieve y las montañas. Me senté en una roca detrás de una cascada, mirando a través de un velo brillante en el paisaje circundante. Todo lo que gritó: ¡"Esto nos está"! El precio justo se —$67.000— lo que le dije al agente, ¡"Me lo llevo"!

En cierto modo, encontrar la propiedad era como llegar a la Tierra Prometida. Se inyecta un renovado sentido de propósito. Nuestros esfuerzos de recaudación de fondos, apenas comenzado, se aceleraron. Decidimos avanzar un paso más cerca de D.C. y en 1981 alquiló una pequeña casa de Fillmore Street en Arlington, Virginia. Gareth Branwyn y su esposa, Pam Bricker, se mudó con Linda, Zag, y yo. Habían vivido en la comunidad de Twin Oaks, y Gareth decidió acercarse para ofrecernos su organización, publicación y las habilidades filosóficas. Desde que viene a nosotros como un paciente cinco años antes, Gareth había sido un voluntario activo porque le había ayudado mucho. Ahora podía ofrecer su inteligencia y habilidades sobre una base a tiempo completo.

En cierto sentido, estábamos entrando en la segunda de tres fases para el Instituto Gesundheit. En la primera fase, el proyecto piloto, la gente vino a nosotros en nuestra casa para pedir ayuda. Durante la fase dos, que yo llamo recau-diversión de fondos, que están llegando al mundo en busca de ayuda. En el transcurso de esta aventura, he conocido a mucha gente que he tenido curiosidad por la profesión médica y la curación, en las artes escénicas, en la construcción y la arquitectura, y en todos los ámbitos de la vida. Y yo les encuentro no sólo para la recaudación de fondos sino también para la conectividad global. La tercera fase será la realización de nuestro sueño, la construcción de nuestro hospital en West Virginia, donde una vez más el mundo vendrá a nuestra puerta.

# 7 · El sueño definido

*Somos una compañía de amigos, de donantes y receptores, de los médicos y pacientes.*

Gesundheit es un centro de atención médica modelo basado en un proyecto piloto y en años de estudio posterior. El tiempo para este modelo desde hace tiempo. Amplia publicidad, viajes, y las redes se han alistado suficientes voluntarios para el personal de cinco hospitales libres tales, si los hubiera. Toda esta gente necesita ahora es un contexto en el que servir.

Porque creemos que la salud es todo lo que toca a una persona de una manera positiva, Gesundheit está diseñado como una comunidad total. Nuestros objetivos son los siguientes:

- Transformar la distinción tradicional entre el médico y el paciente mediante la creación de un centro de agudos que es a la vez un hospital de cuarenta camas para los pacientes y un hogar para cuarenta cuidadores a tiempo completo y sus familias
- El cuidado de nuestros cuidadores, tratando de operar una instalación libre de desgaste

- Ofrecer una amplia variedad de técnicas de curación alopática y alternativa: la curación por fe, la acupuntura, la homeopatía, medicina interna, cirugía
- Integrar la atención médica con la agricultura, entorno natural, las artes y la artesanía, las artes escénicas, la recreación, educación, servicios sociales, la amistad y la diversión
- Ayuda pacientes se benefician de la energía curativa de la intimidad y la interdependencia mutua
- Enseñe a los pacientes sobre el cuidado de la salud preventiva y la responsabilidad personal de su salud
- Crear un modelo que revitalizar nuestra decadente sistema de salud rural
- Ser una institución de enseñanza para los profesionales de la salud, de estudiantes de medicina y de enfermería para los administradores de hospitales
- Proporcionar treinta camas para voluntarios de corto plazo y los profesionales que asisten a sesiones de capacitación
- Demostrar que un individuo no es un organismo único, sino parte de una familia, la comunidad, y el mundo, todos los cuales necesitan de la ayuda y el amor
- Maximizar la salud y la felicidad de todos los que están en Gesundheit, tanto los de atención que necesitan y las que la proporcionan
- Operar fuera de profunda preocupación por la calidad de vida de las personas en un mundo dominado por los valores inherentes en el poder y la codicia
- Crear un ambiente de esperanza y la posibilidad de cambio

Se define la "salud" como feliz, vibrante, el máximo bienestar. Se centra en las relaciones del paciente para sí mismo y para con la nutrición, el ejercicio, la fe, familia, amigos, aficiones, la naturaleza, la maravilla, la curiosidad, la creatividad, el servicio de la comunidad, y la paz.

Vamos a tratar de crear una experiencia que permite a cada persona que viene en busca de ayuda, sin embargo, solo, triste, ansioso, enojado, dolido o para encontrar alivio y acercarse lo suficiente a la naturaleza, diversión, o Dios para llegar a la dirección de su sueños. Doctor (donante) y el paciente (receptor) trabajará codo a codo para llevar a cabo todas las tareas a mano. Cada individuo servirá como custodio de toda la instalación. Vamos a armar un equipo tan diverso que todos los pacientes pueden encontrar al menos una persona que ama y entiende. Vamos a cultivar amistades profundas entre donantes y receptores de la salud.

El asombro y la curiosidad será el aire que respiramos. Se fomentará la creatividad en el personal y en todos los que nos visitan. Los pacientes se instará a expresarse en cualquiera de sus formas de arte que elijan. Tendrán la oportunidad de explorar por su cuenta y con los demás. Todo el mundo disfrutará de un sinnúmero de oportunidades para encontrar formas de ayudar a otras personas.

En resumen, vamos a extender nuestra feliz, divertido, amoroso, cooperativo, creativo de la comunidad que son propiedad de nadie, sirve de todos para beneficiar a la gente en todas partes. Como lo ha hecho en el pasado, este ambiente mejorará la salud y aliviar el sufrimiento de una manera única. La práctica de la medicina se convertirá en una alegría en un ambiente tal.

## Nuestra ética

La cuestión de la ética médica es compleja, pero hay algunas cuestiones en torno al cual hay que formular la política y la comunican. Cuando se enfrentan con una población tan diversa como la de los Estados Unidos, donde todo tipo de creencias contradictorias coexisten y la elección individual es sacrosanto, ninguna instalación verdaderamente puede representar que la población si se dicta un enfoque o un conjunto de creencias. Hay tiempo que invertir la comprensión y el respeto de las creencias de cada persona que viene a nosotros.

Creemos que la instalación pertenece a nuestros pacientes. Por lo tanto, hemos formulado la política de grupo muy poco sobre la moral más allá de la necesidad de funcionamiento para el bien común. En su mayor parte, vamos a abordar las cuestiones de disponibilidad. Queremos atender a todas las personas por igual, sin trato preferencial, ya sea o no el paciente ha ayudado a crear o mantener las instalaciones. Nos esforzaremos en dar la más amplia asistencia posible, incluyendo los métodos estándar de farmacéuticos y quirúrgicos y otras formas de atención. Esperamos que todo aquel que viene tendrá la oportunidad de explorar todo tipo de terapias en un ambiente seguro y de apoyo. El personal aceptará todo tipo de profesionales y el respeto de sus competencias. Cuando dos o más sistemas chocan, estará preparado para trabajar a través del conflicto con un diálogo en el que todos pueden participar. Por encima de todo, ningún profesional de la salud tendrán que aplicar un tratamiento que él o ella no es compatible.

En última instancia, la elección de la terapia será del paciente. Nos esforzaremos para que la intimidad de forma que las decisiones individuales surgen de un análisis de todo el sistema. Hemos visto milagros y los desastres en todos los métodos de atención. Uno nunca puede prometer un resultado dado con ningún tratamiento. Cada uno es un juego de azar. Como resultado, nos sentimos moralmente obligados a promover la responsabilidad personal de un estilo de vida saludable para disminuir la necesidad de opciones imperfectas.

Uno de los objetivos será la interdependencia mutua. Somos una compañía de amigos, de donantes y receptores, de los médicos y pacientes. Todo el mundo necesita un otro, así que vamos a dar todo el personal de la igualdad de trabajo y el respeto. Vamos a compartir en el mantenimiento de las instalaciones, que actúa como médico, limpieza, agricultor, o artista, todo en uno. El derecho no se valora más que otro. En cambio, funcionará como un organismo, con todos los que contribuyen a un todo vibrante. Nos basaremos en esta interdependencia como una fuerza curativa más importantes, tanto a nivel individual como a nivel mundial en nuestra interfaz con el mundo. Apoyamos el desarme nuclear total y la preservación del medio ambiente con problemas. Estos, a nuestro juicio, son los problemas morales más urgentes que enfrentan los profesionales de la salud y la sociedad de hoy.

En algunas cuestiones morales muy complejo vamos a retener el juicio. No creemos que estos temas controvertidos pueden ser cubiertos por la moral general, sin interferir en la soberanía de nuestros pacientes y el derecho a elegir. El aborto es la cuestión. No toleramos el aborto como una forma de control de la natalidad y reconoce que este procedimiento puede causar un trauma profundo, pero nos sentimos obligados a respetar la elección de cada mujer involucrada. Haremos un gran esfuerzo para proporcionar buena educación sobre el sexo y control de la natalidad. Si una mujer decide tener un aborto, lo vamos a dar y esperamos que nuestro entorno le ayudará a adaptarse a la vida después. También estarán a favor de las mujeres que desean tener a sus bebés y, o bien mantenerlos o darlos en adopción. Esperamos poder ofrecer la opción de encontrar personas que van a adoptar al niño de una mujer que no quiere un aborto.

Muerte con dignidad es una cuestión vital. Esperamos que los individuos y sus familias se desarrollará la profunda intimidad necesaria para aclarar cómo les gustaría ser tratados si, como resultado de enfermedad o accidente, son incapaces de comunicar sus deseos sobre la reanimación o sistemas de soporte vital. Alentaremos a nuestros pacientes a un proyecto de testamento en vida. Entonces vamos a tratar de seguir el mejor camino, de preferencia uno que ya discutió con miembros de la familia.

Una cuestión moral final es un seguro de mala praxis. Reconocemos que todos los profesionales de la salud son falibles y puede cometer errores a lo largo de su vida laboral, también creemos firmemente que la amistad, la comunicación abierta, y la confianza constituyen la mejor prevención en contra de ser demandado por mala práctica. En Gesundheit, no podemos y no vamos a practicar en el miedo y la desconfianza. Tenemos la intención de ejercer como un grupo diversificado y altamente cualificados, sobre la base de unos a otros su experiencia y asesoramiento con el objetivo de no hacerle daño a otra persona. Vamos a utilizar un sistema de selección riguroso para garantizar la competencia entre todos nuestros profesionales y cuidadores. Todos nosotros cuidamos con toda nuestra capacidad y ponemos la bienestar del paciente primero.

Mientras la ciencia de la medicina es imperfecta, es erróneo esperar infalibilidad. Si un paciente se siente insatisfecho con su cuidado, queremos saber de inmediato. Vamos a investigar, evaluar, y si es necesario despedir a cualquier miembro del personal que ha sido negligente. Nosotros siempre haremos todo lo posible para corregir las consecuencias de cualquier error.

# Nuestro personal

La tarea más difícil en Gesundheit es ayudar al personal y los pacientes en conviertirse —y mantenerse— saludable y feliz. Obviamente, estos atributos primero se debe establecer en el personal. Una de las razones para el diseño único de Gesundheit es crear un ambiente libre de desgaste. Si operamos un hospital donde sus empleados están siempre apagado, los pacientes van a ser quemados también. Esperamos que si los funcionarios se van, el motivo: Gesundheit no era el lugar adecuado para ellos, pero mi deseo más profundo es para un personal que nunca se irá.

Algunas personas, sin importar la forma en que práctica la medicina y prestar atención de salud, van a sufrir el desgaste sólo por su personalidad o sus enfoques de la vida. No quiero quemado profesionales en el personal. Quiero profesionales que tienen hambre de trabajar con gente, que se cumplirá y fortalezca por el servicio a los demás y viviendo en la creatividad, el medio ambiente saliente, emocionante que ofrece Gesundheit. Naturalmente, cualquier persona que siente la necesidad de un descanso de la obra debe tener una, pero esto debe hacerse en un ambiente de compromiso.

En el momento en que abrimos, tendré que alistó a varios médicos de familia, un cirujano general, ginecólogo obstetra, pediatra, oftalmólogo, psiquiatra, dentista, matrona, quiropráctico, homeópata, acupuntor, naturópata, y enfermeras. Muchos de los funcionarios ofrecerá terapia de masaje y sesiones de meditación. Lo ideal sería que cada miembro de nuestro equipo tiene muchos talentos, por lo que algunos expertos se coinciden.

Nuestro personal de apoyo se incluyen los agricultores, mecánicos, constructores, artistas, artesanos, y un abogado —tanto para Gesundheit y para los pacientes que necesitan asesoramiento jurídico. Queremos dos maestros para los niños —el nuestro, los niños enfermos y familiares de los pacientes. Todos los miembros de la comunidad, incluidos los cónyuges o compañeros, será parte de nuestro personal y contribuirán con sus diversos talentos.

La mano de obra para la mayoría de nuestros esfuerzos seguirán siendo voluntarios, pero si no podemos encontrar voluntarios para tareas específicas, vamos a contratar a la persona necesita. Vamos a alimentar y albergar a nuestros trabajadores, ofreciéndoles alojamiento y comida deliciosa en un ambiente hermoso, maravillosos amigos, el trabajo duro, muy divertido, y un papel importante en la creación de un modelo de salud comunitaria. Vamos a tener treinta camas para las personas que nos ayudarán por un tiempo limitado (le estoy pidiendo un compromiso mínimo de dos años), sino que oscilará entre los médicos y los carpinteros a vagar juglares y los observadores de aves. Estas personas traen una gran riqueza de conocimientos e intereses.

Cuando comenzamos el proyecto piloto, nuestros miembros del personal estaban en la veintena. Ahora estamos sobre todo en nuestros años treinta y cuarenta. Espero que la gente de todas las edades en nuestro personal. Abuelas y abuelos a menudo tienen una función sólo por ser su ser viejo y sabio. En una situación agradable y alegre, la gente mayor puede agregar un borde maravillosa de todas las otras edades. Contribuyen sabiduría y el conocimiento, la mayoría de todo, ellos encarnan una acumulación positiva de la experiencia.

Nuestro personal debe ser feliz, cariñoso, divertido, cooperativo, creativo y capaz de generar autoestima y pensamiento positivo en sí mismos y otros. Por su estilo de vida, el personal debe ser un ejemplo de buenas relaciones para los pacientes. Deseo que los miembros del personal que voluntariamente renunciar a grandes cantidades de tiempo en un centro privado donde al menos un médico está siempre disponible para trabajar con cada paciente y puede aceptar interrupciones constantes. Si el personal tiene hacer frente a enormes problemas sociales, deben estar dispuestos a dedicar su vida a él. Tienen que ver el proyecto no sólo como operaciones de un hospital en West Virginia, pero como la comunidad y la paz mundial. Los empleados deben estar en amor con el sueño.

## El pasaje de un paciente en Gesundheit

Como médico, yo experimento hospitales como lugares sombríos. Rara vez se mira a los miembros del personal del hospital saltando por los pasillos, emocionado por el privilegio y la alegría de ayudar a otros. Los pacientes en la mayoría de los hospitales experimentan pesadillas de miedo y de trato impersonal. El ambiente en Gesundheit Institute ser optimista ya diferencia de otras instalaciones médicas modernas.

Como médico, yo experimento hospitales como lugares sombríos. Rara vez se ver a los miembros del personal del hospital saltando por los pasillos, emocionado por el privilegio y la alegría de ayudar a otros. Los pacientes en la mayoría de los hospitales experiencia pesadillas de miedo y de trato impersonal. El ambiente en Gesundheit Institute será optimista ya diferencia de otras instalaciones médicas modernas. Muchos de nuestros pacientes se sentirán descontentos cuando llegan, el sufrimiento no sólo de dolencias físicas, sino de la soledad y baja autoestima que son componentes de muchas enfermedades. Si los médicos sólo podían encender un interruptor que le hacen la vida de los pacientes felices, la salud sería mucho mejor. Pero no hay tal interruptor o píldora. Los pacientes deben encontrar la felicidad por sí mismos. Lo que podemos ofrecer y lo que pocos otros centros médicos ofrecen es terreno fértil para la gente en el dolor a descubrir la felicidad.

El concepto de tratar a la persona entera, y de ver la gente como algo más que sus enfermedades, implica una enorme cantidad de trabajo psicológico y espiritual. Es por eso que Gesundheit integra la curación con la agricultura, la recreación, las artes escénicas, artes, y oficios, y vivir juntos en comunidad.

Reconocemos que cada persona es única, y vamos a adaptar la visita a sus necesidades. No hay dos visitas que serán por igual. Para ver un ejemplo de lo que una visita como podría ser, imagínate a ti mismo como un hombre, de treinta y siete años de edad, casado y con dos hijos. Usted acaba de ser diagnosticado como tener úlceras, un trastorno muy común. Los médicos llaman y nos da el informe completo, luego nos dirigimos a usted por teléfono. Te invitamos a visitar, con su familia, durante una semana o diez días. Se le anima a llevar instrumentos musicales, artes de pesca, libros y otros artículos de ocio.

Si vienes en coche, antes de llegar, se le han viajado a través de las hermosas colinas de West Virginia. En cuanto a las 310 acres de Gesundheit, podrás ver a lo lejos, la principal infraestructura: una madera, piedra, y hormigón estructura se levanta al pie de una montaña. Conducir hacia esta instalación, se pasa a la tienda de artesanías para trabajar la madera y los edificios a la izquierda y, más allá de eso, los huertos y jardines de flores. La belleza natural se toca antes de que lleguen al edificio.

La entrada principal se conectará con una pasarela aérea de largo que abarca la carretera como una puerta. En el otro extremo del puente, puede observar un área de meditación en medio de los cultivos. Un miembro del personal le dará la bienvenida en el salón central, un espacio de cuatro pisos que plantee una cúpula de cristal iluminada por el sol. Después de un breve recorrido, su anfitrión le atiende y decirles a sus hijos y el cónyuge sobre las actividades de ese día. Para los niños, la exploración y el juego están disponibles, para su cónyuge, el mismo nivel de un adulto.

Mientras tanto, usted se reunirá con el terapeuta de su elección, ya sea en la medicina alopática, la homeopatía, la acupuntura, o alguna otra disciplina. Usted aprenderá que usted puede probar varias clases de métodos terapéuticos a lo largo de su visita e incluso se pueden observar diversos curanderos en la acción de antemano.

En primer lugar, sin embargo, usted participará en un ampliado de dos a cuatro horas de entrevista como parte de una historia completa médica y social y un examen físico. Esta entrevista será la base para la apertura y una amistad tan importante con su terapeuta. Usted plenamente explorar sus razones para venir a Gesundheit Institute y lo que espera obtener de la visita. Se le preguntará acerca de todas las áreas de estrés en su vida: familia, trabajo y personales. El terapeuta discutirá que los ensayos y estudios se deben hacer llegar a bosquejar un plan de tratamiento que se refiere tanto a su úlceras y la calidad de su vida en general.

Se le informará a intentar suave, tratamientos baratos primero para ver si se soluciona el problema. El ejercicio, la dieta, la recreación y el trabajo será parte de su terapia. Muchas actividades para reducir el estrés estarán disponibles cada día, incluyendo la meditación, masajes, paseos por la naturaleza, el teatro, la artesanía, y el juego.

Durante este tiempo, su cónyuge se reunirá con un miembro del personal para expresar sus sentimientos y necesidades. Con su permiso, incluso podrá recurrir a otros familiares o amigos de sus perspectivas. De esta manera, su cónyuge, hijos, y amigos se alistarán en un equipo de salud para ti y uno para el otro.

Durante su tiempo con nosotros, podremos observar su respuesta no sólo a su familia, sino a los demás de la instalación. Dado que todo el personal y los pacientes en Gesundheit interactuan, nos daremos cuenta los sentimientos de todos los que entran en contacto con usted acerca de su respuesta a la recreación y el trabajo. Cualquier sugerencia o ideas que puedan surgir se señalará a la atención de su médico de cabecera, que decidirá si deben aplicarse en su plan de atención básica.

A pesar de la espontaneidad es importante en Gesundheit, se establecerá algunas rutinas diarias. Temprano por la mañana se puede pasar en el ejercicio y la meditación. Desayuno proporcionará un tiempo informal para discutir las actividades del día con el personal y otros pacientes y decidir quién hará qué. A continuación, figuran en sus tareas de la misma: la terapia, trabajo, recreación, o los tres. La cena será una reunión importante cuando todo el mundo va a comer juntos y compartir los eventos del día. Actividades durante la noche pueden incluir debates y talleres sobre diversos temas, la socialización, bailes, juegos, música, o estar a solas.

Una razón fundamental de nuestra comunidad es la curación es que todos trabajemos en los jardines, la cosecha, cocinar, servir la comida, y limpiar después. En la mayoría de las familias, mamá hace eso. No somos la madre de nadie. Estamos tratando de ser los médicos para una sociedad que se ve perturbado y acosado por el aburrimiento, la soledad, y la codicia. Si la sociedad es el paciente, entonces necesitamos medicamentos que ayudarán a mejorar una sociedad enferma. Uno de los medicamentos ideal para una sociedad enferma es la interdependencia, o sensación de la gente "en uno" con la sociedad y entre sí. Esto significa que tanto los residentes permanentes y los huéspedes de trabajo en la medida de sus capacidades físicas. Todo el mundo que viene a Gesundheit será asignado a un equipo de cocina y un equipo de limpieza. Otras tareas que implican las actividades de la agricultura y la jardinería, el mantenimiento, las artes, y la artesanía, las industrias domésticas, cuidado de niños, y la educación.

Nuestro concepto entero de la comunidad y la interdependencia requiere que los pacientes se vuelven emocionalmente independiente. Al exponer a la experiencia de la comunidad, también vamos a ayudarle a ser interdependientes, porque creemos que esto será beneficioso para su salud. Por ejemplo, vamos a explorar cómo sus intereses pueden ser integradas con las del personal y otros invitados de promover la interdependencia y la amistad. Las personas que juegan al ajedrez será igualado. La gente que es artístico o cualificados se anima a hacer proyectos juntos. No es gran medicina para ayudar a otros, personas que son dependientes o acostumbrados a que otros esperan de ellos será asignado a cuidar de una persona con cuadriplejia o alguien que está muriendo. Dado que muchos hombres en nuestra sociedad no tiene amigas, los hombres pueden pasar el tiempo con una de las mujeres en nuestro personal. Se le pedirá a compartir alguna habilidad o conocimiento con la comunidad, de modo que se sentirá útil. Usted va a tener muchas posibles caminos a seguir. Si no está abierto al asombro, la curiosidad, el humor, el amor, o sistemas alternativos de curación, vamos a tratar de ponerlo en contacto con el medio ambiente de diversidad en Gesundheit.

Parte de la terapia de todos, creemos, es explorar la responsabilidad de uno mismo y la propia comunidad, y para ayudar con las tareas de la vida diaria. Un paciente afectado por la soledad puede unirse a varios estudiantes de medicina, un músico errante, un paciente de cáncer, varias personas que sufren de trastornos mentales así llamados, y los niños en un viaje de tres a cuatro días de acampada en el bosque nacional circundante. De estos encuentros saldrá la interdependencia, la vinculación humana, vida creativa, la apreciación de la naturaleza, y formas eficaces de manejar al estrés.

Cuando una persona no puede o no hace su parte, se muestra en la soledad, el egoísmo, e incluso a veces un problema de salud. Tenga en cuenta las miles de personas que hablan de lo bien que se siente al ser capaz de trabajar. Y considere qué horror que sienten cuando están en un hospital convencional y no participan en la acción. ¿Cuántas personas que han sido hospitalizados alguna vez han sentido alguna conexión con el lugar? ¿Cuántos dicen: ¡"Acabo de tener un fabuloso día en el hospital! ¡Perdón por ir! ¡Ojalá se enferman"!? En Gesundheit, los pacientes van a decir tales cosas de forma rutinaria.

Al final de su visita, esperamos que usted, el personal y otras personas en nuestras instalaciones se han convertido en amigos. Alentaremos frecuentes cartas de seguimiento y llamadas telefónicas, y tal vez un fin de semana de acampada a Gesundheit cada año para un chequeo y actualización "por supuesto". Si sabemos de personas apropiadas en su ciudad natal, le pondremos en contacto, esperando que los amigos de Gesundheit se convierten en amigos unos de otros.

# Lo que nos gustaría saber sobre los pacientes

Entrevistas iniciales con los pacientes duran tres a cuatro horas y exploranno sólo sus necesidades de salud, pero todo sobre ellos. El resumen a continuación da una idea de la información detallada que buscamos de los pacientes en tratar de conocer y evaluar sus necesidades de salud. Idealmente, nos gustaría que cada persona en nuestro cuidado escriba (en forma legible) una historia detallada de su vida desde una perspectiva de salud, e incluyen los siguientes:

1. Cualquier de los hechos relacionados con el nacimiento o los primeros años de vida
2. Historia de las vacunas hasta la fecha
3. Las hospitalizaciones, con fechas y detalles
4. Todas las enfermedades que recuerda, con las perspectivas actuales en cada
5. La historia de tomar drogas, legales e ilegales, incluyendo las percepciones de las drogas; son el tabaco, la cafeína, el azúcar, alcohol, etc.
6. Historia de las perspectivas espirituales, incluidas las influencias del pasado y las actitudes actuales
7. Historia de amor con la vida presente y su evolución, con comentarios sobre cada uno de los siguientes detalles: amor paternal, el amor romántico, el amor sexual, amor a la vida, el amor propio, cualquier otro
8. Historia de las grandes decepciones, pasados y presentes, incluidas las soluciones encontradas, y las percepciones de las decepciones de otras personas
9. Historia de la vida pone de relieve, entre ellos maestros significativas (ya sea educación formal o por cuenta propia). Lista de habilidades de cualquier clase obtenida a partir de estos puntos altos: la forma en que fueron adquiridos, valorar y compartir con los demás. Incluya también mejores momentos derivados de libros, películas, música, actividades intelectuales, etc.
10. Un árbol de familia detallada, con la salud y otras perspectivas en cada rama
11. Reflexiones sobre lo que crecía era como, las descripciones de los hogares, escuelas, barrios, sus mejores amigos, mascotas, viajes, clubes, fechas, automóviles, motocicletas, aficiones y todo lo que parece significativo

12. Historia de la dieta, pasados y presentes, incluidas las prácticas actuales, perspectivas y teorías acerca de la nutrición
13. Sueños para el futuro
14. Comentarios sobre el éxito/fracaso, bien/mal, ganar/perder, la felicidad/infelicidad, lo que se refiere a las relaciones con los padres, hijos, trabajo, vida, estilo de vida, comunidad, país, los valores espirituales, amigos, enemigos
15. Perspectivas sobre el estado actual del cuerpo: fuerza, resistencia y flexibilidad de las articulaciones; hábitos de ejercicio, uso de baños, aceites, saunas, masajes, y hierbas; hábitos intestinales y de la orina, condición de la vista, el oído y otros órganos de los sentidos
16. Perspectivas sobre la muerte (la propia y otros), incluyendo las experiencias personales con la muerte
17. Perspectivas sobre la enfermedad mental, en uno mismo y en otros, ¿hay tal cosa como una enfermedad mental?
18. Formas de expandir la conciencia de la salud, incluida la forma de utilizar los recursos para ayudar a dar salud a usted y a los demás
19. Otros detalles acerca de la salud que esta lista ha estimulado

Si nos escuche constantemente pidando este informe, sólo estamos dispuestos a optimizar el cuidado de la salud de cada paciente. También incluirá los resultados del examen físico en el registro del paciente —la presión de sangre, el corazón de la localización, el análisis de orina, de sangre, la acupuntura diagnóstico— todo ello gratis. Hay miles de formas eficaces para construir la salud. Vamos a recopilar el mayor número posible.

Usted es un paciente Gesundheit para la vida. Después de salir, envíe una adición anual de actualización. Necesitamos esta información para entender cómo practicar el cuidado preventivo con cada paciente y de compartir los conocimientos resultantes sobre la salud con otros. Hemos hecho un compromiso de buen tiempo para la salud de nuestros pacientes, por favor devuelva el compromiso en este informe.

Recuerde que no hay informe que es demasiado largo. Danos permiso para mostrar otros miembros del personal y los pacientes de este informe, todos podemos ser grandes maestros de nosotros mismos.

# 8 · La historia de Gareth

## Gareth Branwyn

*Vimos una hermosa puesta de sol de color naranja en silencio, y Patch se volvió hacia mí y dijo: "¿Tiene artritis mientras que usted está viendo esto"?*

Cuando tenía doce años, incurrí lo que parecía ser una lesión deportiva. Tuve un esguince en un dedo del pie y no se curaría. Mi dedo estaba hinchado y adolorido durante meses, pero los médicos no pudieron encontrar la causa o cura. Ese verano tuve un trabajo nocturno lavado de pisos en J. C. Penney. Cuando mis rodillas empezaron a hincharse, los médicos dijeron que la causa era de estar en mis rodillas tanto.

Entonces, a la edad de trece años, me desperté una mañana con un intenso dolor en mi cadera. No podía levantarme de la cama. Mi madre me llevó al médico, quien me examinó, tomó rayos X, y concluyó: "Es sólo dolores de crecimiento. Gareth es muy alto y que está creciendo demasiado rápido. Pruebe estas pastillas para el dolor y relajantes musculares, y él estará bien".

Continuó así durante años. Más médicos, más píldoras, más dolor. Decidieron que tenía artritis reumatoide juvenil, pero estaban equivocados. Pasaron años antes de que me diagnosticaron correctamente. Cuando tenía diecisiete años me mudé a la comunidad Twin Oaks en Louisa, Virginia. Después de un año o así, el dolor comenzó a empeorar. Cuando mi espalda se involucró, yo estaba realmente asustada.

La comunidad de Twin Oaks me envió a la cercana Universidad de Virginia Centro Médico en Charlottesville. Los médicos que me examinaron y descubrieron que tenía la espondilitis anquilosante, una forma de artritis que destruye la columna vertebral y de todas las principales articulaciones del cuerpo, "la lucha para mantenerse de pie", como un folleto de educación al paciente melodramáticamente declaró. Yo tenía dieciocho años y padecía una enfermedad incurable que me podía matar.

Uno de los consejeros de salud en Twin Oaks, Vince Zager, estaba interesado en la medicina alternativa. Él y yo comenzó a explorar las diferentes terapias de uno en uno. Cada vez que nos enteramos de un nuevo sistema, nos informamos acerca de la artritis remedio y cuánto tiempo se tardaría en obtener resultados. Por lo general, estas terapias se suponía que lograr al menos un atisbo de mejoría en uno o tres meses. Por esa cantidad de tiempo, me gustaría seguir el régimen casi a la letra. Si he visto ningún cambio, me gustaría pasar a la siguiente cosa. Siempre que cualquier método de curación parecía moderadamente prometedora, que viajaría al lugar donde se les ofreció. Twin Oaks pagaron las facturas de salud legítimos, que incluyen los de las terapias no convencionales. No podría haber les ofrecía por mi cuenta.

Traté de trigo tratamiento de césped (mezcla de jugo de pasto de trigo tres veces al día), flores de Bach (tinturas a base de plantas que se supone que tienen poder de curación), la terapia a base de hierbas (basado en diversos tipos de té de hierbas con sabor a agua del pantano), pozos de melocotón, la visualización, las vibraciones, los cristales, y otras terapias de la Nueva Era. Una vez que tenía que poner una almohada en el suelo e imaginar que era la persona que era el mayor obstáculo para mi desarrollo. Me propinaron patadas y puñetazos y le gritó a la almohada y luego partió en la cama, abrazó a él, y dijo que lo perdonaba, visualizando a la persona todo el tiempo. Hice esto durante semanas. Cada mañana cuando me levanté, todo el mundo que vivía en mi edificio en Twin Oaks se me oye decir: "Eres una puta. Usted destruyó mi vida", y diez minutos más tarde, "Te amo. Yo te perdono".

Todas estas terapias ponía un gran énfasis en seguir el régimen exactamente. Por ejemplo, un médico naturópata prescrito un plan de tratamiento durante tres meses. Cuando regresé y no reporté los resultados, le pregunté: ¿"Sabía usted que siga a la carta"? Yo dije: "Sí, absolutamente". Él dijo, ¿"Y no había nada de tiempo cuando se desvió del plan"? Yo admití a comer espaguetis, un alimento prohibido, una vez cuando yo tenía prisa. Él dijo: ¡"bueno, no me extraña que no funcionó"!

Si yo no tenía otro programa planeado por el momento en que terminó una de estas terapias, me gustaría volver a la dieta regular Twin Oaks, que consistía en alimentos básicos de salud. A veces me comería lo que quisiera durante el ínterin. Después de dos semanas de comer, beber y comer compulsivamente, me siento muy bien, porque yo había trabajado en todos estos regímenes estrictos y se sentía culpable por no curarme. Durante estos intervalos, me hundí en la irresponsabilidad y tuvo el tiempo de mi vida. Mi artritis incluso se sintió mejor durante un tiempo. Empecé a bromear acerca de cómo me iba a escribir un libro sobre la decadencia como una cura para la artritis.

La línea de fondo, sin embargo, era que nada ayudó. La última terapia intenté antes de conocer a Patch Adams fue un ayuno de jugos y agua de catorce días que fue horrendo. He perdido tanto peso que necesitaba una almohada gruesa para sentarme en el asiento, porque mis huesos me dolían. Para el final del ayuno, me sentía suicida. Le dije a los amigos que nunca volvería a ser una persona productiva, que nunca tendría una relación con una mujer, no tenía nada por qué vivir.

Alrededor de este tiempo Vince, mi consejero en Twin Oaks, se reunió con Dave Wember, un médico homeópata que estaba trabajando con Gesundheit. Hablaron acerca de si la homeopatía puede ayudar a mi artritis. Vince también mencionó que estaba muy deprimida. Dave le dijo que Patch trabajaba muy bien con la gente que estaban deprimidos por tener enfermedades crónicas.

Vince me instó a llamar a Patch, pero me resistí porque yo había estado a través de terapias de tantos en ese momento. Pero dejo que Vince llamaba Patch para mí mientras yo escuchaba en la otra línea. Era como algo de una película de Fellini. Patch sonaba como una buena persona, pero su entusiasmo parecía un poco arrogante. Aún así, le volvió a llamar unos quince minutos más tarde. Recuerdo dos cosas acerca de la conversación: hablaba muy alto —en un momento tenía que sostener el teléfono lejos de mi oreja, cuando criticó ¡"Me encanta comunas"! Tras enterarse de que vivía en uno —y, al final de la conversación, dijo: "Vamos a hacer todo lo posible para ayudarle. Pero si la ayuda no puede tenerse en cuenta, puede que tenga que entrar en el dolor". Colgué el teléfono y me sentí muy aplazada. Todos los recursos de Nueva Era había intentado destacó haciendo todo lo posible para suavizar el dolor. Me pregunté: ¿"De qué está hablando"? La curiosidad me obligó a averiguarlo.

Unas semanas más tarde, viajé en autobús a Fairfax, donde fue recibido por Ozzy, el psiquiatra de la Gesundheit. Era pequeño y burbujeante, con el pelo negro y rizado, barba sal y pimienta, tirantes arco iris y un teñido de camisetas. Yo estaba tratando de mantener un aura de "estoy demasiado cabreado-hacia-fuera-de-esto", pero por dentro me gustaba este tipo de inmediato. Tenía un sentido del humor como Woody Allen.

Me llevó a un coche con dos personas a las que acababa de recoger del Hospital St. Elizabeth en Washington. Nos dirigimos hacia una granja del oeste de Ox Road en Fairfax. El viaje fue salvaje. Uno de los pasajeros, una mujer, me mostró las cicatrices de suicidio en las muñecas, mientras que Ozzie charlaba acerca de su coche, que fue nombrado Príncipe Valiente después de que el personaje de cómic. Pensé: ¡"Dios mío, he aterrizado en el manicomio"!

Cuando llegamos a la finca, vi, sentado en el estacionamiento, un brillante autobús rojo de dos pisos con un letrero pintado en la cara: ¡"Todos estamos Bozos en este autobús"! Circulando el autobús en un monociclo era un hombre con el pelo largo, un bigote enorme, pantalones quirúrgica matorrales, y una camiseta que decía: ¡"Ríete tu culo fuera"! con un personaje de dibujos animados poco desnuda cuya culata estaba flotando fuera porque se reía tanto. Me acerqué a él, pensando: ¡"Esto no puede ser el doctor"! Ozzie dijo: ¡"Este es Patch"! Aunque todavía está montando el monociclo, empezó a llevar a cabo mi entrevista de salud en ese mismo momento. ¡No perdió el tiempo en absoluto! Después de un rato, él puso el monociclo abajo y nos fuimos a dar un paseo. Fue un día precioso y recorrimos la granja de catorce hectáreas, llegando a un jardín y sentamos junto a un cono de polos tipi creado sobre una plataforma.

La entrevista me perturbó. Casi de inmediato, Patch me preguntó: ¿"Cuál es tu pasión en la vida? ¿Qué te excita? ¿Qué te motiva? ¿Qué te excita"? Yo dije: "No mucho. Me gusta leer". Él respondió: ¿"No es una gran lectura? ¡Me *gusta* leer"! Le empecé a contar lo que me gustaba leer, pero era dolorosamente evidente que él era uno-subiendo me con su nivel de entusiasmo. Me decidí a preguntarle acerca de su autor favorito. "Kazantzakis", le respondió y comenzó a citar *Zorba*: "La vida es problemas" y "Un hombre necesita un poco de locura, o de lo contrario nunca se atreve a cortar la cuerda y ser libre". También citó línea de Zorba el sentido de que la mayor tragedia es para un hombre rechazar a una mujer que lo invita a su cama.

El punto, por supuesto, fue vivir apasionadamente. Leí Kazantzakis después y lo entendi. Pero a la vez, yo era de dos mentes. Me atraía realmente increíble el poder personal y la felicidad de Patch obvia consigo mismo y con su vida. También era cálido y agradable. Mientras continuaba mi entrevista a cabo por la carpa, se hizo tarde. Vimos una hermosa puesta de sol de color naranja en silencio, y Patch se volvió hacia mí y dijo: ¿"Tiene artritis mientras que usted está viendo esto"? La cuestión absolutamente me derribó. "No, ahora que lo pienso, yo no". ¿"Tienes novia"?, Preguntó. "Sí, algo así". "Cuando haces el amor con ella, ¿tiene artritis"? Eso fue algo que me había dado cuenta. A lo largo de todos mis intentos de controlar el dolor de la artritis, cada vez que se excitaba-solo o con mi novia, mis hormonas se patada en media hora o así, y yo no sienta dolor. Patch preguntó: ¿"Hay otras veces no se siente el dolor"? "A veces cuando estoy en una fiesta y el baile", le dije, "mis músculos se relajan y estoy libre de dolor".

¡Así que tenía puestas de sol, sexo, y el baile! Patch dijo: "Todo lo que necesitas hacer es darse un capricho en tus pasiones y aumentar la cantidad de tiempo que su mente no está enfocada en su físico". ¡Había encontrado un médico que prescribe la pasión diversión, relajación, y la felicidad!

Él me sugirió que leer más y buscar otras cosas para disfrutar. Fue el comienzo de un estilo de vida rodeado de amigos, libros, y los pasatiempos que me hizo sentir bien. Cuanto más me dosificado con cosas que fueron positivas y agradables, mejor me sentía físicamente. Me encontré a mí mismo, literalmente, drogado con endorfinas (hormonas que alivian el dolor natural) que se publicaron cada vez que tenía una experiencia agradable. Patch me pregunto ¿"Cómo te hace sentir"? pegó en mi mente. Yo nunca me había hecho esa pregunta. Ahora me he centrado en él y de cómo me quería sentir. Aprendí a ingeniar las situaciones que me hacen sentir mejor física, mental, espiritual, y emocional, y para aprovechar mi situación, sin embargo al parecer sin esperanza, a su máxima ventaja.

Este experimento de auto-sanación continuó durante diez días. Cuando terminó mi visita, me sentí peor que cuando me llegó porque me había pasado la semana entera de fiesta, ir a conciertos, comer alimentos decadente, y quedarme hasta tarde en los debates apasionados sobre la salud, la comunidad, la cordura, y rock and roll. Yo había violado completamente el régimen estricto que mi consejero de salud en Twin Oaks había prescrito. Pero lo que obtuve fue más útil que cualquier otro medicamento o tratamiento que había intentado nunca.

Antes de conocer a Patch, que había estado siempre en el paradigma de un dolor yo-contra-el-mundo de la vida. Yo, literalmente, solía pensar: ¿"Por qué el universo se me oponen de esta manera"? Cuando llegué por primera vez en el Twin Oaks, me gustó el marxismo, el ateísmo, y la anarquía. Después de conocer a Patch, que me convirtió en una mucho más feliz, la persona más sociable. Incluso me convirtió en uno de los directivos de los eventos de vacaciones en Twin Oaks y ayudó a producir obras de teatro, conciertos y todo tipo de eventos. Descubrí el baile.

También descubrí las relaciones. Yo sólo había tenido dos relaciones antes de conocer a Patch, y no había funcionado. Durante mi visita me dijo a Patch sobre una mujer que quería tener cita, pero no tienen el valor de enfoque. Digo "cita", pero en Twin Oaks, en la década de 1970 nadie realmente citaba. Cuando le preguntamos a alguien, ¿"Quieres tener una cita"? Esto significa que nos encontramos al final de la tarde, hablar durante una hora o así, e ir a la cama juntos. Así que una "cita" básicamente estaba pidiendo a alguien para ir a la cama.

Patch dijo: ¿"Por qué no le preguntas"? "Sé que no está interesado en mí", le dije. "No soy de captura. Tengo artritis". Patch dijo: "Toda persona tiene derecho al fracaso. ¿Por qué no aceptar, como la línea de fondo, que va a hacer un culo total de sí mismo. Cualquier cosa que ir más allá de que será la salsa"!

Me decidí a probarlo. Cuando regresé a Twin Oaks, pasé una semana centrada en la idea de que me iba a quedar como un tonto. Entonces le pregunté a la mujer: ¿"Usted quiere tener una cita"? Ella dijo, ¡"Claro, eso sería genial"! Así de sencillo. ¡Qué gran cambio que hizo en mi confianza en sí mismos y en casi todo!

Después de eso, empecé a coquetear sin piedad. Me hice muy bien. Me coqueteaba con las mujeres ni siquiera me interesa, sólo por diversión. Llegué a un punto en el que nunca le pregunté a una mujer para una cita que no aceptaron, no porque yo era una captura increíble sino porque mi coqueteo me dijo, por adelantado, si iba a decir "sí". Estos éxitos me preparó de la relación más importante de mi vida.

Yo estaba enamorado de Pam antes de que yo la conocí. Ella fue la editora del boletín Twin Oaks, que había recibido cuando aún vivía con mis padres. Yo había tomado una clase de artes gráficas y estaba interesado en escribir, publicar, y Pam Bricker, porque me gustaba la forma en que hizo el boletín de noticias. Cuando me mudé a Twin Oaks y me reunió con ella, se fue unos días después. Yo no la durante cuatro años. Cuando salidó temporalmente de la comunidad, ella regresó. Cuando volví a llevar mis cosas, esperando para ir a San Francisco, me enamoré de ella y nunca salí.

Al principio dudé en pedirle una cita para salir y pasé varios meses coqueteando con ella. Ella estaba en una relación con mi mejor amigo en ese momento, y yo no quería interferir. Pero su relación no estaba funcionando, y, finalmente, expresó su interés en mí. Una tarde, en octubre de 1980 la vi en la cocina, y me preguntó, ¿"Te gustaría dar un paseo para que pudiéramos hablar durante unos segundos"? En cierto modo me sabía lo que iba a suceder. Mientras caminábamos, me dijo: "Creo que me he enamorado de ti". Recuerdo haber dicho, ¡"tengo que sentarme"! Me sentí mareado, estaba tan enamorado de ella. Pasamos la noche juntos, aunque no fue sexual. Su novio se enteró al día siguiente y suspendió su relación. Pammy y yo hemos estado juntos desde entonces.

Mis relaciones anteriores con las mujeres no eran nada comparado con esto. Los otros estaban atados siempre con mi artritis. Pammy me ha dado el mejor regalo que una persona con una dolencia podía esperar: ella nunca se ha centrado en él. Sin embargo, ella siempre está ahí cuando la necesito. Si algo cayó en la habitación de al lado, se baja, porque ella lo ha escuchado o ha escuchado decir ¡"Mierda"! Ella lo toma, pone de nuevo, y se va. Ella es una super cuidador. En los años que hemos estado juntos —nos casamos en 1984— que rara vez se ha mencionado mi artritis. Sin embargo, hay que ser un factor porque ella es una persona muy física. Casi nunca saligamos a caminar o pasear en automóvil. Lo hace mi parte de las tareas domésticas. No tengo una noche de cocción más porque no puedo soportar en un mismo lugar durante dos horas a la vez. Pammy hace dos noches a la semana para cocinar y nunca lo menciona. Si me pongo a limpiar después de la cena, va a venir y decir: ¿"Por qué no te sientas"? Voy a hacer su limpieza. Y yo le digo: ¡"Oh, no"!, porque todo el tiempo que mantenenga en movimiento, puedo manejar.

Tal vez el mayor milagro de mi vida ha sido mi hijo, Blake. Al principio pensé que nunca podría ser un padre. Luego, cuando quedó embarazada Pammy, pensé, "yo nunca voy a ser capaz de recoger a mi hijo". Jugué cintas en la cabeza diciendo que iba al fracaso. Sin embargo, tomé Blake hasta que tenía tres años. Tengo una espalda terriblemente mal, y era penoso, pero todavía era capaz de levantarlo hasta que pesaba alrededor de 35 libras. Tratando de levantar un peso nada más 35 libras habría sido imposible, pero el amor y el deseo de estar cerca de mi hijo y abrazarlo estrecha superó todas las dificultades, todo el dolor, y yo lo levantó. Patch solía decir: ¡"Dios, Gareth, no puedo creer que usted todavía está llevando él arriba y abajo por las escaleras"!

Volver al principio, yo no habría tenido un hijo, y mucho menos tratar de ser un padre físico. Se lo debo todo a lo que me enseñó Patch. Es necesario que todos nosotros con cualquier dosis es positivo, optimista, satisfactoria, y placentera, en mi caso, disfrutando de la celebración de mi hijo. Este enfoque de la vida funciona tan bien que si los médicos enseñaban a sus pacientes hasta el más pequeño pedacito de él, los beneficios se hacen preguntarse por qué es que alguna vez pensaron que tenían un problema médico.

# 9 · Organizando oñadores

## Blair Voyvodic, M.D.

*Todo el propósito de la futura estructura Gesundheit es apoyar los esfuerzos de la gente entusiasta para hacer del mundo un lugar mejor, por lo tanto más saludable.*

¿Cómo funciona un grupo de bien intencionados, idealistas, cuidadores amantes de la diversión a organizarse para asegurarse de que todo lo que nos encargaremos de? Hay una organización en Gesundheit, y es suficientemente original para que sea difícil de entender. Como una organización radical, hemos trabajado en la exploración de las raíces de cómo funcionan las cosas y se han desarrollado modelos creativos que son muy diferentes de la estructura organizativa tradicional.

Los principios que guían a nuestra organización en Gesundheit son:

1. que nuestras relaciones se basan en la amistad;
2. que nuestra motivación nace de la alegría del servicio;
3. que la diversión no es sólo deseable, sino una exigencia en nuestro trabajo, y
4. que cada persona es responsable de su propio deleite.

La implicación de que nuestras relaciones se basan en la amistad no es de nosotros de ser simpático y parlanchín, y ciertamente no se trata de pretender ser amigos. Significa que estamos interesados en conocer mejor uno al otro, en el aprendizaje de lo que interesa a la gente, emociones, y manías son. Funciona mejor con un compromiso tanto con honestidad y transparencia. Cuanto mejor nos conozcamos unos a otros, el más evidente es nuestra interrelación y la forma más natural de nuestros flujos de apoyo espontáneo.

Esto está en contraste con la estructura típica de una organización que se basa en posiciones de autoridad, la mayoría de los cuales están orientadas a tareas concretas. Nos tomamos en una variedad de funciones y tareas en el contexto de nuestra relación primaria como amigos. Nuestras funciones están orientadas a tareas diferentes como sombreros o trajes que nos ponemos, la persona como amigo sigue siendo el mismo. Una ventaja clave de esto es que nos permite modificar nuestras funciones de manera creativa. Evita el peligro de dejar que la gente atasque en posiciones que no son saludables para ellos.

La importancia de las amistades se pone de manifiesto si existe conflicto al tratar de tomar decisiones. Entre amigos, el conflicto se convierte en una oportunidad para conocer mejor uno al otro por la obtención de las creencias subyacentes o entendimientos que el conflicto se basa en. Se puede hacer con una gran cantidad de un fuerte debate, pero el objetivo es profundizar el conocimiento, no para "ganar". Nuestro ideal es un proceso de tomar de decisiones por consenso porque creemos que es mejor seguir trabajando en la profundización de nuestra amistad de lo que es llegar a una decisión rápida que genera resentimiento. Este estilo funciona mejor cuando la gente está dispuesta a sumergirse en la complejidad y las circunvoluciones de ampliar la intimidad, la confianza de que también vamos a llegar a decisiones eficaces.

Parte de la complejidad para nosotros es la enorme inversión personal que la gente hace en Gesundheit. Es mucho más que un trabajo. La gente trabaja con pasión, porque sienten que su trabajo marca una diferencia importante en el mundo. Hay un vínculo íntimo entre la obra y sus sueños más preciados. Para algunas personas, es su vida y obra Gesundheit, sueños, amigos, casa, y única fuente de ingresos. Cada nivel de participación trae consigo un interés personal en lo que sucede. A través de estas complejidades llegar a un consenso, merece la pena para las decisiones fundamentales. Para la gran mayoría de las decisiones, nos apoyamos en un extraordinario nivel de confianza.

Esto comienza con confiar en la gente su propia visión y estar dispuesto a actuar en consecuencia. Sólo se necesita el permiso de los demás en la medida en que sus acciones crean una demanda en los demás. Cuanto más pedir de Gesundheit, mayor será la carga que pesa sobre usted para justificar la demanda. Las demandas se hacen en una variedad de maneras: tomando tiempo de la gente, la atención, la energía, entusiasmo, dinero, etc. Cualquiera que sea la demanda, el resultado es un cambio de la oferta de ser útil a pedir para ser servido. Por otro lado, para explorar Gesundheit los recursos como una oportunidad para sumergirse en su propia fantasía de hacer del mundo un lugar mejor, sin crear las demandas de los demás, es estar al servicio de una manera que es alucinantemente emocionante. Hay un aspecto de ganados y maravillosa liberadora para estar al servicio de esta manera. Cuando no está creando una demanda en otros, las únicas limitaciones son el suyo propio.

Al igual que la amistad, la alegría del servicio también tiene importantes implicaciones que van mucho más allá de ser un simple eslogan, pegadizo. Comenzó como una prevención para el desgaste, pero se ha convertido en un arte en sí mismo. Esto significa no depender de la culpabilidad o la obligación, que son los motivadores más habituales. También significa que cuando algo parece necesitar hacer y nadie está reventando con entusiasmo, para hacerlo, tiene que examinar de nuevo la necesidad de conseguir que se haga. Si la necesidad es suficientemente fuerte, la elección se convierte entonces en lo que sea feliz al encontrar suficiente satisfacción para llenar esa necesidad o la creación de alternativas para los que hay entusiasmo. A veces esto resulta en una mejor solución de lo que había inicialmente. Casi siempre, este enfoque da como resultado una mayor satisfacción y una profundización de la participación.

Hay una lección valiosa en este acercamiento que se puede aplicar a muchas situaciones que requieren trabajar con el cambio. Un cambio que está muy efectiva y positiva representa un reto paradójico. Por un lado, es necesario que haya un reconocimiento y aceptación de cómo son las cosas en el aquí y el ahora. Por otra parte, es necesario que haya una intención activa para mejorar las cosas. Nada tiene que cambiar, y todo puede mejorar. Esta es la manera de evitar las dos trampas extremistas de la frustración o la complacencia activista pesimista.

En las prácticas diarias, estos principios se mezclan como nos damos cuenta la alegría de los demás. La culpa y la obligación conducen rápidamente a las mal humor, en marcado contraste con la emoción que da carne de gallina cuando veo a alguien que trabaja inspirado por la alegría

de servicio. Como amigos, le damos otro tipo de apoyo y retroalimentación, que incluye a veces entre sí recordando que no hay ninguna tarea
vale la pena sacrificarse por nosotros mismos. No sólo no le conseguirá
agradecimiento por haberse sacrificado, es posible que se le recuerde que
su sacrificio ha creado una mayor demanda en los demás que si no lo
hubieras hecho.

Este método conlleva un importante requisito de que cada persona sea
responsable de su propio deleite. Requiere revisión constante con su nivel
de propia inspiración. Una buena manera de hacer que se están dando
cuenta de cuánto riendo que has estado haciendo y pidiendo honestidad:
¿"Estoy teniendo diversión"? Si usted está verdaderamente diviertiendose,
entonces lo que está haciendo es su propia recompensa. Usted no necesita
diversión para recuperarse de sana. Se deja todo listo para sumergirse en la
próxima oportunidad. También, más divertido que tenga con lo que está
haciendo, más fácil será para que usted pueda ayudar a otras personas que
se divierten contigo. Es contagioso. Si no te diviertes, si tu entusiasmo
se está agotando, usted debe estar dispuesto a reconocer que es necesario
volver a llenar por el bien de todos. Conexión lejos en algo que no te diviertes con un caldo de cultivo para el resentimiento. Incluso si usted puede
evitar el aumento de resentimiento, de empezar a buscar recompensas para
justificar su sacrificio, y las recompensas suelen crear las demandas de los
demás. Este requisito para infundir su trabajo con la diversión puede ser
muy difícil a veces, pero bien vale la pena.

Como una organización diversa y radical tenemos nuestra parte de la
dinámica de poder. Dado que no tenemos una estructura autoritaria, no
existe un poder otorgado por el puesto o cargo. El poder esta adquirido
por la coherencia y la eficacia de las maneras de contribuir. A medida que
aumenta la contribución de una persona, aumenta el poder de influir
en su. La principal norma de oro es: si quieres que algo se haga, utilice
la fuerza de que querer hacerlo usted mismo con alegría. Si se trata de
motivar otras personas en hacer algo, es su responsabilidad de presentar
su sugerencia con suficiente entusiasmo y la inspiración que ellos querrán
hacerlo, ya sea porque les gusta la idea o de apoyo para usted como un
amigo. Este enfoque ha sido muy frustrante para las personas que están
acostumbradas a estar en posiciones de poder o que esperan que sus sugerencias para ser llevadas a cabo por "alguien". En lugar de decirle qué
hacer, a Gesundheit se le anima a confiar en sus propias capacidades y
para llevar a cabo en su propio pensamiento.

Desde esta perspectiva, Gesundheit es un experimento en curso, nuestra organización sigue evolucionando y creciendo. Actualmente estamos en el proceso de repensar la forma en que abordar las cuestiones de justicia e igualdad. Cada persona entiende la visión comúnmente percibida de una manera única, y algunas personas tienen una visión más clara y profunda experiencia que otros. Gesundheit no es una comunidad igualitaria en la que no estamos comprometidos todos por igual ni tenemos experiencia igual. Si nuestro objetivo eran educar a nuestro personal, a continuación, se prohibiera a las personas más poderosas para permitir a otros para ganar experiencia podría ser apropiada. Pero nuestro objetivo principal es estar al servicio, y así queremos que todos haciendo todo lo que ellos puedan, con alegría. Cada persona es animada a desarrollar sus propias fuerzas, pero no a costa de nuestro trabajo colectivo. A largo plazo, garantizando que el trabajo colectivo se desarrolla, nuestra comunidad se hace más fuerte, y podemos crear más oportunidades para todos los miembros a adquirir experiencia enriquecedora.

Un punto final sobre la organización Gesundheit de estilo de liderazgo. Hay muchos modelos de liderazgo. Nuestro modelo es que el liderazgo que sucede cada vez que alguien piensa sobre el grupo en su conjunto. ¿Qué sería de gran ayuda para todo el grupo? ¿Cuáles son las necesidades del grupo? Cuando esta perspectiva se equilibra con el examen de los individuos en el grupo, el aislamiento de su propio interés se elimina. Usted puede ver más claramente lo que será beneficioso para todo el grupo, así como los individuos. Su efectividad como líder se fortalece más que confiar en ti mismo como un líder y estár dispuestos a actuar con esta perspectiva. Este tipo de liderazgo no se basa en posiciones de poder, está disponible para todos. De hecho, más personas que toman el liderazgo de esta manera, más armonioso y eficaz de todo funciona.

En resumen, una analogía que encuentro útil es ver a la organización Gesundheit, por ser ésta como una bandada de gansos en vuelo (gansos tonto, por supuesto). Nos guiamos por una común necesidad de apreciar: para las aves es volar al calor en el invierno, para nosotros es para conectarse con otros en el ser de servicio. Cada ave es libre de volar independientemente, sino que opta por quedarse con los otros debido a las ventajas. El trabajo de las aves hacia adelante da sustentación y la resistencia a todos los cortes que siguen. Patch ha sido el ave de plomo a lo largo de nuestra historia. Otros de nosotros están ganando fuerza con la experiencia. Nuestra meta es convertirnos en un grupo de personas influyentes que propone una visión común que permita Patch para poder deslizarse de nuevo a ser uno de la manada.

Todo el propósito de la futura estructura Gesundheit es apoyar los esfuerzos de la gente entusiasta para hacer el mundo un lugar mejor, por lo tanto más saludable. Me gustaría extender una invitación abierta para cualquiera que desee participar para unirse a nosotros en nuestro vuelo. Ponte en contacto conmigo, o cualquiera de nosotros, para explorar cómo puede hacer esto.

BLAIR VOYVODIC
RR 4
KILLALOE, ONTARIO, K0J 2A0,
CANADÁ
e-mail: healing@web.net

# 10 · Creando el sueño

## Nuestro diseño

*El ambiente del hospital está destinada a evitar la indiferencia proyectado por tantas instalaciones y para transmitir la alegría, el entusiasmo, la paz, el cuidado, y el candor.*

Al considerar el diseño de nuestras instalaciones, nos hemos basado en años de experiencia de vida con éxito en los hogares del grupo. Hemos estudiado muchas construcciones filosóficas como *la República* de Platón y *Erewhon* de Samuel Butler, y las sociedades con una larga historia como los Shakers y los Amish. Y hemos estado cerca de los miembros de las comunidades contemporáneas como Twin Oaks, en Louisa, Virginia, y Findhorn en Escocia. Estos recursos nos han ayudado a crear y mantener la comunidad y aprender cómo otros han resuelto los problemas encontrados por todos los grupos. Muchos de nuestros recursos se enumeran en la Bibliografía en "Vivir en la comunidad' (ver página 226).

En los últimos veinte años también han explorado la historia de la arquitectura, el estudio de textos, tales como Walter Horn y Ernest Born *El plan de San Gall,* Christopher Alexander *Lenguaje de patrones,* y *Diseño con la naturaleza* de Ian McHarg. Estas y otras fuentes se enumeran en la Bibliografía bajo "Construcción y planeamiento de parcela" (ver página 231). Hemos visitado la catedral de Chartres, el Taj Mahal, y las comunidades históricas. Antonio Gaudí, que diseñó la Sagrada Familia en Barcelona, ha sido una fuerte influencia. Todas las artes han ejercido una influencia sobre nosotros, con su gran poder para inspirar, relajarse, expresar, y enseñar. Debido a que consideran que son poderosas herramientas terapéuticas, hemos diseñado en la zona de la posibilidad de teatro, música, artes, artesanías, y otras formas de expresión artística para el personal y huéspedes. También queremos proporcionar un lugar para la obra de arte que muchos amigos talentosos han donado o prometido a nosotros.

La preocupación por la ecología ha guiado el uso de la tierra y los planes de ordenación de paisajes para nuestra tierra al West Virginia. Dos de nuestros miembros pasó diez meses aprendiendo sobre la gestión ecológica en el Instituto Nueva Alquimia en Falmouth, Massachusetts. Este grupo explora la agricultura sostenible, conservación de energía, y la tecnología adecuadas para fomentar una relación más ambientalmente racional con la naturaleza.

En 1981, trajimos nuestros intereses colectivos y los requisitos de diseño para arquitectos Dave Sellers y Bill Maclay de Warren, Vermont. Inicialmente, los conocí a través de un plan de tierra que había preparado para la Comunidad del Renacimiento en Turners Falls, Massachusetts. Habían vivido en comunidad durante muchos años y tomó nuestro proyecto en serio. Estos rebeldes entiende que lo que estaban tratando de hacer en la arquitectura que estábamos tratando de hacer en la medicina: el ejemplo. Desde 1981, han estado en diálogo permanente con nosotros y han ayudado a fantasear con lo que queríamos Gesundheit llegar a ser. Nos hemos reunido en numerosas ocasiones y hemos visitado el sitio juntos. Dave Sellers fue en la tierra en julio de 1987 para una mirada en profundidad a lo que necesitábamos para la instalación principal. Pasamos un día de paseo imaginario por los pacientes una estancia de una semana en la instalación. Bill y Dave diseñó el primero de los dos edificios, una nave exquisitas 6.000 metros cuadrados y taller de carpintería que se ha completado. Proyecto de ley también ha terminado un uso de la tierra y un plan maestro que no sólo incorpora datos ecológicos y ambientales, pero identifica las cualidades espirituales de características ricas y variadas de la tierra.

Dave, Daisy Rankin, y Mark Dekay diseñaron la instalación principal. Ellos querían un hospital apartado de la carretera con jardines, campos y bosques cercanos. El ambiente del hospital está destinada a evitar la indiferencia proyectado por tantas instalaciones y para transmitir la alegría, el entusiasmo, la paz, el cuidado, y el candor.

La entrada principal estará en un extremo de una larga pasarela que atraviesa el camino como una puerta. La clínica de emergencia y las entradas se mantendrá más allá del puente bajo un dosel. Esta instalación central de cuarenta camas, se casa completamente equipada, hospitalización de agudos y servicios de consulta externa que puede manejar todos los aspectos de la medicina rural en una gota-en base o regular. Sala de urgencias, cirugía general, rayos X, laboratorio, farmacia, oftalmología, ginecología, acupuntura, odontología, terapia física, y muchas otras especialidades estarán representadas.

El salón central se levantarán cuatro pisos hasta una cúpula de cristal iluminada por el sol. Esta área facilitará el paso de los que esperan o que se desplacen entre salas de tratamiento. Servirá como un refugio para quienes participan en varios tratamientos con sus terapeutas, relajarse antes de ir al comedor para almorzar, o leer un libro.

En la clínica del primer piso, una serie de salas de consulta y examinar, que se extiende fuera de la zona común central, pasará por alto el paisaje de belleza excepcional. Estas habitaciones se completará con áreas más pequeñas para el almacenamiento de expedientes médicos, suministros y equipo.

Arriba tendremos cuarenta camas de los pacientes, entre ellos cinco camas de estilo formal hospital con succión y oxígeno. Desde Gesundheit no trata de convertir a nadie fuera, esta cifra refleja sólo las camas disponibles, no necesariamente el número de pacientes que puede albergar. Cuando no tenemos el espacio necesario o equipo en la clínica, que facilitará la transferencia de un paciente a un centro adecuado, como los centros médicos en Charlottesville, Virginia, o Charleston, West Virginia, y Lexington, Kentucky.

Además, habrá salas para cada uno de nuestro cuarenta pueblo funcionarios y sus familias, lo suficientemente grande como para dormir y algunos personales expresión de sí mismo, más treinta camas resultados, ordenados cuatro hasta ocho por habitación. salas de satélite, como la sala de partos se accede por un puente en el segundo piso. Hay una mujer puede dar a luz a su hijo con familiares y amigos a su alrededor.

Tendremos salas de "diversión" especial donde cualquier persona puede diseñar y crear un medio ambiente. Cuatro salas de otros se dedicarán a los elementos-agua, tierra, viento y fuego. Las formas de estas habitaciones elemento será tan impredecible como el contenido y las formas en que pueden ser utilizados.

También habrá una tranquila biblioteca de 30.000 volúmenes de referencia con los estantes con libros de costumbre horizontal, música y videos, pero con una peculiaridad: la escalera de caracol une colecciones de libros en el primer piso a los del segundo. ¡Cualquier persona puede mirar hacia abajo desde el balcón de la polilla de los libros más adelante, pero será hasta que el visitante descubra las trampillas secretas, pasillos y estantes giratorios!

El comedor será el centro espiritual y social de Gesundheit, para recibir comidas tan parte de la curación como cualquier otro centro de actividades. Será capaz de acoger a todos los residentes, pacientes y visitantes. Tres cocinas —regular, cafetería, y terapéutica— equipada con despensa de almacenamiento, cuarto frío, y el congelador, servirán todas las comidas, si tentempié macrobiótica de medianoche o cenas comunales en instalaciones totalmente equipadas profesional. A que todo el Instituto es cooperativo, la selección de la dieta de la noche puede ser cocinado por el mismo médico que antes tendían a pie roto de un paciente. Todos los que se pueden servirse. El comedor se creará un acogedor ambiente hogareño y se conectará al taller, el lago, y las principales zonas comunes de jardines, piscinas, y caminos.

Cerca del comedor, una sala polivalente con un 200–300 asientos del teatro en un lado sirvan a todos en la instalación, así como la comunidad local, con espectáculos, conciertos, conferencias, y otros eventos. El teatro incluirá una etapa profesional iluminado, donde las películas, danza, aeróbic, y otros eventos se llevará a cabo. Parecida al Globe Theatre en el diseño, tendrá una sala de la planta y dos balcones en forma de herradura y será de doble cara para que actuaciones pueden ser disfrutadas por el público tanto al aire libre, gracias a una pared escenario móvil, o en interiores. Una chimenea suficientemente grande como para asar un mastodonte, claraboya de arriba, y los balcones son parte de la gran sala.

Estimular los pacientes hacia la recuperación juega un papel importante en el diseño de nuestro edificio central. Tendremos zonas ruidosas para los niños, los adultos inquietos, y el mental y emocionalmente perturbado, salas de juego y salas de juegos para niños, salas de arte, y un invernadero de dos pisos. Zonas especiales de meditación y una sala tranquila, con antigüedades y objetos frágiles ofrecerá otro tipo de medio ambiente.

Más allá de la instalación principal, el plan general exige muchos edificios y adaptaciones a las características del paisaje en todo el país.

Nuestra tienda de 6.000 metros cuadrados para la artesanía gruesa y fina de madera y otros, terminado en 1990, es el primero de varios edificios, que proporcionen un lugar ampliable, agradable para la gente a trabajar. Entre estos figura un pabellón de cerámica, taller de metales, cinco-bay taller de reparación de automóviles con varios ascensores hidráulicos, y dos bahías para el invierno. Hemos construido un lago de casi dos hectáreas para la natación, pesca, canoa, picnic, comidas al aire libre y otras actividades relacionadas con el agua.

Otros proyectos que necesitamos completar antes de la apertura son los siguientes:

- Renovar un viejo granero existente y, posiblemente, construir una nueva.
- Proporcionar estructuras adecuadas para una quincena de cabras, un rebaño de ovejas, pollos, y varios cientos. Vamos a necesitar más espacio establo, gallineros, y esgrima. Caballos de trabajo puede ser añadido como la energía y el dinero lo permiten.
- Generar un granero de poste para tractores y maquinaria agrícola.
- Construir varios puentes de madera.
- Completar nuestras carreteras.
- Ajardinar un área plana del tamaño de un campo de fútbol para juegos y evacuación en helicóptero.
- Crear tres grandes invernaderos, además de lo fijado por la instalación principal. Los invernaderos separados utilizarán los desechos de aguas grises.
- Plantar de una gran variedad de flores y huertos, árboles frutales y nogales, y parrones.
- Proporcionar acceso a los minusválidos a la cascada y otros ambientes al aire libre.
- Crear un sistema de alcantarillado de tres laguna.
- Desviar pozos y aguas de manantial para abastecer nuestras necesidades.
- Abrir varios caminos estilo de los parques en marcha nuestra montaña.
- Proporcionar a estacionamiento y corto de largo plazo.

Otros proyectos que planeamos para completar después de la apertura incluyen el acceso a las "habitaciones" en la cueva detrás de la cascada, cabinas de refugio, un templo para la gente de todas las religiones, y un simple registro de la cabina al estilo de "gran sala" de las conferencias y talleres. Esperamos tener, además, casas en los árboles, glorietas, un laberinto con áreas de estar, y otras estructuras de recreo al aire libre.

Las personas que han servido dos años como miembros del personal y no desean vivir en la instalación principal se permitirá la construcción de pequeñas casas o cabañas en el área de la aldea. Estos espacios de vida sea muy reducido, simples, y en parte construida en la ladera. Los diseños serán aprobados por el consejo de administración. No habrá acceso a vehículos, salvo las de emergencia y vehículos de construcción. La población residente máxima posible será menos de 100 habitantes.

## Construcción con prácticamente nada

Hasta la fecha, nuestra actividad ha consistido en la construcción de viviendas de nuestro personal en el lugar de dos a cuatro personas y un número fluctuante de los voluntarios y la realización de una variedad de otros proyectos como los fondos, materiales, y mano de obra disponible y las habilidades lo permitan. Muchos de estos recursos nos han llegado de personas que han escuchado o tomado parte en nuestras conferencias, talleres y espectáculos.

Las experiencias de nuestros voluntarios de verano lo tipifican Instituto Gesundheit se trata. Una joven de Alemania escribió: "He visto por primera vez cómo la vida positiva, personas, actitudes, e incluso el trabajo puede ser". Estaba preocupada por su regreso al sordo, el trabajo poco gratificante, y se preguntó cómo preservar lo que había encontrado en West Virginia.

El próximo proyecto importante fue la construcción de tres pisos, el taller de 6.500 metros cuadrados. Para ello era necesario el dinero y tomó varios veranos a construir. En 1984 se había completado la fundación y de espesor y seis pulgadas, de madera maciza cubierta del primer piso, que nos da la pista de baile al aire libre mejor en West Virginia. En el verano de 1986 la estructura fue hecha, y un techo en forma de pirámide se presentó como una declaración audaz de que Instituto Gesundheit se construiría. Nuestro equipo de veinte o así, de muchos estados, Canadá, Italia y Bélgica, hizo el trabajo en los cascos con narices de goma epóxido al frente. Desde entonces, hemos construido un granero, la ampliación de una choza de los Apalaches-estilo que fue en la propiedad, y añadió dos yurtas majestuoso y otros edificios pequeños.

El nuevo taller fue el escenario de uno de nuestros más grandes celebraciones, el matrimonio de J. J. y Eva Bear en septiembre de 1987. J. J. se había mudado a la tierra en mayo de 1983 al empezar a construir. Al año siguiente, llegó Eva, una madre soltera y un soñador idealista. Un amigo le había dicho: "Usted debe ir a ver este lugar", y ella vino y decidió quedarse. Trescientos amigos vinieron para la boda, que había sido señalado por dos grandes bailes en el taller y un sketch en el que el hijo de Eva, Josh, vestido como Cupido, fue izada sobre el escenario con un aparejo andamios y disparó flechas a la pareja feliz. Fue una celebración de dos días fabulosos.

El próximo gran proyecto antes de construir el hospital será una barraca de 10.000 metros cuadrados que albergará a los trabajadores de la construcción. Una vez que nuestro hospital está abierto, que servirá como una escuela y un lugar para el paciente y el desbordamiento del personal. También será un lugar donde podemos empezar a ver los pacientes de forma ambulatoria hasta que el hospital se ha completado. Nuestros proyectos de creación de espectáculos de verano se han convertido en anual, no sólo de trabajo duro, pero de camping, senderismo, natación, pesca, hobbies, deportes, piscinas de barro, a través de las comidas, los rituales, y todo lo que colectivamente se puede imaginar.

## La financiación del sueño

Durante años he tratado de obtener donaciones de fundaciones de las grandes sumas de dinero que se necesita para el hospital. Cuando recibimos unas pocas donaciones a principios de 1980, oramos que sería un imán para otros, pero seguimos a presentar propuestas de subvención en vano. Me han atribuido esta resistencia de las organizaciones grandes de dinero a la naturaleza de nuestro proyecto, especialmente nuestra negativa a aceptar honorarios o de terceros para llevar a reembolso o seguro de mala praxis. Pero sobre estas cuestiones que no se mueve, sino que son tipos de cáncer más importantes del sistema de atención de salud y debe ser extirpado. Las fundaciones también pueden rehuir a causa de nuestro énfasis en el humor. "Usted no es un proyecto serio", parecen decir. Por lo tanto, a menos que las fuentes de financiación grandes tienen un cambio de corazón y vamos a continuar aplicando a ellos, nuestra mayor esperanza es la financiación de base.

En un momento, en 1984, la situación fundación se convirtió en tan desalentador que Linda, Gareth y Pam, Louis y Cathy Fulwiler, y otros amigos decidieron animarme con una sorpresa $50-a-plato de una fiesta de cumpleaños para unos amigos. Ellos criaron a cerca de $8.000, lo suficiente como para empezar a construir en la tierra en la primavera siguiente.

Un revés terriblemente desalentador ocurrió en 1985 cuando uno de nuestros contribuyentes financieros se ofreció a donar una gran suma de dinero para el programa de fomento del verano si pudiéramos coincidir con una cantidad igual, con sólo quince días para recaudar los fondos. Después de llamar a todos los que pensamos que puede donar, hemos sido capaces de aumentar sólo la mitad de la cantidad necesaria y no recibimos la subvención.

En su mayor parte, sin embargo, se han mantenido gracias a las donaciones de sus amigos. Hemos recibido una gran cantidad de mano de obra donada. Mecánicas arreglaron mi coche. Carpinteros nos ayudó a construir. Los abogados hicieron el trabajo legal. A veces me abrió un libro y encontró un cheque en ella. Hemos recibido $30.000 a $40.000 en equipo de laboratorio. Una persona donó quince sillas de ruedas, un médico en Maine nos dio un tractor usado y empacadora, el municipio de Twin Oaks donó los equipos de impresión. Además de las donaciones individuales, algunos amigos han usado sus contactos para recaudar fondos en sus áreas. Recientemente, un grupo en Santa Fe celebró un fondo de $100-a-plato recaudación que recaudó 7.000 dólares, y una mujer en Wheeling, West Virginia, una unidad de coordinación de un año de duración para recaudar fondos que nos trajo $6.000. Hemos incorporado como una entidad exenta de impuestos para que los que deseen hacer donaciones monetarias pueden obtener una ventaja fiscal. Los regalos han llegado de muchas formas, pero nunca en una tarjeta de débito/crédito sentido de reciprocidad por los servicios recibidos. Yo prefiero pensar que la gente ha dado a nosotros por amistad o fuera del agrado lo que somos.

La mayoría de nuestras donaciones son de menos de $50 y han venido de la gente de medios modestos, como la persona que trabajaba en una fábrica de calcetines y envió una caja de calcetines. Una anciana en Iowa escribió: "Sé que usted es un hospital por lo que usted necesita hojas, son todas limpias". Una mujer en Haddonfield, Nueva Jersey, escribió:

> *Estimado Dr. Patch:*
>
> *El cheque adjunto $5 hacia el hospital no va a ir muy lejos, lo sé, pero lo envío con la humilde oración para que Dios de alguna manera lo multiplicar mil veces para ti. Y créanme cuando digo que se trata de los últimos $5 tengo a mi nombre. . . . Decidí darle a "Gesundheit" porque sé*

*que el dolor y la humillación de ser rechazado cuando ya
no tenía el dinero para la atención médica. (Yo estaba en
tratamiento por una infección del riñón y cuando ya no
podía darse el lujo de continuar con el tratamiento, bueno,
eso era demasiado malo.) Las cosas se pusieron el pasado
invierno tan desesperada que me escribió a seis clérigos
área pidiendo ayuda, y usted sabe, Patch, no tanto como
una respuesta a mi carta.*

*Así que por favor cuelgue allí, Patch por el bien de
aquellos de nosotros que no tienen nadie a quien recurrir y
nadie cuidado. Sin personas como tú, gente como nosotros,
literalmente, no tienen más remedio que arrastrarse fuera
en una alcantarilla y morir.*

Es difícil que la gente a dar dinero por un sueño. Tienen que ser generoso para su futuro. Ha tardado veinte años para ganar $900.000. En total, hay $5 millones para el hospital cuarenta camas, huertas, frutales, instalaciones artísticas y artesanales, tiendas y el paisajismo. Una vez que el hospital está construido, vamos a necesitar $900.000 a $ 1,5 millones al año para su operación. Eso significa que 10.000 personas tendrán que enviarnos un promedio de $100 al año. Hemos sugerido que nuestros amigos donar un día de sus ingresos anuales-lo que se gana en un día normal de trabajo, nada más (bueno, si insisten . . .). Y nada menos. Lo que no podemos plantear de esa manera, vamos a ganar a través de otros medios. Y nosotros seguiremos tratando de obtener donaciones de fundaciones, a pesar de nuestro compromiso con la sin cuotas, sin reembolso de terceros, ni seguro de mala praxis probablemente continuará para inhibir las fuentes tradicionales de financiación.

Una vez abierto, se ha estimado un presupuesto de funcionamiento anual de $1 a $1,5 millones, dependiendo de las donaciones. Esta gran variación cubrirá incógnitas. Nos gustaría dar a cada miembro del personal de $3.000 un año más allá de alojamiento y comida, o $120.000 para el total del personal. Estimamos nuestro presupuesto anual de alimentos a partir de $300.000 a $350.000 al año. Los costos restantes serán para los medicamentos, suministros médicos, el cultivo de las necesidades, las suscripciones a revistas especializadas, artículos de uso doméstico, teléfono, y electricidad. Imprevistos probablemente costará más de 200.000 dólares al año. Después de los edificios están terminados, vamos a necesitar una gran cantidad de mobiliario y equipo, muchos de los cuales serán donados.

Vamos a seguir para solicitar subvenciones para temas específicos, ya las fundaciones a menudo prefieren dar dinero para los equipos en lugar de los ladrillos y el mortero. No puede proyectar exactamente lo que nuestros gastos serán, tenemos que probar el agua. Pero estamos seguros de que podemos operar por menos de $1,5 millones al año.

Vamos a "ganar" esta suma a través de donaciones principalmente de nuestra lista de correo ahora-6.500 nombres, con 10.000 nombres como meta a corto plazo. También vamos a vender nuestras artes y artesanías, así como piezas de encargo de artistas que se han comprometido a hacer piezas para nosotros cada año. Si estas fuentes no cumplen, vamos a buscar trabajo fuera para subsidiar Gesundheit, como lo hemos hecho en el pasado. Nuestra tierra se mantiene como un fideicomiso de tierras, y todos los fondos entrantes, de puestos de trabajo fuera y de donaciones, vaya a Gesundheit que está organizada como una entidad benéfica libre de impuestos. Nuestra última fantasía es tener un fondo de fideicomiso que proporcionará para todas las necesidades anuales de Gesundheit.

Tenemos la intención de ofrecer una alta calidad de la atención a un costo reducido en comparación con otras instalaciones. Teniendo en cuenta lo que hemos logrado hasta la fecha, hay muchas razones para creer que podemos hacerlo. El resultado final es que esto no es la historia de un hombre o de la creación, sino un esfuerzo de grupo hacia la paz total. Hemos abierto nuestras vidas y corazones a miles de personas, y la respuesta ha sido abrumadoramente positiva. Hemos recibido gran estímulo para continuar nuestros esfuerzos para ayudar al mundo a convertirse en una más saludable, el lugar más amoroso.

# La visión del arquitecto

*Recientemente, Dave Sellers, el arquitecto del Instituto Gesundheit, encabezó una Charette diseño una semana de intercambio de ideas y la creación para el hospital. Lo que sigue es la visión de Dave del proyecto.*

Una noche, un buen número de meses después del diseño del hospital Gesundheit había empezado, mi mirada se posó en una fotografía aérea de la tierra Gesundheit. En la foto, el sol proyectaba sombras alargadas que separaba las colinas de piedra caliza y quebradas de la gran pradera en su base, la creación de formas distintas. Mientras miraba a ellos, estas formas abstractas pronto fusionaron en una gran tierra de pescado y este pez estaba sonriendo la más amplia sonrisa que jamás había visto. Allí delante de mí era este pez de mil metros de largo, hecho de los árboles, las rocas y las colinas que había sido erosionada decenas de miles de años atrás por el declive de los glaciares y terrenal inicios salvajes. En ese momento vi que el hospital de pie a la derecha en la apertura de la boca sonriente este pez, los edificios rodante a través del paisaje, como el sonido de la risa.

La primera vez que he oído hablar de Gesundheit o incluso habló con Patch fue cuando-de repente-llamó a mi oficina en Vermont para felicitarme por haber sido seleccionado como el arquitecto para el hospital. En el renglón seguido, él me informó que necesitaba para llegar a la obra de construcción en West Virginia, se reúnen todos, y empezar a trabajar tan pronto como sea posible. Esta primera conversación consistió en la risa y gritos detalles específicos del proyecto. Patch explicó que quería un hospital que se construirá con lámparas de araña lo suficientemente fuerte para golpear, con puertas de trampa en la biblioteca, y con diapositivas de todos los niveles. Quería una sala de cine, escenarios, salas de vestuario, y los jardines —muchos jardines. Su principal mensaje para mí entonces —y ahora— era que el hospital debe ser lo mejor que había hecho nunca. "Que sea una tontería", dijo, "y no preocuparse de nada, usted recibirá todo el apoyo que necesitan".

Gesundheit fue originalmente concebido como un hospital que todo lo abarca que ofrecen atención médica gratuita con una sonrisa. Con los años el concepto ha evolucionado hasta convertirse en un Instituto Gesundheit siendo para la curación y para vivir la vida plenamente —presentando síntomas son simplemente una entrada para esta universidad de la vida. El Instituto ofrecerá atención ambulatoria gratuita a la comunidad regional. Gesundheit también ofrecerá clínicas especializadas para los pacientes de Alzheimer y para los oídos, ojos, nariz, garganta, y los desequilibrios. Además, el Instituto contará con habitaciones y otros espacios para la meditación, la danza y el juego, un teatro, un centro para el cambio social, una biblioteca y una escuela para hijos de pacientes, el personal y algunos miembros de la comunidad en grandes. Gesundheit dará la bienvenida a artistas residentes y pensadores para quedarse y compartir sus dones. Ellos, a su vez, ser alimentada y cuidada por el personal Gesundheit. Las estructuras están diseñadas para ayudar a las personas conectarse a los procesos de vida más amplia y entender mejor el funcionamiento de los órganos del cuerpo que han venido a sanar.

Para reflejar el alcance evolución del proyecto, el Instituto está concebido como una comunidad de edificios. En lugar de un hospital a solas en un prado, Gesundheit está diseñado como dos hileras de edificios —una

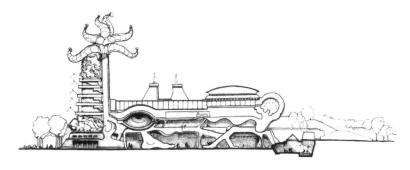

*Elevación de patio de Hospital Gesundheit (Illustración por David Sellers)*

especie de pueblo— se reunieron en torno a un patio común, y conectado por un túnel subterráneo. Por el lado del patio de los edificios, la tierra es montículos hasta el nivel del techo. Desde la entrada principal de los edificios aparecen como una serie de formas refuerzo del techo de arriba abajo con sólo las puertas del Centro Ambulatorio se extiende a través de una brecha en los montículos de tierra.

Gesundheit tendrá dos instalaciones distintas pero interdependientes. En el lado este del patio, que corre de norte a sur, será una serie de edificios que componen el Centro Ambulatorio. Los recién llegados entrarán en el Centro de entre un par de pies enormes a una ruptura en la montículos de tierra. Entrarán en una sala abovedada de tres pisos llenos de luz. Este núcleo central se conectará a todas las policlínicas. Cada una de las ocho salas de examen tendrá un tema especial de West Virginia, familiar para el paciente

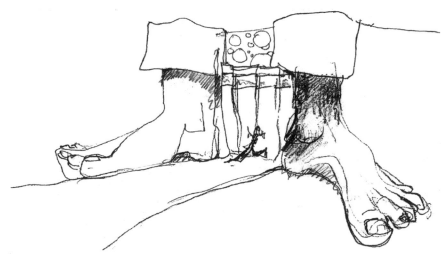

*Entrada de clínica (Illustración por David Sellers)*

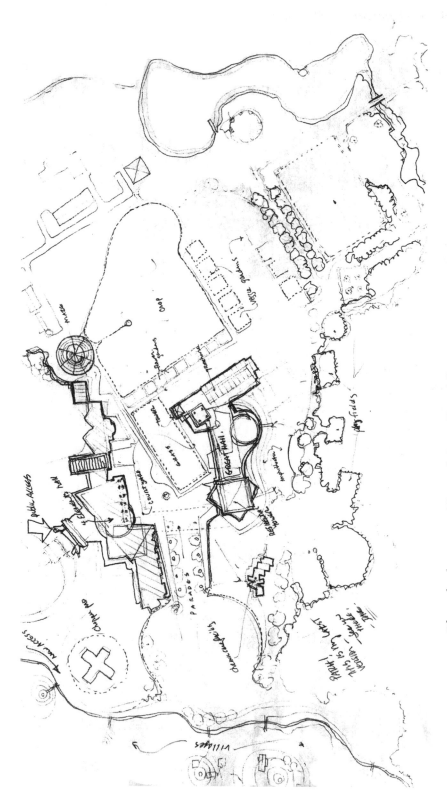

*Plano de planta para Hospital Gesundheit (Illustración por David Seller)*

y diseñado para ayudar a aliviar los Gesundheit en el mundo. El Centro Ambulatorio será un instrumento regional totalmente equipada, capaz de manejar todos los aspectos de la medicina rural en una acogida y consulta o cita programada. Los servicios se incluyen la atención de emergencia, cirugía menor, rayos X, oftalmología, ginecología, odontología, acupuntura, y la alergia. Habrá camas para los pacientes y para la mitad del personal, así como salas especiales de curación, habitaciones divertidos (espacios insólitos fácilmente convertible a experiencias diferentes) y las salas dedicadas a los cuatro elementos de la vida: fuego, agua, aire, y tierra

En el extremo sur del Centro Ambulatorio será un edificio de pie sola, una capilla para el parto y la muerte. Esta es actualmente concebida como un gran vaso, la construcción de efecto como invernadero. Habrá un depósito de dar a luz a nivel del suelo. Gastos generales será una gran cúpula de cristal. La gente puede levantar y tener lo que imaginan, como su último deseo a los previstos en la cúpula que los rodea. Una ruta se extenderá hacia el oeste de este edificio, entrando en un gran campo de trigo. Los viajeros serán conducidos gradualmente más bajo hasta que estén a nivel del ojo con las plantas.

En el lado opuesto del Centro Ambulatorio será una serie de edificios que celebran tales como la recolección de los procesos diarios, comer y digerir, así como los servicios que proporcionan para los desequilibrios crónicos sensorial. Al igual que en el Centro Ambulatorio, estos edificios tendrán la tierra amontonada a lo largo de la mayor parte del lado no-patio. La estructura de los espacios principales será similar a los huesos en el ala de un pájaro. Cada puntal y haz contribuye a alcanzar un objetivo concreto, ya que "zing" de alrededor, sosteniendo escaleras, toboganes, claraboyas, y las clínicas.

En el extremo sur será una torre de duchas, así como el resto de los dormitorios para el personal y pacientes. La parte superior de la torre será una combinación de tanque de almacenamiento de agua y observación. Las plantas nativas de la zona crecerán alrededor de la torre de agua y enrejados, manteniendo el agua fresca. En la parte superior, una caja de formas hinchables será almacenada por un "jack-in-the-box" tipo de pantallas para eventos especiales. Estos se hinchan para dar la cima de la torre un papel de barba ridículo. A continuación y junto a la torre será un gran invernadero donde los tanques llenos de plantas convertirán el agua gris y las aguas negras en el agua dulce y un compuesto rico en nutrientes, que a su vez serán repartidos en los jardines para convertirse en comida de nuevo. La forma del invernadero se asemejará a una esfinge en cuclillas en la base de la torre. El interior será similar al cavernoso interior de Monstro (la ballena de Pinocchio en el interior de los cuales quedó atrapado). Esto se hace para conectar visualmente y experimentalmente la función de la habitación con un recuerdo en forma está relacionado con él. Al norte de la torre de efecto invernadero y se las cocinas. Aquí el personal y los pacientes se preparan los alimentos cosechados de los jardines Gesundheit. Junto a las cocinas será un comedor en forma de basílica, estructurado con árboles de doce metros, ramas y la corteza intacta, que se recogerá en el bosque adyacente. Áreas en las que las ramas se conectan crear puentes y miradores, balcones y áticos. Habrá una enorme chimenea en un extremo del edificio y un piso superior para el baile y otras actividades recreativas.

Al norte de la sala de comedor será el oído, los ojos, la nariz, la garganta y la Clínica. Cada una de estas salas de examen será diseñado para ayudar a los visitantes a comprender cómo los órganos que han venido a sanar realmente funcionan. Por ejemplo, en la sala de examen del oído que se cepille los dientes contra una membrana timpánica (o en el tímpano) el tamaño de una caldera real tambor. Cuando necesitan atención médica para sus ojos, al ingresar en una habitación con forma de un globo ocular enorme. También será capaz de alcanzar y tocar los elementos que la transferencia masiva de la luz en impulsos eléctricos.

El espacio entre las dos hileras de edificios va a crear una serie de patios distintos. El primero de ellos será un círculo definido por montículos de

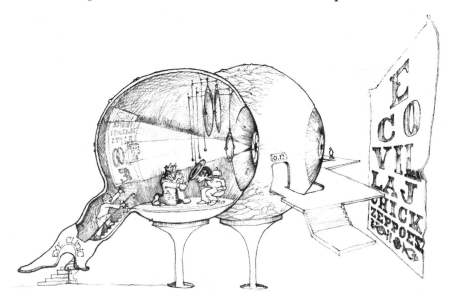

*Sala de examinación de ojo interior (Illustración por John Connell)*

tierra que se estrechan desde el extremo norte de los edificios al suelo. Un patio en forma de cuña se procederá desde el perímetro de la circunferencia que pasa por las dos hileras de edificios y hasta la entrada del Centro Ambulatorio. Aquí la cuña se reavivará abiertos y el paso hacia abajo en un patio cuadrado, grava. (Por debajo de estos pasos, un túnel se conectará el Centro Ambulatorio para el resto del Instituto.) En el patio de grava más grande va a ser larga, perfectamente plana rectangular de césped, el sitio para la diversión y los juegos diarios.

El espacio entre los edificios y las colinas se forma otra serie de cuartos al aire libre. Entre el comedor y la montaña será un anfiteatro con la tierra en terrazas para sillas y las montañas como telón de fondo para el escenario. Entre la cocina y las colinas serán los jardines de hierbas. Esculpido en la línea de árboles será circular y varias campos rectangulares de juego.

Otras formas del paisaje se incluyen el lago artificial existente al sur y jardines entre el lago y el efecto invernadero. Entre estos jardines y las colinas se realizarán una serie de grandes campos rodeados de árboles. El último de estos será un campo grande, cuadrado, rodeado por un pasillo de grava. Un camino que recorrer las partes bajas de las colinas, cascadas de conexión remota, árboles especiales, y los claros de flores silvestres. Las colinas son superiores fuera del alcance de los seres humanos en el respeto de la privacidad de otras especies que viven allí.

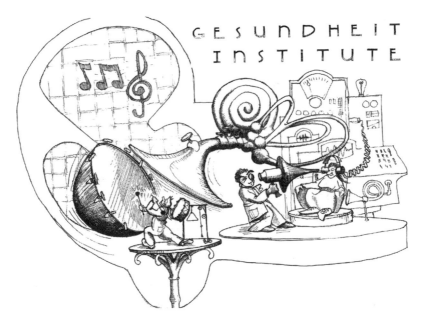

*Sala de examinación de oreja interior (Illustración por John Connell)*

Como se ha visto desde el aire, el sitio en general aparece como un gigante riendo payaso, rodando fuera de la boca del pez riendo. La ronda de preparación para el parto-y-morir capilla es el ojo, el gran campo al lado de la nariz, y los jardines por debajo de la nariz de un bigote gigante y una sonrisa.

La conciencia emerge rápidamente del equilibrio ecológico, la responsabilidad regional, los valores comunitarios, la reaparición de la apreciación de la artesanía y, sobre todo el fomento de la responsabilidad individual y las libertades en un jardín de la risa son los ingredientes de la sopa del Instituto Gesundheit. La primera fase de construcción será el de construir el Centro Ambulatorio y los vivos, la cocina y comedor. La construcción de estas estructuras nos ayudará a saber cómo abordar mejor la segunda fase. A medida que crece, Gesundheit se auto-correcta y forjar nuevas conexiones. El proceso de seleccionar entre todas estas variables traerá en chorros de la claridad y la inspiración sin previo aviso. Para mí, el proceso de diseño es como ver un ciervo correr por la hierba que llega a más de la cabeza. De vez en cuando salta en el aire, mirando a su alrededor para la carga, después vuelve a caer al tablero a través del laberinto de la hierba antes de saltar una vez más, realinear sí mismo, repitiendo este proceso hasta que la pradera se ha cruzado.

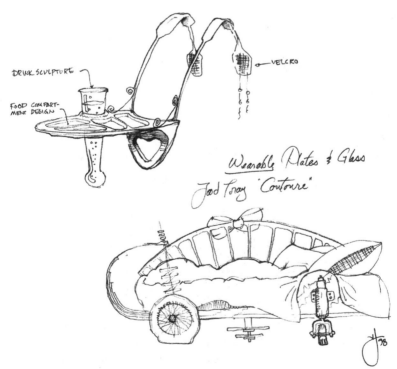

*Equipo de hospital (Ilustración por John Connell)*

# 11 • Viviendo en la tierra

## Kathy Blomquist

*Errante, deambulando, con ganas de todo . . .*
*Un alma curiosa por mal camino.*
*Me encontré con una historia pasional.*
*Corrí por la sabiduría y la gloria.*
*Cuando era niño mis sueños se*
*volvieron salvajes . . .*

K. D. LANG Y BEN MINK

*Sueño. Ensoñar salvajemente. Sueños extremadamente salvajes. En alguna parte de atrás hay una semilla silvestre de espera. De eso estoy seguro.*

Sueños. Sueño salvaje. Ensoñar extremadamente salvaje. En alguna parte de atrás hay una semilla silvestre de espera. De eso, estoy seguro. Ir y echar un vistazo. Eche una mirada más aguda y llevar su sentido. Sentir lo que ves. Escucha lo que te sientes. Coge un rastrillo y un cubo de agua y ponderar algunos. Recoge las semillas silvestres y encontrar un lugar muy, muy conveniente para la planta, por lo largo de su día aquí se tendrá que mantener mucho más cerca de lo que estamos acostumbrados. No te preocupes por lo que se convertirá o cómo lo va a convencer allí. En verdad, crecerá a partir de este momento. Todo depende de usted.

Bueno, los seres dependen de estas semillas. Para toda la atención que ahora dará esta semilla, que le tienden trescientas veces más con un montón pendientes de cuidar de los otros pioneros, sondeando sus semillas olvidado. Todo depende de usted.

Psssst . . . usted no está solo.

Vamos desbocados con otros idealistas y poner a algunos de sus ideales para trabajar. Levante el teléfono y nos dan una llamada.

Desde 1980, miles de personas pioneras han llamado para ofrecer voluntariamente su tiempo y sus habilidades en el sitio de la tierra donde ha sido el hospital salvaje de Patch del sueño-semilla plantada en medio de un clúster de la comunidad ecléctica. Los voluntarios provienen de todas partes del mundo para una serie de razones, con el corazón lleno de bondad y servicio.

El Instituto Gesundheit, un proyecto desatada por Patch Adams en la escuela de medicina, es una experiencia en el holismo basa en la creencia de que no se puede separar la salud del individuo de la salud de la familia, la comunidad, y el mundo. En 1980 compró 310 acres Gesundheit de una empresa maderera en Pocahontas County, cerca de Hillsboro, West Virginia. Situado en el corazón de los Montes Apalaches, rodeado de bosques nacionales y estatales, y en las cabeceras de ocho ríos, la tierra inspira una marca naturale y la diversidad de la creatividad y la mayordomía. Las colinas son algunas de las más antiguas del mundo, hogar de cuevas y cavernas y una amplia gama de flora y fauna. El pago inicial de la tierra fue proporcionada por un núcleo de ocho soñadores silvestres y la propiedad viene con una pequeña granja, un gran establo, y varias dependencias.

La actividad en la tierra estaba limitado desde 1980–1983, pero en 1983 hubo un incremento en los fondos y la actividad, lo que llevó al inicio de la construcción de nuestro primer edificio de nueva construcción —un taller de 6.500 metros cuadrados. Desde entonces una multitud de proyectos se han completado en forma de base para mejorar la propiedad y su gente. Dos pozos fueron excavados en 1988. Antes de ese tiempo un manantial de agua inconstante emitido por un sistema por gravedad, lo que significa que a veces no había agua corriente —y a veces no lo había. ¡Imagíne se tener que cargar todo el agua cocinar, beber, limpieza, y de baño para un grupo de veinte voluntarios que trabajan arduamente en mediados de julio! ¡Imagínese con qué frecuencia las tuberías expuestas, congeló en el invierno! Y no fue hasta 1990 que trajo la primera tubería que inodoros como una opción de gestión de residuos. Los primeros habitantes de la tierra fueron sin duda los pioneros del espíritu y la visión, abrazado tiene en el sueño más salvaje —el sueño de construir un hospital libre de 310 acres de la tierra rural en condiciones rústicas, con instalaciones primitivas, y sin dinero. ¿Dónde comienza? ¿Y cómo se sostienen? En Gesundheit, los pioneros del pueblo comenzó con homesteading humilde, trabajando codo a codo con los voluntarios para construir, remodelar, jardinería, cocinar, limpiar, y mala conducta. Estos pioneros se sostenían con su creencia en la alegría de servir para un propósito superior y mediante el esfuerzo colectivo. En ese espíritu hemos seguido.

Nuestra principal labor en el lugar en West Virginia se ha de cuidar lo que tenemos, para restaurar lo que podemos, y finalmente a introducir nuevos elementos en el buen funcionamiento de los sistemas. Hasta la fecha, Gesundheit ha completado un edificio de taller de tres pisos con un sótano y estudio totalmente equipado para trabajar la madera, un lago de una hectárea, una senda arbolada de dos millas, un invernadero y adiciones porche a la granja, ranchones para herramientas, una vivienda de tres estaciones para voluntarios de largo plazo, cubiertas plataformas para nuestros yurtas, y el paisajismo y la jardinería orgánica preliminares intensiva.

Nuestro principal objetivo, profundizar junto con la construcción y el mantenimiento de fundamentos físicos de nuestra comunidad, ha sido más en el desarrollo constante de los humanos de diseño que se forma en que interactúan cuando nos reunimos para trabajar y jugar y vivir. El propósito de nuestro programa de voluntarios es contribuir a la mental, espiritual, física, y la fundación del Instituto Gesundheit, y participar en la construcción de una comunidad mayor compromiso de marcar una diferencia. La gente venía a Gesundheit porque creen en nuestra visión para construir un hospital libre donde todos los artes de la curación son bienvenidos y sanadores de todo, incluidos los pacientes, sirven juntos en una comunidad rural. Nuestra esperanza es que se van a casa con esta misión: inspirar a otros a cambiar su mundo a través implacable, alegre, el mantenimiento de servicios. Hay tres formas principales que hacemos esto:

- **Trabajar con la tierra**—las tareas físicas de mantenimiento y conscientemente el diseño de los ambientes naturales y construidos.
- **Trabajar con nosotros mismos**—de la persona como tareas de mantenimiento de un nivel dinámico de manutención del cuerpo, la mente, el corazón y alma.
- **Trabajar con tareas entre sí**—del grupo de crear una unidad en medio de la conciencia colectiva y la diversidad.

Gesundheit atrae a una mezcla bendecido de personas que quieren dar, pura y verdadera. Con el fin de acoger más efectiva, le ofrecemos dos opciones de voluntariado. La mayoría de la gente viene por 1–2 semanas durante nuestra temporada alta, que va desde abril a septiembre. No existe un proceso de selección de los voluntarios a corto plazo, lo que significa que nadie tiene que tener alguna habilidad especial o habilidades. También acoger voluntarios a largo plazo de hasta seis meses a la vez. La mayoría de estos voluntarios han estado con nosotros previamente para una visita de dos semanas, tiene una habilidad específica necesaria para el funcionamiento de nuestra comunidad, y están disponibles a profundizar en nuestro experimento. Pasamos más tiempo con este grupo, trabajando en los detalles y las expectativas para garantizar el mejor ajuste para todos. Los puestos del personal se pueden considerar los voluntarios, aunque nos estipendios mensuales en función de nuestras necesidades financieras personales. Los estipendios cubren las necesidades personales más básicas, mientras que la comunidad proporciona todos los otros elementos esenciales: alimento, alojamiento y diversión. Los nuevos miembros del personal han experimentado realmente un año completo como el personal aprendiz antes de ser considerados a tiempo completo. Debido al espacio y dinero, y durante todo el año necesitan, estas posiciones han sido muy limitados.

La tierra ha operado como un campamento de verano para los solicitantes de alternativas e idealistas que están ansiosos por diversión. En un día cualquiera durante la temporada, de cuatro a cuarenta personas viven, trabajan y juegan juntos. Los voluntarios trabajan de acuerdo a nuestras necesidades, así como a sus habilidades e intereses. Todas las comidas y el alojamiento comunales se proporcionan sin costo alguno. Cada primavera nos plantean dos yurtas —mongolas todo el estilo de tiendas de campaña— y los hizo estar en la parte superior de las plataformas de madera junto a una letrina y ducha solar. Vivimos con sencillez y de forma remota en el país con agua corriente fría y caliente, electricidad y teléfonos.

La semana de trabajo organizada corre de lunes a viernes, con fines de semana libres para los voluntarios para explorar la zona. Los nuevos voluntarios llegan los fines de semana en tren, avión o automóvil, y cada domingo por la noche nos reunimos todos los voluntarios y el personal para hacer una ronda de presentaciones y proyectos presentes en la semana. Es una oportunidad para nuestros líderes de proyecto para dar un tono entusiasta por su juego/trabajo (plork)* por actividades que marque nuevos

---

*[Nota del traductor plork: es la combinación de las palabras *play* y *work* o sea trabajo y jugar en ingles.]

reclutas aspirando con deleite plork. Una orientación lunes por la mañana va a lo esencial y de cómo realmente se mueve y la ranura entre sí.

Nuestro día comienza a las siete A.M. con un grito poderoso despertador de la concha. Después del desayuno, los voluntarios inscribirse en la actividad plork de su elección y, a continuación todos los enchufen. Todos participamos en el trabajo de cocina, así como en una limpieza general en la tarde del viernes. Muchas personas consideran que la cocina es el "Centro del Universo". De hecho, una gran masa de nuestro tiempo se gasta en este ámbito, que también sirve como un lugar para un intenso intercambio de información, opiniones, y la música. Todos los habitantes de nuestra tierra ayudan a dirigir la cocina, la firma de arriba en la noche del domingo para las comidas de la semana siguiente. Hacemos nuestro mejor esfuerzo para dar cabida a las preferencias alimenticias de todos, las alergias, y los niveles de habilidad en la cocina para un grupo grande.

Las actividades nocturnas son un regalo de la espontaneidad y la improvisación. Algunas personas ofrecen carrocería o percusión, talleres de guiar a otros o hacer una casa de sudor. Tal vez le gustaría ir de excursión nuestro sendero de montaña o el swing en hamacas.

El uso de drogas, específicamente de venta libre, drogas ilegales está prohibida. Si usted es o ha sido químicamente dependiente de alguna manera, le pedimos para que no consumir en Gesundheit. Los voluntarios que se abuso de ellos mismos u otros pidió que se fueran.

No deje sus hijos en casa solos. Nos encantan los niños y por lo general se puede integrar a su cargo en el flujo de nuestro programa. Pero, por favor deje a sus mascotas en casa.

Entonces, ¿qué significa todo esto? Nos tomamos nuestro juego tan en serio como nuestro trabajo y mantener nuestro trabajo tan ridículo como nuestro juego. ¡Y en realidad hacer las cosas! Así que prepárate para un plork estilo que es un poco loco, y un poco chiflado.

Llevamos a cabo todos los responsables de su propio deleite. En otras palabras, crea tus propias experiencias aquí. Alentamos firmemente a la gente a ser ellos mismos y pedir cuando las preguntas o inquietudes surgen. La comunicación es el ingrediente más importante en nuestra sopa Gesundheit.

En este contexto, una gran cantidad de sanación y momentos de gran alcance que puede suceder. Nos permite esta expresión, y la renovación. Al mismo tiempo, este proyecto no es aquella que ofrece santuario o refugio como un foco primario, ya que las expectativas por ser capaz de manejar lo que se puede ser exigente proceso de trabajo o de la comunidad son parte del programa. Por lo tanto, si la gente está en crisis o que necesita mucho de la crianza, el programa de voluntarios, probablemente no sería apropiado. Estimulamos el diálogo, exponer a la gente a nuevas ideas, escuchar atentamente a los demás placeres, bebe cada tarea, hablar e ir directamente a la fuente de los conflictos, el intercambio de algunos secretos, un abrazo, y cantar, y meditar, encontrar nuestra diversión y, sobre todo ser lo que somos y fomentar la veracidad en los demás.

Como era de esperar, siendo un personal residente en las tierras de West Virginia ha sido una aventura extraordinaria. Creo que me fue dado, por la naturaleza y por la alimentación, una base firme desde la que explorar este tipo de trabajo de la vida. Yo crecí en Hallock, Minnesota, una ciudad predominantemente escandinavo de un mil en el rincón noroeste del estado. Mis nociones de comunidad real tienen sus raíces en esta cultura del medio oeste rural. A través de familiares y amigos, desde el bautismo hasta la graduación, formulé un sistema de creencias acerca de mí mismo y al mundo que sólo últimamente he realizado plenamente y honrado. Cabezas de serie en mi herencia escandinava es una matriz de verbos virtuosa a vivir por la confianza, creo, el trabajo, dedicación, ayuda, cooperación. Yo no crecí con la sensación de víctimas de la sociedad. De hecho, en esa pequeña ciudad con una comunidad de personas bondadosas que me rodea, yo crecí con la sensación fundamentalmente curioso diseño de la sociedad acerca de. La motivación para actuar se ha convertido en la influencia de lo que está bien con el diseño de nuestro presente, no por lo que está mal.

Con la autosuficiencia de una buena noruega, he pasado la mayor parte de mi trabajo la vida persiguiendo los asuntos del corazón y la búsqueda de puntos de vista real en la forma de trabajar, crecer y cuidarse el uno al otro. Me convertí en enfermero diplomado, creando una tercera generación de enfermeras en nuestra familia. Desde entonces, mi viaje desplegado se ha sido más expansivo que nunca como resultado de fuerte vínculo que tengo con mi primera familia y comunidad el cual por ejemplo me enseñó ser amable, afectuoso, amable, confiado, y respetuoso. Gracias a mi mama y papa.

Cuando tiene a su lado verbos virtuosos para vivir de, viene un tiempo cuando la colección de los adjetivos animados exigen declaración. Mudé a West Virginia en 1993 para ayudar a dirigir el programa de voluntarias en Gesundheit y poco que sabía . . . Supe tan poco sobre lo que me había saltado a involucrarme. Ahora, se porque me salté. Mi alma silvestre, errante, y curioso quiso correr. Y una semilla olvidada quería un poco de atención. Entonces, con una creencia de alta tenaz en lo fundamentalmente bueno, benévolo, y compasivo, descubrí que puedo expresarme aun más lejos. Era tiempo para activamente infundir la confianza robusta, trabajo apasionado, ayuda muy comedor, dedicación delirante, y creencia perpetua. *Uff Da.* (Pregunta a un noruego.)

Amo a los viajes. Amo a las búsquedas. Me allegro que es mi trabajo di viajar e ir con tantas otras en búsquedas apasionadas y locura banal. Claramente, la gente quiere cambio en muchas áreas de su vida, y dentro de la mayoría de aspectos de su comunidad. Promoviendo estos diálogos con nuestros voluntarios se convierte en una experiencia de todo minuto-dondequiera que estemos. Podemos empezar una conversación sobre los problemas en la rendición del cuidado de salud mientras dentro la cocina picando cebollas. Cuando la sopa está hecha, hemos cambiado desde una conversación general a un desarrollo más específico de las creencias y valores de uno al otro. De hecho, en estos diálogos las semillas de sueños silvestres pueden ser destapados y el juguetón desencadenado. Este es la alegría real de la jornada en que estamos con toda la gente con que vivimos y hospedamos —el viaje a tierras extraterrestres de juego hasta que el "playlien"* se despierte dentro de usted misma.

Entre en número creciente de movimientos que sirven a la comunidad, el "Global Ecovillage Network" (GEN) de proyectos ha emergido como un grupo pequeño de representativos de proyectos de "eco-aldea" alrededor del mundo que trabajan juntos para promover y explorar diseños de comunitarios sostenibles y de mínimo impacto. Gesundheit ha dado el paso dentro del "EEK-O" parte de este movimiento del pueblo. Basado en el principio que la salud del individuo no puede ser separado de la salud del resto de nuestro" EEKosistema", nosotros en Gesundheit aspiramos dedicarnos como una comunidad de medicina holística con el "Global Ecovillage Network" para que proporcionar un foro para compartir conocimientos e integrar los principios de sostenibilidad —ecológico, espiritual, económico, y social. En un "eco-aldea", las actividades humanas son integradas con la naturaleza en tal manera que el desarrollo humano puede ser sostenido indefinidamente. Y en un "EEKo-aldea", los seres humanos se integrarán con sus ridículos propios naturales en tal manera que la alegría y servicio sería sostenido más definitivamente.

A que yo sepa, no hay ninguno "eco-aldea" completamente funcionando en todo el planeta. En otras palabras, estamos al punto de la concepción

---

*un mezcla de las palabras "play" (jugar) y "alien" (extraterrestre)

de definición y la declaración de la era moderna, que estar en lo cual es una posición excitante. *Ecovillage and Sustainable Communities* expone a grandes rasgos seis desafíos principales confrontante a los visionarios mientras trabajan para unir los ideales con cuestiones prácticas:*

1. *El sistema biológica:* ¿Cómo preservamos los hábitos naturales en la tierra?
2. *El entorno construido:* ¿Cuales principios de diseño surgirán, utilizando ecológicamente favorable materiales?
3. *El sistema económico:* ¿Hay útil alternativas al sistema monetario?
4. *El gobierno:* ¿Cómo hace las decisiones, resolver a los conflictos?
5. *El pegamento-valores comunes y visión:* ¿Que es el conjunto apropiado entre unidad y diversidad?
6. *El sistema en general:* ¿Cómo se mantiene la relación apropiada de todos sistemas para mantener el desarrollo sostenible?

Saber cuál es el problema con estos sistemas es fácil. Lo difícil es saber que más hacer. Los principios de permacultura proporcionan una manera práctica de desarrollar un "eco-aldea" usando un diseño que satisface las necesidades básicas humanas mientras preservando los ecosistemas naturales. Se puede aplicarlo a comida, refugio, energía, y sistemas sociales y económicos. La permacultura es una "manera de organizar inteligencia, un sistema que se conecta e integrar la ciencia, arte, política, antropología, sociología, psicología, y las experiencias y recursos disponibles en cualquier comunidad."†

Los retos abunden y coinciden como comenzamos contemplar como nuestros miembros de base particular se implementen estas prácticas sostenibles. ¿Cómo vamos a administrar nuestra tierra? ¿Qué tipo de tecnología adecuada utilicemos en nuestras estructuras? ¿Cómo nos encargamos de nuestro dinero y hacer decisiones de financiera seguras? ¿Quién hará las decisiones? ¿Quién mantendrá la paz? ¿Cómo practicaremos la diversidad y compartir en la unidad? ¿Modelaremos esas complejidades con la simplicidad necesaria para estimular el cambio que puede ser sostenido? ¿Hicimos una maleficia a toda arriba con la diversión y el deleite? ¿Prometíamos hacer perdón a nosotros mismos y otros por la primera, segunda, o tres centésimas equivocación? Diseñando nuestro

---

*Ecovillage and Sustainable Communities* (Findhorn, Scotland: Findhorn Press, 1996).
†*Living Community: A Permaculture Case Study at Sol y Sombre.* Ben Haggard.

grupo de aldeas ha sido un vigorizante intento artístico a esculpir una sociedad mejorada. Esta creatividad genera servicio gozoso y acompañará a nosotros a través de los próximos desdoblando pasos.

Nuestros voluntarios siguen recordándome cómo diferentemente rico podemos ser y todavía contemplar lo que es bueno y más amable. Y aunque todavía no han encontrado las paredes de paca de un hospital, están dado el tipo de hospitalidad que ha sido casi olvidado. Sea ampulosamente agradable, haz amigos intimas, dar la bienvenida a un desconocido diverso, y corre con la diversión de un "playlien". Estos son los ideales mas silvestres.

Amo a esta jornada.

Amo a esta búsqueda.

Ahora, váyanse, obténgalo, elige un verbo vivaracho por vivir y plantarlo al lado de su salvajemente sembrado sueño. Depende de usted.

Aquí es para todas las idealistas y los de momento: ¡Vengan a ser voluntariado! Llamar o escribir *por lo menos* con un mes de antelación. ¡Vavoom!

Gesundheit Institute
HC 64 Box 167
Hillsboro, WV 24946
(304) 653-4338

# 12 · Encienda una vela

## ¿Cómo puedo ayudar?

*Medicina practicado como un negocio daña a todos. Las recompensas decir de las enfermedades provienen de ayudar a los demás y de auto-descubrimiento. . . . El servicio es esencial para la curación y la vía hacia la paz interior.*

Mientras el Instituto Gesundheit no es la única respuesta a la asistencia sanitaria de Estados Unidos necesidades, esperamos que alentará a más personas involucradas en la atención sanitaria —o de cualquier esfuerzo— para unirse con sus cohortes y preguntar: ¿"Qué queremos? ¿Cuáles son nuestros sueños y fantasías? ¿Cómo unirse y trabajar con nuestras comunidades para que sean una realidad"? No se desanime por la enormidad de los problemas asociados con la prestación de asistencia sanitaria o con el ritmo aletargado de cambio. Si se encuentran personas de ideas afines y el deseo y están dispuestos a dedicar su vida a un objetivo, todos tus sueños —sobre un nuevo sistema de cuidado de salud o una nueva sociedad— son posibles. Anticipar un millón de errores y decepciones, pero se siente la emoción de la búsqueda —la creencia en la posibilidad en sí es vigorizante. La clave para el largo plazo se está dando cuenta que los pasos pequeños, dado un día a la vez, reducirá los problemas gigantescos. El más simple, más barata paso afirmativa que puede tomar de inmediato es a la primera limpiar su propia casa. Deseche cualquier actitud negativa y el sentimiento de las limitaciones que le han abstenido de tomar medidas. Comenzar a apreciar el milagro de la vida, disfrute de muchos tesoros del mundo y estar agradecidos por ellos. Concéntrese en su sentido de pertenencia a toda la humanidad y, de hecho, a todas las formas de vida.

# Lo que los profesionales del cuidado médico pueden hacer

Tengo algunas sugerencias para los profesionales de la salud que se basan en muchos años de experiencia y la observación. Finalmente espero que se van a plantear con su propios planteamientos sobre cuestiones relevantes para sus comunidades y prácticas. Para mejorar el clima general de la atención médica y para mover los medicamentos fuera del sector empresarial, pasar algún tiempo pensando en las necesidades de atención de salud y discutirlas con los compañeros que están involucrados en todas las fases de la atención. Reflexionar sobre el diálogo y comenzar a construir una base para los cambios que todos creemos son importantes.

Esté abierto a todas las artes de la curación. Pase un día al mes con alguien que has oído hablar de que representa una tradición curativa diferente, y tratar de establecer un sentido de "peership" entre estos otros curanderos.

Involúcrese con su comunidad. A medida que trabaja para convertir la medicina en un negocio para un servicio a la comunidad, promover la legislación, como la que pasó por Virginia y otros estados, que exime de libre servicio médico de demandas por mala praxis. Tenga paciencia, este proceso puede durar varios años.

Establecer redes de voluntarios para ayudar a la gente a encontrar trabajo, vivienda, amigos, y todo lo que necesitan. Los recursos de la verdad, incluso una comunidad pobre son claramente infrautilizados. La interdependencia y ayudar a parecer natural en tiempos de desastre, como un terremoto o una inundación. Debemos reconocer que un desastre es más sutil sobre nosotros ahora y reunir nuestros recursos en consecuencia.

Profesionales de la salud también pueden tomar medidas para avanzar la medicina de una jerarquía de poder y prestigio a una de un espíritu amable. Alentar al personal a todos los niveles de socializar más. Minimizar el uso de los títulos. Coma con toda la gente que trabaja, ya sea en un restaurante o en las casas de los demás. Sea amable en el trabajo, por ejemplo, en la estación de enfermería, encontrar un comportamiento adecuado que permita abrazar y masaje que se produzca de forma regular. Encontrar compañeros de ideas afines que están dispuestos a servir en una patrulla abrazo "para el personal y pacientes".

Para aligerar lo que ha sido tradicionalmente un ambiente sombrío, tratar de crear una oficina, clínica u hospital que es divertido para trabajar y para visitar como paciente. Sea entusiasta y amistoso hacia todos los pueblos. Integrar el arte y el humor en el contexto de la instalación. Ponga a un lado los lugares —comedor y áreas de juego— incluso para el personal y los pacientes de reunirse socialmente. Buscar alternativas a esas batas de hospital horrible.

Los médicos y enfermeras, como parte de o junto con sus trabajos regulares, usted puede pasar una o dos tardes a la semana haciendo visitas a domicilio. Visite varios pacientes —o incluso mejor— pasar el tiempo entero con un paciente o la familia en su casa. Compartir una comida con ellos. Dedicar al menos un día a la semana a recibir atención gratuita en su clínica u otras clínicas. Por encima de todo, como usted se convierte en una voz para el cambio social necesario dentro de su profesión o fuera de él, recurrir a los pacientes y los ciudadanos en sus acciones y diálogos para un sistema de salud mejor.

Los administradores del hospital también pueden trabajar para provocar el cambio mediante el establecimiento de un ejemplo de la jerarquía disminuye y la burocracia en el sistema de salud. Iniciar foros abiertos para todo el personal y su comunidad. Trabajar con las legislaturas y las sociedades médicas sobre planificación a largo plazo de un modelo orientado a servicios para el cuidado de la salud. Mientras tanto, dedicar algún pensamiento y la energía para hacer su hospital un lugar más hospitalario, y ayudar a la transición de su matrona del hospital. Ponga a un lado un espacio para la experimentación "goofy" sala en donde el personal y los pacientes pueden disfrutar de humor y diversión. Conseguir artistas de la comunidad para ayudar a crear un mundo más bello, edificante medio ambiente en sus instalaciones.

# Un mensaje para estudiantes preocupados de medicina

La educación médica puede ser una experiencia estresante. Algunos estudiantes encuentran los académicos gigantescos, mientras que otros se sienten abrumados por los costos. Pero la respuesta más desconcertante que he escuchado es la depresión de los estudiantes y la ansiedad sobre el clima en el que se practica la atención de la salud en la sociedad actual. Ellos están encontrando que una práctica alegre, orientada a los servicios en los hospitales es poco común. Economía y gestión a menudo parecen venir antes de la atención al paciente, y la competencia parece haber reemplazado la cooperación entre muchos profesionales de la salud.

Estas sugerencias son para el estudiante de medicina que anhela una educación emocionante y sincera médico, que está llevando a cabo sus estudios en anticipación gozosa de una vida de servicio a la humanidad. Recuerde siempre hacer valer sus propias motivaciones, el respeto a su sabiduría, y estar seguro de que usted puede hacer su vida una aventura exuberante.

Nunca caer en la complacencia acerca del milagro de la vida. Al explorar los mecanismos del cuerpo glorioso, deje que la comprensión de sus procesos que electrificar con asombro y curiosidad. En vivo en el temor y dejar que sea el foco de su educación, no tus calificaciones, que no le dicen nada sobre el tipo de médico que será. Cuando estaba en la escuela de medicina, le dije a mis profesores nunca me notificará sobre mis calificaciones a menos que yo no. Esto se convirtió en muy liberador.

No espere hasta que esté en las salas para desarrollar y practicar sus habilidades de entrevista. ¡Empieza ahora! Entrevista a todo el mundo con el mayor detenimiento a medida que se atreven. Emoción básica de la medicina es la intimidad. Para lograrlo, debes practicar entrevistas a una amplia variedad de personas. Trate de llamar a números equivocados, hablando con amigos, hablar con todos. Encuentra el tipo de comportamiento que los demás placeres, para que no te cuentan sus historias. Ser éxtasis cuando la gente te da su confianza, el amor y la intimidad. Que este viaje con otros te llenan de la emoción de encontrar nuevos amigos.

Participar en la política de la medicina desde el principio. Únete a la Asociación americana de medicina holística (AHMA), Asociación americana de estudiantes de medicina (AMSA), la Oficina de representantes de estudiantes de la asociación americana de colegios médicos (OSR), la Asociación médica americana (AMA), la Academia americana de médicos de familia (AAFP), y organizaciones similares. Asistir a las sesiones, especialmente las grandes, y hablar con todo el mundo. Muchos de sus colegas están pensando en las mismas cuestiones que son. Usted puede encontrar el apoyo que le ayudará a su práctica médica ideal germinar y crecer.

Cultivar las relaciones con los profesionales de la salud y los profesores te respetan. Establecer un diálogo animado. Invitar a ti mismo a sus hogares. Pregunte a entrar en sus prácticas. Cultivar la misma intimidad con sus ayudantes, enfermeros y enfermeras como con los médicos y pacientes. Dondequiera que vayas en la vida, la amistad hará que su día emocionante.

Generar grupos de apoyo para estudiar y jugar. Encuentra las almas gemelas y fantasear acerca de sus intereses y los futuros médicos. Práctica siendo profunda e íntima entre sí y no conservar nada. Si es posible, compartir ideas con otros grupos. A partir de estos contactos pueden venir socios médicos para toda la vida, siempre que sea para su asentamiento.

Enfoque en la medicina como servicio. Medicina practicado como un negocio daña a todos. Las recompensas decir de las enfermedades provienen de ayudar a los demás y de auto-descubrimiento. Dar es embriagante, sino que produce la intimidad como un subproducto. Prepárate para una avalancha de amor.

No deje que el costo de la educación se paralice. Disfrute del privilegio de estar en la escuela, y cuando termine, tendrá que pagar sus préstamos a la mayor brevedad posible. Si elige la medicina orientada a servicios, su regalo será suficiente hasta que los fondos de amortización vienen. No deje que la deuda trampa en una práctica repugnante, no hay prisión por deudas de más. Deje que la creatividad y la exploración le ayude. El apoyo comunitario es una clave.

Cultivar fuera de intereses. ¡No son más que un médico —usted es una persona que ha estudiado medicina! Cultiva todos sus amores y experimentar con las formas de integrarlos con su medicamento. Tejer estos intereses en las relaciones que tiene con sus pacientes y estar abierto a aprender de ellos. Usted se beneficiará con los lazos que se forman.

No sacrifique a su familia por su carrera de medicina. Lo que se aprende de mantener vibrante su vida familiar le ayudará a servir a sus pacientes. Planee tiempo fuera del trabajo y estudio para estar con su familia. Atesora tu pareja, amantes, hijos y padres, y sentir la buena salud de su amor le da. Realiza tus amigos parte de su familia, también.

Por encima de todo, fantasear sus sueños médicos más extravagantes. Su licenciatura en medicina es una licencia para elegir exactamente cómo desea que a la práctica. Los únicos factores limitantes serán sus miedos y falta de imaginación. ¡Juntaros y volar! Y a medida que crecen y aprenden, por favor, comparta sus ideas, sugerencias, y el diálogo con nosotros y con sus contemporáneos para que juntos podamos crear una celebración médica.

# ¿Qué pasa con el resto de nosotros?

¿Cómo puede la gente fuera de la vista médico iluminar el camino hacia un sistema de atención de salud mejor? Los pasos más importantes empiezan con uno mismo. Aprenda a gustar a usted mismo, porque tú eres tu propio compañero más constante. Trate de experimentar la vida como un viaje hacia sus más preciados sueños. Este es el camino más seguro hacia la felicidad personal, que, creo, es la base de una buena salud.

Una de las mejores maneras de desarrollar la autoestima es la de cultivar amistades. Tu amor de sí mismo y de sus amigos más íntimos crecerá a medida que dicen unos a otros lo maravilloso que eres. Aprende a jugar; divertirse desarrolla la autoestima a medida que traen alegría a ti mismo ya los demás, hacer más amigos en el proceso. Trate de jugar en el barro o el uso de ropa interior en el exterior de su ropa. Alquiler de películas divertidas. El olor de aun más rosas. Cantar en voz alta en público.

Pruebe nuevas formas de vivir. Tome un mes de baja laboral cada año, si es posible. Empiezan a crecer algunos de los alimentos que consume, ya sea en una caja de la ventana o en una parcela que cultivar amorosamente con sus propias manos. Celebrar y diversificar sus aficiones, sino que son una gran fuente de alegría y la autoestima. Uno de los cambios de estilo de vida pequeña pero revolucionaria es apagar el televisor. Trate de reducir sus horas de ver a la mitad y utilizar ese tiempo para leer o jugar con sus hijos. Al hacer ver la televisión, sintonizar los programas de la televisión pública o el ejercicio mientras mira televisión. El objetivo no es eliminar por completo para ver la televisión, sino reducir el número de horas dedicadas a la pasividad.

Tome un mejor cuidado de sí mismo: comer alimentos nutritivos, caminar más, y ejercite su mente con su cuerpo. Pase más tiempo disfrutando de la naturaleza y las artes, y dar rienda suelta a su curiosidad, la imaginación y la creatividad. Los cambios positivos en el comportamiento personal de salud son la mejor forma de lograr una verdadera reforma de salud. Tales cambios podrían ayudar a crear un mundo en el que los médicos y otros profesionales de la salud ya no son principalmente la mecánica que se fijan las averías, pero los jardineros que alimentan el crecimiento.

Equilibrio de su vida personal con su vida laboral mediante la adopción de más tiempo para la familia y seres queridos —que son los antídotos a la soledad y la clave para una vida feliz. Encuentre formas pequeñas para llevar alegría a los demás: ser amable mientras espera en fila en el supermercado, sonreír a extraños, jugar con los niños, aprender a dar masajes. Aprenda a disfrutar de la compañía de hombres y mujeres, así como las personas cuyos estilos de vida son muy diferentes a la suya. Bienvenido personas y explorar la diversidad cultural de otras razas, colores y credos. Hable acerca de sus diferencias y celebrar. Estudiar de la geografía para aprender sobre el mundo y su gente y promover la vinculación del medio ambiente y mundial.

El servicio es esencial para la curación y la vía hacia la paz interior. Tome interés en el cuidado de la salud en su comunidad y brindar su tiempo y habilidades a los hospitales, clínicas, asilos, hospicios, y otras organizaciones de cuidado. Buscar acuerdos de cooperación, invitando a nuevas personas a visitar su casa y compartir actividades o vivir con usted en un solo crianza de los hijos o las situaciones co-vivienda. Sus esfuerzos ayudarán a crear una comunidad más fuerte, así como un sistema de salud sano cuidado.

Involucrarse en el proceso político en la comunidad local, y del estado. Más información sobre el medio ambiente y otros temas vitales para una sociedad sana y el mundo. Vote, escribir cartas a los responsables políticos y legisladores, y unirse a grupos de intereses especiales. En lugar de intentar encontrar una manera de financiar el sistema de salud existente, aquellos de ustedes que son los legisladores pueden apoyar nuevos modelos orientados a servicios basados en visiones creativas para un sistema de salud ideal, especialmente las que hacen hincapié bienestar y la prevención. Trabajar para crear un sistema basado no en los poderosos grupos de interés, sino en lo que es verdaderamente necesario, reducir la influencia ejercida sobre sus decisiones por los seguros y las compañías farmacéuticas.

Revolucionarios sociales siempre han venido para arriba con centenares de sugerencias para saber cómo cambiar el mundo. Haga su propia lista; haber hecho, deje que su voz sea escuchada. Invente su propia manera de actuar y que evitará que la pasividad y su descendencia devastadores —el aburrimiento, el miedo y la soledad— se apoderen de tu vida. Experimente la vida como un viaje maravilloso, entusiasta. Atrévase a soñar —como nosotros en Gesundheit han soñado— de una mejor salud para individuos, familias, comunidades y el mundo. Sus sueños se mantenga la esperanza y la posibilidad del cambio, vivo.

# 13 · Pasión y persistencia

*Yo no quiero que la gente se sorprenderá por nuestra pasión y persistencia, pero inspirados por nosotros para trabajar duro por lo que creen.*

¡La pasión y la perseverancia pueden cambiar el mundo! Estoy hablando de colgar allí con *alegría* —que la última palabra es sumamente importante.

Estoy viajando por mucho en estos días, tanto para generar entusiasmo por la construcción de nuestro hospital y para estimular una vida de servicio. Y si estoy hablando con ejecutivos del hospital o para estudiantes universitarios, mi público suele quedar en un estado de asombro —sorpresa que no son causadas por nuestros ideales o la amplitud de nuestro trabajo, sino por la pasión y la perseverancia en la búsqueda que mostramos nuestras metas y en nuestras vidas. Y esto me perturba. Yo no quiero que la gente se sorprenderá de nuestra pasión y persistencia, pero inspirados por nosotros para trabajar duro por lo que creen. Tengo un enorme deseo de cambio social y ver la pasión y la perseverancia como la clave para crear un cambio.

Nuestra sociedad, carentes de autoestima, está siendo asfixiada por su propio sentido de impotencia. Lo que quiero hacer es que la pasión y la persistencia de tan común que ya no son interesantes o incluso raro, porque se han convertido en la regla y no la excepción. Estas cualidades no debe considerarse como atributos de las personas especiales que son bendecidos suficiente para poseer, sino más bien como herramientas muy importantes para el cambio.

Para mostrar la excelente compañía que los rasgos tales como la pasión y la persistencia de mantener, me basta para sólo mencionar algunos de sus primos igual de bien conocidos: la intensidad, la inspiración, la obsesión, el compromiso, la locura, locura, implacable, intrepidez, la rabia, la energía, y preocupación.

No estoy seguro de pasión y persistencia se puede enseñar. En nuestra comunidad yo solía tratar. Me recopilé todo tipo de puzzles —más duro es el mejor. Yo diría a la gente, "¿Quieres aprender pasión y persistencia? Entonces, haz este puzzle y no se levante hasta que se haga. Ni siquiera quiere levantarse hasta que se haga". Pasión y persistencia puede ser inspirado, estudiado, deseado, perseguido. Creo que es por eso que soy lo que soy. Me considero una persona diseñada —intencionados no realizar actos intencionales muchos. Estoy tratando de ser una persona que podría inspirar la pasión. Puedo obtener una buena retroalimentación, y por eso lo hago. Usted puede hacer lo mismo por ti mismo. ¡Participa!

¿Puede la pasión y persistencia se encuentran a través de la revelación, visión o el pensamiento racional? Creo que sí. Tímida y tranquila pasión y persistencia exhibición personas tan profundamente como el fuerte y desagradable —aunque, desde luego, estoy más familiarizado con los que se sitúan en la última categoría.

Creo que la pasión y la perseverancia son incompatibles con el, de hecho dramáticamente dañada por la apatía cinismo, el desaliento, y quejándose (cinismo y lloriqueos siendo probablemente mi mayor dos manías). Si usted va a ser un cruzado social, debe eliminar estas cosas de su vocabulario y comportamiento. Ellos son perniciosos. Todos ellos matan el espíritu de esfuerzo. Cuando se utiliza el lenguaje de estas cualidades, el resultado es una inercia tan fuerte que crea una atmósfera de estrangulamiento de la impotencia.

Pasión, por supuesto, implica escenas gloriosas: el "grand opening" del futuro centro Gesundheit, o conseguir un proyecto de ley aprobado en el Congreso que ha trabajado durante diez años para pasar. Pero este tipo de pasión no se puede animar. La pasión que inclina la balanza, la pasión que hace la verdadera diferencia, es la pasión para colgar carteles sin cesar —

incluso una vez más— o para llamar, de nuevo, otra reunión en la que casi nadie aparece, aunque la gente que prometía ser allí, y todavía encontrar la capacidad de ser febril entusiasmo por las dos personas que se presentaban. Me refiero a esa pasión que en realidad ama los trabajos mas humildes.

Como comunitaria, a veces quiero decir, ¿"Cuáles son los empleos que la gente ve como el peor"? Y entonces, después de que tienes la respuesta, busca la seducción en los puestos de trabajo que hace la gente le encanta hacerlas. Ahora, eso es pasión!

Yo represento a una extrema polarización —en su mayoría de mi propia experiencia como una persona loca— pero creo que puedo decir sin exagerar demasiado que me he pasado todo el año, más de cincuenta y de la vida explorando la pasión y persistencia, no sólo en mí mismo, sino también en otros la gente también. Éstos son algunos consejos sobre cómo convertirse en un individuo apasionado y persistente:

- **Conéctese a tierra en las misiones de mayor bien y servicio.** En mi oficina en casa, tengo fotos de niños muertos y de los niños en el día en que murió de inanición. Tengo un ritual personal. Me planto delante de estos cuadros hasta que esté llorando para recordarme a mí mismo que en mi lujo, en este mismo segundo mientras viva en el lujo, los hombres están tomando placer en la tortura. Conéctese a tierra profundamente en una misión para bien superior.
- **Une a tu misión con el milagro de la vida.** Une a tu misión con tu experiencia personal, perpetuo del milagro de la vida. Celebrar y estar agradecidos de que usted tiene que juntos lo suficiente como para salir de su egoísmo, y tener la oportunidad de darse a los demás y al mundo.
- **¡Haga que sea divertido!** Como Emma Goldman dijo: ¡"Si no puedo bailar, no quiero ser parte de su revolución"! Siente tu camino como una rica, variada y experiencia estimulante. No necesita ser mi tipo de diversión —que sea su propia marca.
- **La persistencia es un subproducto de la pasión.** Donde quiera que usted vea la persistencia, la pasión es en el trabajo. Para mí, la pasión se siente como una rendición, una libertad de la duda, un entusiasmo por la persecución.
- **Vivir tan cerca de su auténtico yo como le sea posible.** Como un amigo mío dice: "Es redundante decir" yo auténtico, "porque yo es auténtico". Diga lo que está en su mente —ese día. No hay retraso de más tiempo para la perspectiva. Haz lo que quieras hacer. No es un sacrificio más.

- **Buscar la creatividad en cada acto.** Nunca sacrificar su necesidad de ser creativos. La creatividad es uno de los grandes medicamentos nunca. El ejercicio en la forma en que lavan los platos, en la manera de caminar por la calle, y en la manera de hacer arte. La creatividad es el alimento esencial. No es lindo. No es un lujo, ya que nuestro gobierno implica. Es el alma misma de nuestro sentido de valía personal.

- **La responsabilidad, sacrificio, lucha, y gimiendo hieren pasión.** Estas son formas horribles por el cual para motivarse. Hay una buena probabilidad de que si está motivado por un sentido de responsabilidad, sacrificio, y lucha, que crecerá la culpa o resentimiento la misma cosa te apasiona. Vamos a empezar a verlo como una especie de excusa para lo que no está pasando —o el motivo de su dolor a su alrededor.

- **La pasión no es un producto final.** La pasión es el nombre de un proceso. Esta confusión en el significado es una de las razones por qué tanta gente no salga de ser apasionado, o incluso formar parte de un gran sueño. La gente renuncia porque consideran que el proceso de obtención del producto final es demasiado lento. Ciertamente, la sola aparición más trágico en la obra de Gesundheit ha sido la pérdida de grandes personas porque es tardado tanto en llegar a nuestro producto final. La declaración ¿"Cómo se Gesundheit haciendo"? Implica siempre el producto final de un hospital terminado, en lugar de el viaje hacia ella. Usted debe sentir que la pasión de hoy, en el proceso de empate —no a una línea de meta.

- **Invitar a gente con la misma visión.** Ellos son el jugo vital de cualquier proyecto. Dime: ¿Hay algo en su vida más importante que tus amigos? ¡Vive tu vida de esa manera! ¡Comprométete a tus amigos y colegas! Ellos son sus pilares de la persistencia. Reconocer ellos, apoyarlos, luchar por la intimidad de sus sueños más salvajes, con todo hombre que conozcas.

- **Vive la vida de un animador.** Un seductor. Sí, ese es mi trabajo. Bombeo y seducir. Todos ustedes deberían estar trabajando todo el día, todos los días para el resto de tu vida, hacer realidad nuestros sueños. No porque te pagan por hacerlo, sino porque no puede evitarlo. Se siente tan bueno.

- **Siente la emoción de la búsqueda todo el tiempo.** Soñar el sueño imposible, de corregir del mal. Sí, son cosas cursi, pero también el mejor.

- **Ver la vida misma como una ruptura.** Yo no soy una persona descanso. Como Weird Al Yankovich dice: "Voy a ser suave cuando esté muerto". Quiero que encontramos tanto placer con sus asociados, la emoción tanto en la búsqueda, que la ruptura es una irritación. Ahora bien, si usted necesita un descanso —y esto es el Dr. Adams habla— quiero que usted tome una *ese día*. No lo posponga. Yo no quiero que trabajar bajo presión. ¡En mi opinión, la razón hay tan pocos activistas sociales es que en la historia del activismo social, ninguno de ellos parece como si están teniendo algún divertido! Parece que sólo el sacrificio y la lucha. Parece que todo el mundo sabe que está haciendo que necesita un descanso. ¿"Burnout"? Usted sabe, hay que estar quemada del egoísmo, de vacaciones, los períodos de interrupción. La vida —su vida— tiene que estar diseñado de manera que la idea de una ruptura se produce una interrupción no deseada. Pero hasta que llegue ese momento, tómese un descanso en el día que lo necesite.
- **Ejercite su asombro, curiosidad, y la imaginación en todo momento.**
- **El ejercicio como el ejercicio.** Sea en buena forma física. Si usted no está tomando el cuidado de ti mismo, tu comunidad tendrá que cuidar de ti. ¡Para ser un trabajador apasionado en un proyecto grande, es mejor permanecer en buena forma física, porque de lograr algo que vale la pena va a tomar mucho tiempo! Haga de la aptitud de la ética de su esfuerzo. Descanse cuando lo necesite. De lo contrario pasa su tiempo con sabiduría.
- **Definir el éxito como algo alcanzable.** Por mi parte, definir el éxito de esta manera: ¿He intentado? ¿Me doy mi tiempo? ¿Nunca darse por vencidos? Todo lo cual son muy fáciles de hacer. No ponga el éxito en las cosas o los resultados.
- **No pedir prestar mucho dinero.** En el curso de tratar de construir un hospital libre, un sinnúmero de personas nos han instado a pedir dinero prestado. El peso del dinero prestado puede hacer que usted pierda su sueño.
- **Disfrute de compromiso donde se pueda.** Tiene la lista más corta posible de puntos sin compromiso. Diga: "Claro que sí. Me gusta tu manera".
- **Tenga cuidado con el poder de su pasión trae.** Le apasiona la gente se les da mucho poder en nuestra sociedad, ya sea que lo solicite o no. Debido a que tenemos tan poca autoestima, aburrimiento

y como la soledad y el miedo, la pasión es muy atractiva. Tenga cuidado.

A la edad de ochenta años, el escultor Henry Moore se le preguntó qué era lo que él consideraba el secreto de la vida. Respuesta de Moore es más o menos lo resume todo. "El secreto de la vida es tener una tarea, algo que dedicar su vida entera a, algo que aportar todo lo posible para, cada minuto del día para el resto de su vida. Y lo más importante es, debe ser algo que usted no puede hacer".

*Wheeeeeeeeeeeeeeeeeeeee!*

# 14 · Cinco años han transcurridos

*Han pasado cinco años, cinco veranos,
con la longitud de cinco largos inviernos...*
WILLIAM WORDSWORTH,
"ABADÍA TINTERN"

*Este libro realmente ha ayudado a llevar nuestras ideas con más claridad a un público mucho más amplio en todo el mundo. Recibimos miles de cartas contando cómo nuestro trabajo ha inspirado a otros proyectos similares y la gente —no sólo en el campo de la salud sino en todas las empresas humanas.*

Quería escribir una adición a los lectores a ponerse al día sobre lo que ha venido sucediendo con Gesundheit estos cinco años desde que el libro se imprimió por primera vez. Me gustaría poder decir que el hospital se ha construido —o que al menos está subiendo— pero con tristeza no puedo mientras escribo. Lo que puedo decir es que muchas cosas buenas han pasado por Gesundheit y creemos que estamos en un punto donde la financiación es inminente.

Esta esperanza viene en gran parte porque los Universal Studios compraron los derechos cinematográficos de este libro y en febrero de 1998 se comenzó a rodar una película de mi vida con un comunicado de diciembre 1998-fecha prevista. Robin Williams —muy a mi gusto— a tomado el papel de mi persona. Todos nosotros en Gesundheit tenemos grandes esperanzas de que la película de alguna manera promoverá el servicio alegre, incansable. También esperamos que gracias al impacto de una película nacional, finalmente se puede construir nuestro hospital.

Generosos regalos, junto con la realización de la película, nos llevó en enero de 1998 para celebrar una prueba de diseño (una gran tormenta de ideas) para el hospital. Este evento se sentía como el mejor momento de Gesundheit. Dirigido por nuestro arquitecto Dave Sellers, quien ha estado involucrado en el proyecto durante dieciséis años, más de treinta de nosotros se reunió durante una semana en Warren, Vermont, trabajando desde la mañana hasta altas horas de la noche para el diseño del primer hospital tonta. Estuvieron presentes diez de nuestro personal (incluidos los cuatro médicos y tres enfermeras), otro diez diseñadores (incluyendo J. Malkin, quien ha escrito la biblia en el hospital arquitectura de interiores; Doug Kelbaugh, Rector de la Universidad de Michigan Escuela de Arquitectura, Leslie Jacobs, diseñador de hospital; John Connell, fundador de "Yestermorrow" la Escuela de Diseño / Construcción en Vermont; Daisy Rankin, un diseñador industrial de Londres, y muchos más valientes mentes creativas), un grupo de arte de performance, un ecologista, y uno de nuestros grandes donantes de Alemania. Al final de la semana me habló ante una sala llena en el Ayuntamiento de Warren con una exhibición de dibujos y modelos de sesenta a mano para los asistentes a la vista.

Kathy Blomquist ha sido el encargado de la obra de estos cinco años y ha traído una gran chispa y el progreso a Gesundheit. Ella ha encabezado nuestro compromiso de ser un ejemplo de orientación ambiental para la cultura humana sostenible, y ahora estamos en el Gesundheit insistir en nuestras instalaciones y la comunidad lo que la gente está en el movimiento ecologista han calificado como "una eco-aldea". Nuestra decisión de avanzar en esta dirección fue un paso crucial para Gesundheit y se ha manifestado de muchas maneras, especialmente en nuestros cinco años de exploración de la permacultura. También tenemos el doble de la escuela el Taller de Artistas Intérpretes o Ejecutantes de Ensemble para el diseño de la sociedad y se dan cuenta que la participación continua de esta escuela debe ser parte de nuestros planes finales. Creemos que es posible enseñar a la gente a ser instrumentos de cambio social.

En estos cinco años he sido mucho más activo en la docencia y escénicas, y ahora tienen hasta cincuenta presentaciones posibles, después de haber mejorado el alcance y la inteligencia de las presentaciones a través de la colaboración con un compañero de trabajo, Susan Parenti, quien durante más de veinte años ha estado involucrado en el cambio social a través del desempeño. Nos gusta ir a las universidades y conferencias en las aulas de todo el día y a la comunidad universitaria más grande en la noche. Si tenemos suerte podemos incluso ir hasta altas horas de la noche, hablando con los estudiantes en temas tan vitales como la amistad o la forma de seguir sus sueños. Se nos ha pedido que venga a las comunidades y ayudarles a avanzar hacia formas más saludables de vivir juntos, y nuestro trabajo se ha expandido por todo el mundo. El año pasado trajimos nuestras ideas a Polonia, Suecia, Australia, Nueva Zelanda, Alemania, Suiza, Austria, Holanda, Inglaterra, Escocia, Canadá, Rusia y Bosnia. Incluso los estudiantes de medicina en Madagascar me han dicho cómo *¡Gesundheit!* ha cambiado su forma de mirar a la medicina.

Nuestro trabajo como payasos en Rusia se encuentra ahora en su decimocuarto año. Este último año hemos tomado veintisiete payasos 13–80 años de edad de cinco países, trece de los cuales eran visitantes frecuentes. Cinco funcionarios ahora llevan estos viajes que han hecho tan popular que hemos añadido un viaje de primavera. Nuestra relación con los huérfanos de nuestra atención, los abusos horribles en los orfanatos de Rusia y en los últimos cuatro años hemos trabajado para construir nuestro propio orfanato allí. Nuestra amiga Maria de Moscú ha trabajado tan arduamente por esto, pero necesitamos apoyo y esperanza a la gente nos ayude a hacer este orfanato en una realidad. El año pasado estos viajes trajeron veintidós payasos a Bosnia. Y cada año nos sentimos que nuestro trabajo está en expansión y payasos que influyen múltiples ideas co-relacionadas.

*¡Gesundheit!* realmente ha ayudado a llevar nuestras ideas con más claridad a un público mucho más amplio en todo el mundo. Recibimos miles de cartas contando cómo nuestro trabajo ha inspirado a otros proyectos similares y la gente —no solo en el ámbito de la salud sino en todas las empresas humanas. A largo plazo, siempre que esta inspiración puede ser la consecuencia más importante de nuestro trabajo. Supongo que la inspiración es lo que ha llevado a la Abadía de la Paz que nos dé el coraje del Premio Conciencia y el Instituto del Templo Noéticas premio para el altruismo creativo.

Estos cinco años hemos sido muy activos en desarrollar mejor la mecánica de nuestra organización. Hemos dedicado más esfuerzos a la creación de un consejo de participación útil de los directores, así como al establecimiento de una base mucho más amplia de liderazgo. Siempre es importante para un proyecto complejo que se inició por una sola persona a trabajar para erradicar la indispensabilidad de esa persona. Estos cinco años han traído el personal tan cerca como amigos y trabajadores que mi liderazgo ya no se siente necesario para la supervivencia de Gesundheit. Las personas involucradas son la razón me quedo con el proyecto.

Lo más triste de la historia es que en junio de 1997, mi esposa Linda Edquist y yo nos separamos después de veintiséis años. Linda y yo comenzamos esta labor en los años que han sido críticos. Nunca puedo agradecerte lo suficiente. Linda, saludo tus grandes regalos que ha nacido para mí y para Gesundheit. Ninguno de nosotros podría ser lo que somos si no ha sido el gigante que eres.

# Bibliografía

## La búsca de un bibliófilo para la comprensión e ideas

¡Bienvenido a mi biblioteca! Desde mis días de escuela secundaria, libros y revistas han sido, en mi opinión, mis verdaderos amigos en carne y hueso. Todos y cada uno de estos libros y artículos —una fracción de los 12.000 volúmenes que comparten mi casa con— ha contribuido a ampliar mi sueño. Estimado lector, puede decir que lo haya obtenido fácil. He dejado fuera la mayor parte de la filosofía que vive en la gran ficción del mundo, poesía, teatro, arte, dibujos animados, y ciencias naturales, así como los 120 periódicos que entran en nuestra casa, entre ellos, las boletines de insectos de alimentos, instrumentos musicales experimentales y humor. ¡Utilice esta lista para explorar sus propias preguntas e ideas sobre la medicina y de la comunidad: navegar, leer detenidamente, explorar, cavar! Cuando vienen a Gesundheit y buscar la palabra escrita, voy a llevar la corona de bibliotecario.

### Salud y curación

*A Free Clinic Starting Out.* Roanoke, Va.: The Free Clinic Foundation of America, 1992.

Ader, Robert, Nicholas Cohen, and David L. Felten, eds. *Psychoneuroimmunology,* 2nd edition. San Diego: Academic Press, 1991.

*Alternative Medicine: The Definitve Guide.* Puyallup, Wash.: Future Medicine Publishing, 1993.

Andrews, Charles. *Profit Fever: The Drive to Corporatize Health Care and How to Stop It.* Monroe, Maine: Common Courage Press, 1995.

Balint, Michael, M.D. *The Doctor, His Patient and the Illness.* London: Pitman Medical, 1973.

Bauer, Jefferey. *Not What the Doctor Ordered: Reinventing Medical Care in America.* Chicago: Probus Books, 1994.

Bentley, Joseph D., M.D. *The Betrayal of Health.* New York: Times Books, 1991.

Berger, John. *A Fortunate Man.* New York: Pantheon Books, 1967.

Blanton, Smiley. *Love or Perish.* New York: Simon & Schuster, 1956.

Bogdanich, Wat. *The Great White Lie: Dishonesty, Waste, and Incompetence in the Medical Community.* New York: Simon and Schuster, 1991.

Brown, E. Richard. *Rockefeller Medicine Men.* Berkeley, Calif.: University of California Press, 1979.

Broyard, Anatsle. *Intoxicated by My Illness and Other Writings on Life and Death.* New York: Clarkson Potter, 1992.

Buchanan, James. *Patient Encounters: The Experience of Disease.* Charlottesville, Va.: University of Virginia Press, 1989.

Buckman, Robert, M.D. *How to Break Bad News: A Guide for Health Care Professionals.* Baltimore: The John Hopkins University Press, 1992.

Buscaglia, Leo. *Living, Loving and Learning.* New York: Ballantine Books, 1982.

Caldicott, Helen, M.D. *If You Love This Planet: A Plan to Heal the Earth.* New York: W. W. Norton, 1992.

Califano, Joseph A., Jr. *America's Health Care Revolution.* New York: Simon & Schuster, 1986.

Callahan, Daniel. *What Kind of Life—The Limits of Medical Progress.* New York: Simon & Schuster, 1990.

Callander, Meryn G. and John W. Travis, M.D. *Wellness for Helping Professionals: Creating Compassionate Cultures.* Mill Valley, Calif.: Wellness Associates Publications, 1990.

Campo, Raphael. *The Poetry of Healing.* New York: W. W. Norton & Co., 1997.

Cassell, Eric J., M.D. *The Healer's Art.* Cambridge, Mass.: MIT Press, 1986.

———. *The Nature of Suffering.* New York: Oxford University Press, 1991.

———. *Talking with Patients,* Vols. 1 and 2. Cambridge, Mass.: MIT Press, 1985.

Cassell, Eric J., M.D., and Mark Siegler, M.D. *Changing Values in Medicine.* New York: University Publications of America, Inc., 1979.

Charman, Robert C., M.D. *At Risk: Can the Doctor-Patient Relationship Survive in a High-Tech World?* Dublin, N.H.: William L. Bauhan, 1992.

Chopra, Deepak, M.D. *Quantum Healing.* New York: Bantam Books, 1989.

Clinebell, Howard, PhD. *Well Being: A Personal Plan for Exploring and Enriching the Seven Dimensions of Life: Mind, Body, Spirit, Love, Work, Play, Earth.* San Francisco: Harper San Francisco, 1992.

Coles, Robert. *The Call of Service: A Witness to Idealism.* New York: Houghton Mifflin, 1993.

Cook, Trevor. *Samuel Hahnemann.* Wellingborough, UK: Thorsons Publishers Ltd., 1981.

Corey, Saltman Epstein. *Medicine in A Changing Society*. St. Louis: C.V. Mosby, 1977.

Coulter, Harris L. *Divided Legacy: The Conflict Between Homeopathy and the American Medical Association*, 2nd ed. Berkeley: North Atlantic Books Homeopathic Educational Services, 1982.

Cousins, Norman. *Anatomy of An Illness*. New York: W. W. Norton & Co., 1979.

———. *Head First: The Biology of Hope*. New York: Dutton, 1989.

———. *The Healing Heart*. New York: W. W. Norton & Co., 1983.

———. *The Physician in Literature*. New York: Saunders Press, 1982.

Csikszentmihalyi, Mihaly. *Flow: The Psychology of Optimal Experience*. New York: Harper & Row, 1990.

Curnen, Mary, Enid Peschell, Howard Spiro, and Deborah St. James, eds. *Empathy and the Practice of Medicine*. New Haven: Yale University Press, 1993.

Dass, Ram, and Paul Gorman. *How Can I Help—Stories and Reflections on Service*. New York: Alfred A. Knopf, 1985.

Donaghue, Paul J., PhD. and Mary E. Siegel, PhD. *Sick and Tired of Feeling Sick and Tired of Feeling Sick. . . .* New York: W.W. Norton & Co., 1992.

Dossey, Larry, M.D. *Healing Words: The Power of Prayer and the Practice of Medicine*. San Francisco, Harper San Francisco, 1993.

———. *Recovering the Soul: A Scientific and Spiritual Search*. New York: Bantam Books, 1989.

———. *Space, Time and Medicine*. Boston: New Science Library, 1982.

Drane, James F. *Becoming A Good Doctor: The Place of Virtue and Character in Medical Ethics*. Kansas City, Mo.: Sheed and Ward, 1988.

Dubos, Rene. *Mirage of Health*. New York: Doubleday Anchor Books, 1959.

———. *So Human an Animal*. New York: Charles Scribner, 1968.

Dyson, Burton, M.D., and Elizabeth Dyson. *Neighborhood Caretakers—Stories, Strategies and Tools for Healing Urban Communities*. Indianapolis: Knowledge Systems, 1989.

Dooley, Tom. *Dr. Tom Dooley's Three Great Books*. New York: Farrar, Straus & Cudahy, 1960.

Eliade, Mircea. *Shamanism*. Princeton, N.J.: Princeton University Press, 1964.

Foss, Lawrence, and Kenneth Rothaberg. *The Second Medical Revolution*. Boston: New Science Library, 1987.

Frank, Arthur W. *The Wounded Storyteller: Body, Illness, and Ethics*. Chicago: The University of Chicago Press, 1995.

Frohock, Fred M. *Healing Powers, Alternative Medicine, Spiritual Communities, and the State*. Chicago: The University of Chicago Press, 1992.

Fromm, Erich. *The Art of Loving*. New York: Harper & Row, 1956.

Galen. *Hippocrates*. Volume 10, Great Books. Chicago: Encyclopedia Britannica, 1952.

Geis, Gilbert, Paul Jesdow, and Henry N. Pontell. *Prescription for Profit: How Doctors Defraud Medicaid.* Berkeley: University of California Press, 1993.

Gerteis, Margret, and Susan Edgman-Levitan, et. al. *Through the Patient's Eyes.* San Francisco: Jossey-Bass Publishers, 1993.

Goodnou, John C. and Gerald Musgrave. *Patient Power: Solving America's Health Care Needs.* Washington, D.C.: Cato Institute, 1992.

Gordon, James. *Manifesto for a New Medicine.* Reading, Mass.: Addison-Wesley Publishing Co., 1996.

Greenberg, Michael, M.D. *Off the Pedestal: Transforming the Business of Medicine.* Houston, Tex.: Breakthrough Publishing, 1990.

Hammerschlag, Carl A., M.D. *The Dancing Healers: A Doctor's Journey of Healing with Native Americans.* New York: Harper Collins, 1989.

———. *The Theft of the Spirit: A Journey to Spiritual Healing with Native Americans.* New York: Simon and Schuster, 1993.

Hay, Ian. *Money, Medicine, and Malpractice in American Society.* New York: Praeger, 1992.

Hertzler, Arthur. *Horse and Buggy Doctor.* New York: Harper Brothers, 1938.

Hetzel, Richard, M.D., ed. *The New Physician.* Boston: Houghton Mifflin Co., 1991.

Hilfiker, David. *Not All of Us Are Saints.* New York: Hill and Wang, 1994.

Hirshberg, Caryle and Brendan O'Regan. *Spontaneous Remission: An Annotated Bibliography.* Sausalito: Institute of Noetic Sciences, 1993.

Hunter, Kathryn Montgomery. *Doctor's Stories: The Narrative Structure of Medical Knowledge.* Princeton: Princeton University Press, 1992.

Illich, Ivan. *Medical Nemesis—The Expropriation of Health.* New York: Pantheon, 1976.

Jampolsky, Gerald G., M.D. *Love Is Letting Go of Fear.* New York: Bantam Books, 1970.

Jesdow, Paul, Henry N. Pontell, and Gilbert Geis. *Prescription for Profit: How Doctors Defraud Medicare.* Berkeley: University of California Press, 1993.

Jones, James H. *Bad Blood.* New York: The Free Press, 1981.

Jonsen, Albert R. *The New Medicine and the Old Ethics.* Cambridge, Mass.: Harvard University Press, 1990.

Justice, Blair, Ph.D. *Who Gets Sick.* Los Angeles: Jeremy Tarcher, Inc., 1988.

Kassler, Jeanne, M.D. *Bitter Medicine: Greed and Chaos in American Health Care.* New York: Birch Lane Press, 1994.

Konner, Melvin. *Medicine at the Crossroads: The Crisis with Health Care.* New York: Pantheon Books, 1993.

Kaysen, Susanna. *Girl, Interrupted.* New York: Vintage Books, 1993.

Kleinman, Arthur, M.D. *The Illness Narratives.* New York: Basic Books, 1988.

Krementz, Jill. *How it Feels to Live with a Physical Disability.* New York: Simon and Schuster, 1992.

Lanctôt, Gaylaine. *The Medical Mafia: How to Get out of It Alive and Take Back Our Health and Wealth.* Morgan, Vt.: Key Inc., 1995.

Lantos, John D. *Do We Still Need Doctors?* New York: Routledge, 1997.

Leebov, Wendy, Ed.D. *Service Excellence: The Customer Relations Strategy for Health Care.* Chicago: American Hospital Association Publishing, Inc., 1988.

Levoy, Gregg. *Callings: Finding and Following an Authentic Life.* New York: Harmony Books, 1997.

Lewer, Nick. *Physicians and the Peace Movement.* London: Frank Cass & Co., Ltd., 1992.

Lifton, Robert Jay. *The Protean Self: Human Resilience in an Age of Fragmentation.* New York: Basic Books, 1993.

Lipp, Martin R., M.D. *Respectful Treatment: The Human Side of Medical Care.* New York: Harper & Row, 1977.

Lowenstein, Jerome, M.D. *The Midnight Meal and other Essays about Doctors, Patients, and Medicine.* New Haven: Yale University Press, 1997.

Lown, Bernard, *The Lost Art of Healing.* Boston: Houghton Mifflin Co., 1996.

Macklin, Ruth. *Enemies of Patients: How Doctors Are Losing Their Power . . . And Patients Are Losing Their Rights.* New York: Oxford University Press, 1993.

Marti-Ibanez, Felix, M.D. *The Patient's Progress.* New York: M.D. Publications, 1967.

Massad, Stewart. *Doctors and Other Casualties: Stories of Life and Love Among the Healers.* New York: Warner Books, 1993.

Morone, James A. and Gary S. Belkin, ed. *The Politics of Health Care Reform: Lessons from the Past, Prospects for the Future.* Durham: Duke University Press, 1994.

Matthews, Bonnye L. *Chemical Sensitivity: A Guide to Coping with Hypersensitivity Syndrome, Sick Building Syndrome and Other Environmental Illness.* Jefferson, N.C.: McFarland and Co., Inc., 1992.

McEwen, James, C. Martini, and H. Wilkins. *Participation in Health.* London: Croom Helm, 1983.

Mendelsohn, Robert S., M.D. *Confessions of a Medical Heretic.* Chicago: Contemporary Books, Inc., 1979.

Moore, Allen H., M.D. *Mustard Plasters and Printer's Ink.* New York: Exposition Press, Inc., 1959.

Morris, David B. *The Culture of Pain.* Berkeley, Calif.: University of California Press, 1991.

Moss, Ralph W. *The Cancer Industry.* New York: Paragon House, 1989.

Nichols, Joe D., M.D., and James Presley. *Please, Doctor, Do Something.* Old Greenwich, Conn.: The Devin-Adair Company, 1972.

Nolen, William, M.D. *A Surgeon's Book of Hope.* New York: Coward, McCann & Geoghan, 1980.

Noms, Richard, M.D. *The Musician's Survival Manual: A Guide to Preventing and Treating Injuries to Instrumentalists.* St. Louis: International Conference of Symphony and Opera Musicians, 1993.

Oglesby, Paul. *The Caring Physician: The Life of Dr. Francis W. Peabody.* Boston: The Francis Countway Library of Medicine in Cooperation with The Harvard Medical Alumni Association, 1991.

Osler, Sir William. *A Way of Life and Selected Writings.* New York: Dover Books, 1951.

Pagel, Walter. *Paracelsus—An Introduction to Philosophical Medicine in the Era of the Renaissance,* 2nd ed. Basel: S. Karger, 1982.

Pearse, I. H. *The Quality of Life.* Edinburgh: Scottish Academic Press, 1979.

Peck, M. Scott, M.D. *The Road Less Traveled.* New York: Simon & Schuster, 1978.

Pekkanen, John, M.D. *Doctors Talk about Themselves.* New York: Delacorte Press, 1988.

Podvoll, Edward M., M.D. *The Seduction of Madness.* New York: Harper Collins,1990.

Polk, Steven R., M.D. *The Medical Students Survival Guide.* Trentland Press, 1992.

Prieto, Jorge, M.D. *Harvest of Hope.* Notre Dame, Ind.: University of Notre Dame Press, 1989.

Reich, Warren T., ed. *Encyclopedia of Bioethics.* New York: Free Press, 1978.

Reynolds, Richard, M.D., and John Stone, M.D., eds. *On Doctoring.* New York: Simon & Schuster, 1991.

Rosenberg, Charles. *The Care of Strangers—The Rise of America's Hospital System.* New York: Basic Books, 1987.

Rodwin, Mark A. *Medicine, Money and Morals.* New York: Oxford University Press, 1993.

Schweitzer, Albert, M.D. *Albert Schweitzer: An Anthology.* Boston: Beacon Press, 1947.

Selzer, Richard. *Mortal Lessons.* New York: Simon & Schuster, 1974.

———. *Taking the World in for Repairs.* New York: William Morrow & Co., 1986.

Shames, Karilee Halo, R.N., PhD. *The Nightingale Conspiracy: Nursing Comes to Power in the 21st Century.* Staten Island: Power Publications, 1993.

Shapiro, Martin, M.D. *Getting Doctored.* Philadelphia: New Society Publishers, 1987.

Sheehan, Susan. *Is There No Place on Earth for Me?* New York: Random House, 1983.

Sherwin, Susan. *No Longer Patient: Feminist Ethics and Health Care.* Philadelphia: Temple University Press, 1992.

Shorter, Edward. *Doctors and Their Patients.* New Brunswick, N.J.: Transaction Publishers, 1991.

Siegel, Bernie S., M.D. *Peace, Love & Healing.* New York: Harper & Row, 1989.

———. *Love, Medicine & Miracles.* New York: Harper & Row, 1986.

Smith, John M., M.D. *Women and Doctors: A Physician's Explosive Account of Women's Medical Treatment—and Mistreatment—in America Today and What You Can do About It.* New York: The Atlantic Monthly Press, 1992.

Sontag, Susan. *Illness as Metaphor.* New York: Random House, 1979.

Starr, Paul. *The Social Transformation of American Medicine.* New York: Basic Books, 1982.

Stevens, Rosemary. *In Sickness and In Wealth.* New York: Basic Books, 1989.

Stratton, Owen Tully. *Medicine Many.* London: University of Oklahoma Press, 1989.

Thomas, Lewis. *The Fragile Species.* New York: Charles Scribner's Sons, 1992.

———. *Late Night Thoughts on Listening to Mahler's Ninth Symphony.* New York: Viking Press, 1983.

———. *The Lives of a Cell.* New York: Bantam Books, 1975.

———. *The Medusa and the Snail.* New York: Viking Press, 1978.

———. *The Youngest Science.* New York: Bantam Books, 1984.

Thomasma, David. *Human Life in the Balance.* Louisville, Ky.: Westminster/John Knox Press, 1990.

Thompson, John, and Grace Goldin. *The Hospital: A Social and Architectural History.* New Haven, Conn.: Yale University Press, 1975

Weil, Andrew, M.D. *Health and Healing.* Boston: Houghton Mifflin Co., 1983.

Weiss, Raymond L., and Charles E. Butterworth. *Ethical Writings of Maimonides.* New York: NYU Press, 1975.

Werner, David, and David Sanders. *The Politics of Primary Health Care and Child Survival.* Palo Alto, Ca.: Healthwrights, 1997.

Williamson, G. Scott, and Innes H. Pearse. *Science, Synthesis and Sanity.* Edinburgh: Scottish Academic Press, 1980.

Wohl, Stanley, M.D. *The Medical Industrial Complex.* New York: Harmony Books, 1984.

Wolf, Stewart, and John G. Bruhn. *The Power of Clan: The Influence of Human Relations on Heart Disease.* New Brunswick: Transaction Publishers, 1993.

## *Valores de medicos*

Alda, Alan. "Alan Alda's Prescription for Doctors." *Good Housekeeping* (October 1979).

Barber, Bernard, Ph.D. "Compassion in Medicine: Toward New Definitions and New Institutions." *Seminars in Medicine of Beth Israel Hospital* 295, no. 17 (1976).

Bowen, Otis R., M.D. "Shattuck Lecture—What Is Quality Care?" *New England Journal of Medicine* 316, no. 25 (1987).

Boyle, Joseph F., M.D. "Should We Learn to Say No?" *JAMA* 252, no. 6 (1984).

Bunker, John P. "When Doctors Disagree." *New York Review of Books* (April 25, 1985).

Burnum, John, M.D. "Medical Practice a la Mode." *New England Journal of Medicine* 317, no. 19 (1987).

Cassel, Eric J., M.D. "The Nature of Suffering and the Goals of Medicine." *New England Journal of Medicine* 306, no. 11 (1982).

Cohen, Carl I., M.D., and Ellen J. Cohen, Ph.D. "Health Education, Panacea, Pernicious or Pointless." *New England Journal of Medicine* 299, no. 13 (1978).

Coles, Robert, M.D. "The Doctor Is In." *Common Cause Magazine* (May/June 1988), 25–29.

Corboy, John, M.D. "Don't Forget the Magic." *American Medical News* (June 25–July 2, 1982).

Council of Medical Service. "Quality of Care." *JAMA* 256, no. 8 (1986).

Coury, John Jr., M.D. "Physicians' Fundamental Responsibility." *JAMA* 256, no. 8 (1986).

Darrow, Gregory R., M.D. "If Your Daughter Survives, Doctor, She's Going to be a Gork." *Medical Economics* (July 25, 1983).

Deckert, Gordon, M.D. "Urges Physicians to Play More; Avoid Turning Play into Work." *Pediatric News* 20, no. 3 (1986).

Dimsky, S. Edwards, M.D. "Why Not Share the Secrets of Good Health?" *JAMA* 249, no. 23 (1983).

Dirck, John H., M.D. "Sir Thomas Browne (1605–1682)." *JAMA* 248, no. 15 (1982).

Edwards, W. Sterling, M.D. "In Retirement, A Doctor Learns to Truly Listen." *AMA News* (October 20, 1989), 43.

Gabbard, Glen, M.D. "The Role of Compulsiveness in the Normal Physician." *JAMA* 254, no. 20 (1985).

Guzi, Samuel B., M.D. "Can the Practice of Medicine be Fun for a Lifetime?" *JAMA* 241, no. 19 (1979).

Hilfiker, David, M.D. "Unconscious on a Corner." *JAMA* 258, no. 21 (1987).

Horn, Carole, M.D. "There's Art in Being a Doctor." *Washington Post* (October 28, 1984).

Hyman, David. "Fraud and Abuse, Setting Limits on Physicians' Entrepreneurship." *New England Journal of Medicine* 320, no. 19 (1989).

Jansen, Albert R., Ph.D. "Watching the Doctor." *New England Journal of Medicine* 308, no. 25 (1983).

Jirka, Frank J. Jr., M.D. "Travelling New Streets." *JAMA* 250, no. 11 (1983).

John Paul II, Pope. "The Physician and the Rights of Mankind." *JAMA* 251, no. 8 (1984).

Kass, Leon R., M.D., Ph. D. "Ethical Dilemmas in the Care of the Ill." *JAMA* 244, no. 16 (1980).

Korok, Milan. "From Patient Advocate to Gatekeeper." Symposium on Health Care. *American Medical News* (April 4, 1986).

Levinson, Wendy, M.D. "Coping with Fallibility." *JAMA* 261, no. 15 (1989).

Marzuk, Peter, M.D. "When the Patient is a Physician." *New England Journal of Medicine* 317, no. 22 (1987).

Mathiasen, Helle, Ph.D., and Joseph Alpert, M.D. "Medicine and Literature in the Medical Curriculum." *JAMA* 244, no. 13 (1980).

McClenahan, John L., M.D. "An Apple for the Teacher." *MD* (September 1982), 13.

McCue, Jack D., M.D. "The Effects of Stress on Physicians and Their Medical Practice." *New England Journal of Medicine* 306, no. 8 (1982).

Nicholson, Ian, "Sometimes, Physicians Need to Take the Time to Care." *AMA News* (November 18, 1988), 27.

O'Donnell, Walter E., M.D. "Why 'Me First' is Ruining Medicine." *Medical Economics* (September 27, 1982).

Osmond, Humphrey, MCRP., F.R.C. Psych., F.R.C.P. "God and the Doctor." *New England Journal of Medicine* 302, no. 10 (1980).

Pellegrino, Edmond, M.D. "Altruism, Self-Interest and Medical Ethics." *JAMA* 258, no. 14 (1987).

Radetsky, Michael, M.D. "Recapturing the Spirit in Medicine." *New England Journal of Medicine* 298, no. 20 (1978).

Risse, Guenter B., M.D. "Whither Healing." *MD* (February 1979).

Rodwin, Marc, M.D. "Physicians' Conflict of Interest." *New England Journal of Medicine* 259, no. 22 (1989).

Southgate, M. Therese, M.D. "Simple Gifts." *JAMA* 245, no. 17 (1981).

Steptoe, Sonja."Dispirited Doctors, Hassles and Red Tape Destroy Joy of the Job for Many Physicians." *Wall Street Journal* (April 10, 1987).

Tanay, Emanuel, M.D. "Our Next Endangered Species: The Dedicated Doctor." *Medical Economics* (December 7, 1981).

Watts, Malcolm, M.D. "Medicine Has Room for Both 'Breeds' of M.D.s." *AMA News* (August 11, 1989), 28.

Weed, Lawrence L., M.D. "Physicians of the Future." *New England Journal of Medicine* 304, no. 15 (1981).

Wynen, Andre, M.D. "The World Medical Association and Medical Ethics." *JAMA* 251, no. 8 (1984).

Zinn, William, M.D. "Doctors Have Feelings Too." *New England Journal of Medicine* 259, no. 22 (1988).

### Educación de médicos

Association of American Medical Colleges. "Physicians for the Twenty-First Century." *The GPEP Report* (1984).

Bickel, Janet. "Human Values Teaching Programs in the Clinical Education of Medical Students." *Journal of Medical Education* (May 1987), Vol. 62.

Billings, J. Andrew, M.D., et al. "A Seminar in Plain Doctoring." *Journal of Medical Education* (November 1985), Vol. 60.

Brailer, David, M.D. and David Nash, M.D. "Uncertainty and the Future of Young Physicians." *JAMA* 256, no. 24 (1986).

Brauer, Arlette. "Humanizing Medicine." *MD* (October 1982).

Bressler, David. "Notes From Overground." *JAMA* 245, no. 16 (1981).

Brown, Sue. "Why New Doctors Aren't Ready for Practice." *Medical Economics* (July 25, 1983).

Clark, David, et al. "Vicissitudes of Depressed Mood During Four Years of Medical School." *JAMA* 260, no. 17 (1988).

Cohen, Mark L., M.D. "Uncertainty Rounds." *JAMA* 250, no. 13 (1983).

Colford, John Jr., M.D. "The Ravelled Sleeve of Care, Managing the Stresses of Residency Training." *JAMA* 261, no. 6 (1989).

Council on Long Range Planning and Development of AMA. "Health Care in Transition, Consequences for Young Physicians." *JAMA* 256, no. 24 (1986).

"Disaffection of Doctors Is Discouraging Medical Students and Potential Ones." *Wall Street Journal* (April 10, 1987).

Dubovsky, Steven L., M.D. and Robert W. Schriu, M.D. "The Mystique of Medical Training." *JAMA* 250, no. 22 (1983).

Eichna, Ludwig W., M.D. "Medical School Education, 1975–1979." *New England Journal of Medicine* 303, no. 13 (1980).

Glick, Seymour M., M.D. "Humanistic Medicine in a Modern Age." *New England Journal of Medicine* 304, no. 17 (1981).

Henry, John Bernard, M.D. "Dean's Welcome Remarks to the Class of 1986." *JAMA* 249, no. 12 (1983).

Johnson, Roger S., Ph.D. "Confront 'Dehumanization' Problem." *Medical Tribune* (April 4, 1984).

Kapelman, Loretta, Ph.D. "Cynicism Among Medical Students." *JAMA* 250, no. 15 (1983).

McCue, Jack D., M.D. "The Distress of Internship." *New England Journal of Medicine* 312, no. 7 (1985).

Pence, Gregory E., Ph.D. "Medical Students Need Perspective, Hope." *American Medical News* (November 7, 1986).

Perersdorf, Robert G., M.D. "Is the Establishment Defensible." *New England Journal of Medicine* 309, no. 17 (1983).

Rosenberg, Donna A., M.D., and Henry K. Silver, M.D. "Medical Student Abuse." *JAMA* 251, no. 6 (1984).

Schroeder, Steven, M.D. "Academic Medicine as a Public Trust." *JAMA* 262, no. 6 (1989).

Tasteson, D.C., M.D. "Learning in Medicine." *New England Journal of Medicine* (September 27, 1979).

Thomas, Lewis. "What Doctors Don't Know." *New York Review of Books* (September 24, 1987), 6.

Weissmann, Gerald, "A Slap of the Tail: Reading Medical Humanities." *Hospital Practice* (June 15, 1988).

## *Negligencia*

Bowen, Otis R., M.D. "Shattuck Lecture—What Is Quality Care?" *New England Journal of Medicine* 316, no. 25 (1987).

Bryan, Charles, M.D. "A M.D. Remembers a Malpractice Suit: 'I've Been There.'" *AMA News* (March 17, 1989), 55.

Bunker, John P. "When Doctors Disagree." *New York Review of Books* (April 25, 1985).

Burnum, John, M.D. "Medical Practice a la Mode." *New England Journal of Medicine* 317, no. 19 (1987).

Challones, David, M.D., et al. "Effects of Liability Crisis on the Academic Health Center." *New England Journal of Medicine* 319, no. 24 (1988).

Cohen, Jon. "Dr. Quixote, Gabor Laufer, M.D., Waged a Private Battle for Tort Reform." *AMA News* (March 17, 1989), 55.

Council of Medical Service. "Quality of Care." *JAMA* 256, no. 8 (1986).

Coury, John Jr., M.D. "Physicians' Fundamental Responsibility." *JAMA* 256, no. 8 (1986).

Deckert, Gordon, M.D. "Urges Physicians to Play More; Avoid Turning Play into Work." *Pediatric News* 20, no. 3 (1986).

"Fear of Suits Affecting Practice of Medicine." Editorial. *AMA News* (June 30, 1989), 15.

Gabbard, Glen, M.D. "The Role of Compulsiveness in the Normal Physician." *JAMA* 254, no. 20 (1985).

Goldberg, Joel. "The Great Doctor Revolt." *Medical Economics* (July 3, 1989).

Hiatt, Howard, M.D., et al. "A Study of Medical Injury and Medical Malpractice." *New England Journal of Medicine* 321, no. 7 (1989).

Hilfiker, David, M.D. "Unconscious on a Corner." *JAMA* 258, no. 21 (1987).

Horn, Carole, M.D. "There's Art in Being a Doctor." *Washington Post* (October 28, 1984).

Korcok, Milan. "From Patient Advocate to Gatekeeper." Symposium on Health Care. *American Medical News* (April 4, 1986).

Kubetin, Sally K. "Pediatricians Told to Do More to Confront Crisis in Liability." *Pediatric News* (January 1988), 2.

Marzuk, Peter, M.D. "When the Patient Is a Physician." *New England Journal of Medicine* 317, no. 22 (1987).

Moskowitz, R., M.D. "Some Thoughts on the Malpractice Crisis." *British Homeopathic Journal* (January 1988), 77.

Paris, Joseph, M.D. "Current System Will Not Solve Malpractice Crisis." *AMA News* (January 8, 1988), 40.

Paxton, Harry. "Just How Heavy is the Burden of Malpractice Premiums." *Medical Economy* (January 16, 1989).

Pellegrino, Edmond, M.D. "Altruism, Self-Interest and Medical Ethics." *JAMA* 258, no. 14 (1987).

Schwartz, William, M.D., et al. "Physicians Who have Lost Their Malpractice Insurance." *JAMA* 262, no. 10 (1989).

"Special Issue on Malpractice." *Medical Economics* (April 18, 1989).

Steptoe, Sonja. "Dispirited Doctors, Hassles and Red Tape Destroy Joy of the Job for Many Physicians." *Wall Street Journal* (April 10, 1987).

## *Las relaciones médico-paciente*

Adelson, Bernard H., M.D. "Ethical Decisions in Medicine." *MD* (February 1983).

Ansell, David, M.D., and Robert Schiff, M.D. "Patient Dumping." *JAMA* 257, no. 11 (1987).

Cohn, Victor. "Putting the Patients in Charge." *Washington Post* (February 26, 1986).

Conger, Charles, M.D. "Now I Know Why Patients Sometimes Scream at Doctors." *Medical Economics* (January 16, 1989).

Council on Long Range Planning, AMA House of Delegates. "Survey: M.D.'s Public Image Going Down." *American Medical News* (June 28, 1985).

Cousins, Norman. "How Patients Appraise Physicians." *New England Journal of Medicine* 313, no. 22 (1985).

———. "Intangibles in Medicine: An Attempt at Balancing Perspectives." *JAMA* (September 23, 1988), 26.

———. "The Physician as Communicator." *JAMA* 248, no. 5 (1982).

———. "Unacceptable Pressures on the Physician." *JAMA* 252, no. 3 (1984).

Davidson, Charles, M.D. "Respecting the Autonomy of Competent Patients." *New England Journal of Medicine* 310, no. 17 (1984).

"Deterioration of the Physician/Patient Relationship." Commentary. *American Medical News* (October 23, 1987).

Dolan, Barbara, et al. "Doctors and Patients: Image vs. Reality." *Time* (July 31, 1989).

Egeer, Ross L., M.D. "I Make My Patients Be Their Own Doctors." *Medical Economics* (June 12, 1978).

Gorlin, Richard, M.D., and Howard D. Zucker, M.D. "Physician's Reaction to Patients." *New England Journal of Medicine* 308, no. 18 (1983).

Hardy, Clyde T. Jr. "What Ever Happened to Dr. Nice Guy." *Medical Economics* (February 3, 1986).

Hilfiker, David, M.D. "Facing Our Mistakes." *New England Journal of Medicine* 310, no. 2 (1984).

Hogness, John R., M.D. "What About the Patient?" *New England Journal of Medicine* 313, no. 11 (1985).

Jacoby, M.G., M.B., B.S. "A Father's Letter to a New Intern." *JAMA* 245, no. 10 (1981).

Kassiru, Jerome P., M.D. "Adding Insult to Injury." *New England Journal of Medicine* 308, no. 15 (1983).

Lesser, Gershon, M.D. "Don't Lose Sight of the Human Factor in Patient Care." *AMA News* (September 9, 1988), 25.

Marzuk, Peter, M.D. "The Right Kind of Paternalism." *New England Journal of Medicine* 313, no. 23 (1985).

Mindell, Benjamin. "Patients Rate Friendliness High Among Physician Traits." *AMA News* (February 19, 1988), 13.

Neumann, Hans, M.D. "Why Have We Stopped Comforting Patients?" *Medical Economics* (June 22, 1987).

Perrone, Janice. "Dr. Davis Urges Physicians: Give a 'Tithe of Your Time'." *AMA News* (July 8, 1988), 1.

Pinkney, Deborah. "Manpower Crisis." *American Medical News* (November 20, 1987).

Quill, Timothy E., M.D. "Patient-Centered Medicine: Increasing Patient Responsibility." *Hospital Practice* (November 30, 1985).

Sackler, Arthur M., M.D. "The Doctor Is One of the Patient's Best Friends." *Medical Tribune* (June 29, 1983).

Sheldon, Mark, Ph.D. "Truth Telling in Medicine." *JAMA* 247, no. 5 (1982).

Skelly, Flora. "Good M.D.–Patient Relationship Linked to Good Outcome." *AMA News* (June 9, 1989), 3.

Strull, William M., M.D. et al. "Do Patients Want to Participate in Medical Decision Making?" *JAMA* 292, no. 21 (1984).

Taylor, Flora. "When You and Your Partner The Doctor Talk About Diagnosis." *FDA Consumer* (November 1979).

Taylor, Richard, M.D. "Don't Forget Personal in Midst of Technology." *AMA News* (May 13, 1988), 37.

Teich, Judith. "Primary Care." *JAMA* 259, no. 17 (1988).

Waldron, Vincent D., M.D. "What To Do When Your Patient Isn't Going to Get Better." *Medical Economics* (December 20, 1982).

Wassersug, Joseph D., M.D. "What You'll Never Learn Unless You Make House Calls." *Medical Economics* (July 22, 1985).

Watts, Malcolm, M.D. "Are Frustrated, Angry M.D.s Good for Health Care?" *AMA News* (September 23, 1988), 26.

Weaver, James, M.D. "Share Uncertainties of Medical Therapy with Patients." *AMA News* (September 9, 1988), 32.

## *Llegada del cuido sanitario*

"Access to Care and the Evolutions of Corporate, For-Profit Medicine." *New England Journal of Medicine* 311, no. 14 (1984).

Ansell, David, M.D. and Robert Schiff, M.D. "Patient Dumping." *JAMA* 257, no. 11 (1987).

Armitage, Karen J., M.D., et al. "Response of Physicians to Medical Complaints in Men and Women." *JAMA* 241, no. 20 (1979).

Atkins, Charles. "Dollars Must Not Take Precedence Over Care." *AMA News* (September 8, 1989), 32.

Bezold, Clement. "Health Care in the U.S." *The Futurist* (August 1982).

Bortz , Walter M. II, M.D. "Disuse and Aging." *JAMA* 248, no. 10 (1982).

Califano, Joseph, M.D. "Billions Blown on Health." *New York Times* (April 4, 1989).

Castro, Janice. "Critical Condition: Defying All Expectations, Health Costs Continue to Soar." *TIME* (February 1, 1988), 42–43.

Cohn, Victor. "Caring and Cash Come into Conflict." *Washington Post Health* (September 27, 1989), 11.

———. "Putting the Patients in Charge." *The Washington Post* (February 26, 1986).

"Commercialization Said to Threaten M.D.–Patient Trust." Editorial, *Pediatric News* 22, no. 1 (1988).

Couch, Nathan P., M.D., et al. "The High Cost of Low-Frequency Events." *New England Journal of Medicine* 304, no. 11 (1981).

Council on Long Range Planning, AMA House of Delegates. "Survey: M.D.'s Public Image Going Down." *American Medical News* (June 28, 1985).

Cousins, Norman. "How Patients Appraise Physicians." *New England Journal of Medicine* 313, no. 22 (1985).

Crawshaw, Ruth, M.D. "Has the Machine Become the Physician?" *JAMA* 250, no. 4 (1983).

Crile, George Jr. "High-Tech Medicine We Can't Afford." *Washington Post* (July 31, 1983).

Davis, James E., M.D. "National Initiatives for Care of the Medical Needy." *JAMA* 259, no. 21 (1988).

DeBakey, Michael E., M.D. "Caring Is What Counts." *American Medical News* (May 29, 1981).

Del Guercio, Louis R. M., M.D. "Hippocrates Would be Ashamed of Us—Rightfully So!" *Medical Economics* (May 15, 1978).

"Deterioration of the Physician/Patient Relationship." Commentary. *American Medical News* (October 23, 1987).

Drummond, Hugh, M.D. "Your Health at Too High a Premium." *Mother Jones* (May 1977).

Ehrbar, A. F. "A Radical Prescription for Medical Care." *Fortune* (February 1977).

Enthoven, Alain C., Ph.D. "Consumer-Choice Health Plan." *New England Journal of Medicine* 298, no. 12 (1978).

Evans, Robert G. "Controlling Health Expenditures, the Guardian Reality." *New England Journal of Medicine* 320, no. 9 (1989).

Ginzberg, Eli, Ph.D. "The Grand Illusion of Competition in Health Care." *JAMA* 249, no. 10 (1983).

———. "Medical Care for the Poor: No Magic Bullets." *JAMA* 259, no. 21 (1988).

Gould, Jeffrey, M.D. "Socioeconomic Differences with Rate of C-Section." *New England Journal of Medicine* 321, no. 4 (1989).

Goumet, Gerald, M.D. "Health Care Rationing through Rationing." *New England Journal of Medicine* 321, no. 9 (1989).

Gray, James. "How Serious Are Employers about Cutting Health Costs? Very." *Medical Economics* (October 16, 1989).

Hancock, Trevor. "Beyond Health Care." *The Futurist* (August 1982).

Hardy, Clyde T. Jr. "What Ever Happened to Dr. Nice Guy?" *Medical Economics* (February 3, 1986).

"Health Cost: What Limit?" *Time* (May 28, 1979).

Hellman, Alan, M.D., et. al. "How Do Financial Incentives Affect Physician's Clinical Decisions and the Financial Performance of Health Maintenance Organizations?" *New England Journal of Medicine* 321, no. 2 (1989).

Hogness, John R., M.D. "What About the Patient?" *New England Journal of Medicine* 313, no. 11 (1985).

Iglehart, John K., "Payment of Physicians Under Medicare." *New England Journal of Medicine* 318, no. 13 (1988).

———. "The Debate over Physician Ownership of Health Care Facilities." *New England Journal of Medicine* 321, no. 3 (1989).

Kassirer, Jerome, M.D. "Our Stubborn Quest for Diagnostic Certainty." *New England Journal of Medicine* 320, no. 22 (1989).

Kimball, Merit. "AMA Goes to War Against Limits on Doctor Payments." *Health Week* (July 17, 1989), 9.

———. "Doctors Who Own Labs Order More Costly Tests." *Health Week* (June 12, 1989), 6.

Kinzer, David. "The Decline and Fall of Deregulation." *New England Journal of Medicine* 318, no. 2 (1988).

Kirchner, Merian. "How Much Trouble Is your Hospital in?" *Medical Economic* (December 19, 1988).

Leaf, Alexander, M.D. "Cost Effectiveness as a Criterion for Medicare Coverage." *New England Journal of Medicine* 321, no. 13 (1989).

Linzer, Mark, M.D. "Doing What 'Needs' to Be Done." *New England Journal of Medicine* 310, no. 7 (1984).

Madison, Donald L., M.D. "The Case for Community-Oriented Primary Care." *JAMA* 249, no. 10 (1983).

Marzuk, Peter, M.D. "The Right Kind of Paternalism." *New England Journal of Medicine* 313, no. 23 (1985).

McClenohan, John L., M.D. "On Going to the Doctor." *MD* (September 1980).

Morreim, E. Haavi. "Conflicts of Interest—Profits and Problems in Physician Referrals," *JAMA* 262, no. 3 (1989).

Moxley, John III, M.D. "Is the Care of the Chronically Ill a Medical Prerogative?" *New England Journal of Medicine* 310, no. 3 (1984).

Neumann, Hans, M.D. "Why Have We Stopped Comforting Patients?" *Medical Economics* (June 22, 1987).

Nowak, Barbara W. "Marketing Medicine to Today's Consumer." *JAMA* 242, no. 22 (1979).

Nuzzo, Roy, M.D. "Medicaid Inequities." *Infectious Diseases of Children* June 1989, p. 3.

Pinkney, Deborah S., "Hospitals Closures Up! Few MDS Patients." *AMA News* (May 19, 1989), 1.

————. "Manpower Crisis." *American Medical News* (November 20, 1987).

————. "Patient's Access to Hospital Care Eroding." *AMA News* (February 19, 1988), 11.

Plumeri, Peter P., DO, JD, LLM. "Finally . . . A Treatable Illness." *JAMA* 250, no. 10 (1983).

Quill, Timothy E., M.D. "Patient-Centered Medicine: Increasing Patient Responsibility." *Hospital Practice* (November 30, 1985).

Reagan, Michael. "Health Care Rationing." *New England Journal of Medicine* 319, no. 12 (1988).

Relman, Arnold, M.D. "The National Leadership Commission's Health Care Plan." *New England Journal of Medicine* 320, no. 5 (1989).

————. "Salaried Physicians and Economic Incentives." *New England Journal of Medicine* 319, p. 12 (1988).

Saltzman, Robert L., M.D. "Time to Return to Basics." *American Medical News* (September 28, 1984).

Samuelson, Robert J. "Why Medical Costs Keep Soaring." *Washington Post* (November 30, 1988), A23.

Saward, Ernest, M.D. "Competition and Health Care." *New England Journal of Medicine* 306, no. 15 (1982).

————. "Reflections on Change in Medical Practice." *JAMA* 250, no. 20 (1983).

Scheier, Ronni. "Learning to Practice the Business of Medicine." *AMA News* (January 20, 1989) 41.

Schneider, Edward, M.D. "Options to Control the Rising Health Care Costs of Older Americans." *JAMA* 261, no. 6 (1989).

Schramn, Carl J., Ph.D. "Can We Solve the Hospital-Cost Problem in Our Democracy?" *New England Journal of Medicine* 311, no. 11 (1984).

Scoltoch, John, M.D. "Look What the Profit Motive Is Doing to Us Doctors!" *Medical Economics* (February 6, 1978).

Siegel, Mark, M.D. "A Physician's Perspective on a Right to Health Care." *JAMA* 244, no. 14 (1980).

Snyder, Richard D. "Health Hazard Appraisal." *The Futurist* (August 1982).

Steel, Knight, M.D., et al. "Iatrogenic Illness on a General Medical Service at a University Hospital." *New England Journal of Medicine* 304, no. 11 (1981).

Strull, William M., M.D., et al. "Do Patients Want to Participate in Medical Decision Making?" *JAMA* 292, no. 21 (1984).

Todd, James S., M.D. "It Is Time for Universal Access, Not Universal Insurance." *New England Journal of Medicine* 321, no. 1 (1989).

Trunet, Patrick, M.D. "The Role of Iatrogenic Disease in Admissions to Intensive Care." *JAMA* 244, no. 23 (1980).

Walsh, H. Gilbert, M.D., et al. "Dealing with Limited Resources." *New England Journal of Medicine* 310, no. 3 (1988).

Wassersug, Joseph D., M.D. "What You'll Never Learn Unless You Make House Calls." *Medical Economics* (July 22, 1985).

Watts, Malcolm, M.D. "The Dilemma of Favoring Dollars over Doctoring." *AMA News* (November 18, 1988), 25.

———. "We're Missing the Point in Cutting Health Costs." *AMA News* 319, p. 27 (1988).

Woolhandler, Steffie, M.D., et al. "A National Health Program: Northern Light at the End of the Tunnel." *JAMA* 262, no. 15 (1989).

## Perspectivas de salud y curación

Barsky, Arthur. "The Paradox of Health." *New England Journal of Medicine* 318, no. 7 (1988).

Berwick, Donald, M.D. "Continuous Improvement as An Ideal in Health Care." *New England Journal of Medicine* 320, no. 1 (1989).

Boisaubin, Eugene V., M.D. "A Barefoot Physician." *JAMA* 249, no. 1 (1983).

Close, William, M.D. "Real Medicine, As Practiced in the 'Boonies'." *AMA News* (September 9, 1988), 48.

Cranshaw, Ralph, M.D. "A Lesson from Chinese Medicine." *JAMA* (November 17, 1978).

Donabedian, Avedis, M.D. "The Quality of Care—How Can It Be Assessed?" *JAMA* 260, no. 12 (1988).

French, Kimberly. "Health-Politics Connection Exposed in New York." *Whole Life Times* (January/February 1983).

Gillick, Muriel B., M.D. "Common-Sense Models of Health and Disease." 313, no. 11 (1985).

Godden, J.O., M.D. "The Role of Belief in the Healing Process." Conference on Continuing Education, McMaster University Medical School. (February 3, 1983).

Gorden, James S., M.D. "Holistic Medicine: Toward a New Medical Model." *Journal of Clinical Psychiatry* 42 vol. 3 (1981).

Harris, T. George. "Beyond Self." *American Health* (March 1988), 51–71.

Iotta, Dennis, M.D. "Wellness Put My Practice in Shape." *Medical Economics* 220, no. 13 (1988).

Martin, Morgan, M.D. "Native American Medicine." *JAMA* 245, no. 2 (1981).

Meyer, Harris. "Dr. Nelson Urges M.D.s to Stress Humanism." *AMA News* (July 1989).

Muna, Walinjam F.T., M.D. "How I Encountered the Sophisticated Traditional Healer." *JAMA* 246, no. 22 (1981).

Nelson, Alan, M.D. "Humanism and the Art of Medicine, Our Commitment to Care." *JAMA* 262, no. 9 (1989).

Pedoisky, M. Lawrence, M.D. "Is Holistic Medicine Filling a Gap We've Created?" *Medical Economics* (December 11, 1978).

"Psychiatric Sanctuary." *MD* (July 1979).

Seliger, Susan. "Stop Killing Yourself." *Washingtonian* (September 1978).

Shapiro, Edith, M.D. "Medical Profession Needs to Regain Its Good Manners." *AMA News,* (August 18, 1989), 31.

Skelly, Flora. "Beyond Conventional Therapy." *AMA News* (November 17, 1989), 37.

Steffen, Grant, M.D. "Quality Medical Care." *JAMA* 260, no. 1 (1988).

Wanzer, Sidney, M.D., et al. "The Physician's Responsibility Toward Hopelessly Ill Patients." *New England Journal of Medicine* (March 30, 1989).

Watts, Malcolm, M.D. "M.D.s Have Responsibility to Cure Society's Ills." *AMA News* (January 13, 1989), 28.

# El humor y salud

Baudelaire, Charles. "The Essence of Laughter," in *Essays.* New York: Meridian Books, 1956.

Bergson, H. *Laughter. An Essay on the Meaning of the Comic.* New York: Macmillan, 1911.

Berk, Lee S., et. al. "Neuroendocrine and Stress Hormone Changes During Mirthful Laughter." The American Journal of the Medical Sciences, Vol. 296, No. 7, (December 1989).

Beyondananda, Swami. *When You See a Sacred Cow . . . Milk It for All It's Worth.* Lower Lake, Calif.: Aslan Publishing, 1993.

Blair, W. "What's Funny About Doctors." *Perspectives in Biology and Medicine* (1977).

Blumenfeld, E., and L. Alpern. *The Smile Connection.* Englewood Cliffs, N.J.: Prentice Hall, 1986.

Bokun, Branko. *Humour Therapy.* London: Vita Books, 1986.

Boston, R. *An Anatomy of Laughter.* London: Collins, 1974.

Boxman, Karyn, RN. "Humor in Therapy for the Mentally Ill." Journal of Psychosocial Nursing, Vol. 29 (November 12, 1991).

Burton, Robert. *The Anatomy of Melancholy.* New York: Tudor Publishing Co., 1927.

Chapman, A. J., and H. C. Foot. eds. *It's A Funny Thing, Humor.* International Conference on Humor and Laughter. Oxford: Pergamon Press, 1976.

Coser, R. L. "Some Social Functions of Laughter: A Study of Humor in a Hospital Setting." *Human Relations,* 1959.

Cousins, Norman. *Anatomy of an Illness.* New York: W. W. Norton & Co., 1979.

Dana, Bill, and Laurence, Peter. *The Laughter Prescription.* New York: Ballantine, 1982.

Dearborn, G. V. N. "The Nature of the Smile and the Laugh." *Science,* 1900.

Euck, John J., Elizabeth Forter, and Alvin Whitley, eds. *The Comic in Theory and Practice.* New York: Appleton-Century-Crofts, 1960.

Fairbanks, Douglas. *Laugh and Live.* New York: Britton Publishing Co., 1917.

Feibleman, James. *In Praise of Comedy.* New York: Horizon Press, 1970.

Freud, Sigmund. *Jokes and Their Relationship to the Unconscious.* New York: W. W. Norton & Co., 1964.

Fry, W. F., Jr., *Sweet Madness: A Study of Humor.* Palo Alto: Pacific Books, 1963.

Fry, W. F., Jr., M.D. *Make 'Em Laugh.* Palo Alto: Science and Behavior Books, 1975.

Fry, W. F., Jr., and C. Rader. "The Respiratory Components of Mirthful Laughter." *Journal of Biological Psychology* (1977).

Fry, W.F., Jr., M.D., and Waleed A. Salameh, Ph.D., eds. *Advances in Humor and Psychology.* Sarasota: Professional Resource Press, 1993.

Gaberson, Kathleen B., RN. "The Effect of Humorous Disfunction on Preoperative Anxiety."*AORN Journal,* Vol. 54, No. 6 (December 1991).

Glodstein, Jefferey H. and Paul McGhee, eds. *Handbook of Humor Research.* Basic Issues Vol. 1 and Applied Studies Vol. 2. New York: Springer-Verlag, 1983.

Goodheart, Annette. *Laughter Therapy.* Santa Barbara: Less Stress Press, 1994.

Grotjahn, M. *Beyond Laughter.* New York: McGraw-Hill, 1956.

Hageseth, Christian, III, M.D. *A Laughing Place.* Ft. Collins, Co.: Berwick Publishing Co., 1988.

Haller, Bernard and Rita Zarai. *Rire c'est la Santé.* Geneva: Éditions Soleil, 1986.

Harlow, H. F. "The Anatomy of Humor." *Impact of Science on Society,* 1969.

Hassett, J., and G. E. Schwartz. "Why Can't People Take Humor Seriously?" *New York Times Magazine* (February, 1977).

*The Healing Power of Laughter and Play: Uses of Humor in the Healing Arts.* Twelve tapes. Portola Valley, Ca.: IAHB, Inc., 1983.

Holden, Robert. *Laughter the Best Medicine.* London: Thorsons, 1993.

Holland, Norman. *Laughing: The Psychology of Humor.* New York: Cornell University Press, 1982.

Joubert, Laurent. *Treatise on Laughter.* Birmingham, Ala.: University of Alabama Press, 1970.

Keller, Dan. *Humor as Therapy.* Wau Watosh, Wi.: Med-Psych Publications, 1984.

Klein, Allen. *The Healing Power of Humor.* Los Angeles: Jeremy Tarcher, 1989.

Koestler, A. *The Act of Creation.* New York: Macmillan, 1964.

Levine, J. "Humor as a Form of Therapy." In *It's A Funny Thing, Humor.* Ed. by A. J. Chapman and H. C. Foot. Oxford: Pergamon Press, 1976.

McConnell, J. "Confessions of a Scientific Humorist." *Impact of Science on Society* (1969).

McHale, Maryellen, RN. "Getting the Joke: Interpreting Humor in Group Therapy." *Journal of Psychological Nursing,* Vol. 27, no. 9 (1989).

Metcalf, C. W., and Roma Felible. *Lighten Up.* Reading, Mass.: Addison-Wesley Publishing Co., 1992.

Mind, H. "The Use and Abuse of Humor in Psychotherapy." In *Humor and Laughter: Theory, Research and Application.* Ed. by A. J. Chapman and H. C. Foot. New York: John Wiley & Sons, 1976.

Mindess, Harvey, et al., eds. *The Antioch Humor Test.* New York: Avon, 1985.

———. "Laughter and Humor in Medical Practice." *Behavioral Medicine* (1979).

Moody, R. A., Jr. *Laugh After Laugh: The Healing Power of Humor.* Jacksonville, Fl.: Headwaters Press, 1978.

Paskind, H. A. "Effect of Laughter on Muscle Tone." *Archives of Neurology and Psychiatry* (1932).

Pasquali, Elaine Anne, Ph.D. "Learning to Laugh: Humor as Therapy." *Journal of Psychological Nursing,* Vol. 28, no. 3 (1990).

Pirandello, Luigi. *On Humor.* Chapel Hill, N.C.: University of North Carolina Press, 1974.

Potter, Stephen. *The Sense of Humor.* Middlesex, England: Penguin Books, 1954.

Robinson, Vera. *Humor and Health.* In J. H. Goldstein and P. McGhee, eds., *Handbook of Humor Research.* New York: Springer-Verlag, 1983.

———. *Humor and the Health Professions.* Thorofare, N.J.: Slack Co., 1977.

Samra, Cal. *The Joyful Chant: The Healing Power of Humor.* San Francisco: Harper & Row, 1986.

Schachter, S., and L. Wheeler. "Epinephrine, Chlorpromazine, and Amusement." *Journal of Abnormal and Social Psychology* (1962).

Schaller, Christian Tal. *Rire Pour Gai-Rire.* Geneva: Éditions Vivez Soleil, 1994.

Spenser, H. "The Physiology of Laughter." *Macmillan's Magazine* (1860).

Vergeer, Gwen, and Anne MacRae. "Therapeutic Use of Humor in Occupational Therapy." *American Journal of Occupational Therapy,* Vol. 47, no. 8 (August 1993).

Wooten, Patty, ed. *Heart Humor and Healing.* Mount Shasta, Calif.: Commune-A-Key Publishing, 1994.

Zillmann, Dolf, et. al. "Does Humor Facilitate Coping with Physical Discomfort?" *Motivation and Emotion,* Vol. 17, no. 1 (1993).

———. "Eustress of Mirthful Laughter Modifies Natural Killer Cell Activity." *Clinical Research,* Vol. 37, no. 1 (January 1989).

———. "Modulation of Human Natural Killer Cells by Catecholamines." *Clinical Research,* Vol. 32, no. 1 (November 1984).

———. *Handbook of Humor and Psychology.* Sarsota: Professional Resources Press, 1987.

# Recursos de humor y salud
## *Individuos, Organizaciones y Publicaciones*

**Patch Adams, M.D.**
The Gesundheit Institute
6855 Washington Blvd.
Arlington, VA 22213
(703) 525-8169

**Alan Agins, Ph.D.**
Asistente profesor de enfermería
University of Virginia, School of
Nursing
McLeod Hall
Charlottesville, VA 22903-3395
(804) 924-1647

**Al's Magic Shop**
1012 Vermont Avenue
Washington, D.C. 20005
(202) 789-2800

**Steve Allen, Jr., M.D.**
8 LeGrand Ct.
Ithica, NY 19850
(607) 277-1795
doctor lectorando sobre humor

**Dale Anderson, M.D.**
2982 West Owasso Blvd.
Roseville, MN 55113
(612) 484-5162
doctor haciendo programa de humor

**Lee Berk**
11645 Wiley St.
Loma Linda, CA 92354
(909) 796-4112
Investigacion de la bioquimica y
fisiologia de la risa, especialmente
neuroimunologia

**Steve Bhaerman**
"Swami Beyondananda"
P.O. Box 110
Burnet, TX 78611
(512) 756-2791
conferencias, coloquios, libros y
grabaciones

**Michael Christensen**
Clown Care Unit
Big Apple Circus
35 W. 35th St.
New York, NY 10001
(212) 268-2500
payaosos que visiten los departamentos
de pediatria

**Clown Hall of Fame**
Museum & Gifts
212 E. Walworth
Delavan, WI 53115
(414) 728-9075

**Eric de Bont**
Bont's Adventures In Clown Arts
Pardoestheater, postbus 419
6800 AK Arnheim
The Netherlands
Centro de enseñanza de los artes de
payaso

**Mouton DeGruyter**
W. DeGruyter Inc.
200 Saw Mill River Rd.
Hawthorne, NY 10532
Edita *Humor*

**Glenn C. Ellenbogen**
Wry-Bred Press, Inc.
10 Waterside Plaza
New York, NY 10010
(212) 689-5473

1985 Edito revistas y organzaciones
Dirección de *Humor* en Estados
Unidos y Canada

**Beca de Cristianos Alegres**
Cal Samra
P.O. Box 895
Portage, MI 49081

Red de humoristas cristianas, editan
"Cartaruidosa de Alegria"

**Laura Fernandez**
Die Clown Doktoren,
Klaren Thaler Str. 3
65197 Wiesbaden
Germany
0611-9490981

Unidades de payasos en hospitales crea-
dos por payasos en Alemania

**William Fry**
156 Grove Street
Nevada City, CA 95959
(916) 265-5125

investidador-médico de humor

**Cathy Gibbons**
Fun Technicians
P.O. Box 160
Syracuse, NY 13215
(315) 492-4523, fax 469-1392

Laughmakers Magazine

**Leslie Gibson, R.N.**
The Comedy Connection
323 Jeffords St.
Clearwater, FL 34617
(813) 462-7842

Conferencias y carretillas de humor
hospitalarias

**Lee Glickstein**
Center for the Laughing Spirit
288 Juanita Way
San Francisco, CA 94127
(415) 731-6640

**Art Gliner**
Humor Communications
8902 Maine Avenue
Silver Spring, MD 20910
(301) 588-3561

conferencias y talleres

**Annette Goodheart**
P.O. Box 40297
Santa Barbara, CA 93103
(805) 966-4725

terapia de risa, conferencias y talleres

**Joel Goodman**
The Humor Project
179 Spring Street, Box L
Saratoga Springs, NY 12866

Carta de informacion trimestral conferencias, "Laughing Matters," talleres,
conferencia annual de humor

**Christian Hageseth, M.D.**
1113 Stoneyhill Dr.
Ft. Collins, CO 80525

psicoterapéutico haciendo programas de
humor

**Ruth Hamilton**
Carolina Health and Humor Assn.
5223 Revere Rd.
Durham, NC 27713
(919) 544-2370

carta de actualidades, talleres

**International Humor Institute**
32362 Saddle Mt. Road
Westlake Village, CA 91361
(818) 879-9085

**International Laughter Society**
16000 Glen Una Dr.
Los Gatos, CA 95030
(408) 354-3456

**Steve Kissel**
1227 Manchester Avenue
Norfolk, VA 23508-1122
(804) 423-3867

**Alan Klein**
The Whole Mirth Catalog
1034 Page Street
San Francisco, CA 94117

Catálogo de libros y juguetes

**Karen Lee**
The Laughter Prescription
7720 El Camino Real B-225
Carlsbad, CA 92009
(800) RxHUMOR

**Paul McGhee**
The Laughter Remedy
380 Claremont Avenue
Montclair, NJ 07042
(201) 783-8383

Investigador/ conferenciado

**C. W. Metcalf**
The Humor Option
2801 S. Remington, Suite 2
Ft. Collins, CO 80525
(303) 226-0610

talleres y presentaciones sobre humor

**Jeff Moore**
Orthopedic Coordinator
Physical Medicine/Saint Paul Medical
Center
5909 Harry Hines Blvd.
Dallas, TX 75235
(214) 879-3848

entretiene pacientes

**Jim Pelley**
Laughter Works
P.O. Box 1076
Fair Oaks, CA 95628
(916) 863-1593

talleres, cartas de actualidad

**Dr. Karen Peterson**
1320 S. Dixie Hwy.
Coral Gables, FL 33146
(305) 662-2654

**Caroline Simonds**
Le Rire Medecin
75 Avenue Parmenitier
7509 Paris, France
42-58-39-91

Version francesa de unidades de cuido
   por payaso

**Dhyan Sutorius, M.D.**
Secretariat of the Center In Favor of
Laughter
Jupiter 1008
NL-1115 TX Duivendrecht, Holland
31-0-20-690028

**Christian tal Schaller**
15 Francois Jacquier
CH1225 Chene-Bourg, Geneva
Switzerland

**Tumor Humor**
Uniquest
P.O. Box 97391
Raleigh, NC 27624

**Lex Van Someren**
Batstangveien 81
3200 Sandefjord, Norway
034-59644

"Payaso mistico" profesor de talleres

# Muerte y dolor
## Relatos personales
Alexander, Victoria. *Words I Never Thought to Speak: Stories of Life in the Wake of Suicide*. New York: Lexington Books, 1991.

Baier, Sue, and Mary Zimmeth. *Bed Number Ten*. New York: Holt, Rinehart and Winston, 1985.

Beauvoir, Simone de. *A Very Easy Death*. New York: Pantheon Books, 1965.

Broyard, Anatole. *Intoxicated by My Illness and Other Writings on Life & Death*. New York: Clarkson/Potter Publisher, 1992.

Gunther, John. *Death Be Not Proud*. New York: Harper & Row Perennial Library, 1949.

Humphrey, Derek. *Jean's Way*. Los Angeles: The Hemlock Society, 1984.

———. *Let Me Die Before I Wake*. Los Angeles: The Hemlock Society, 1981.

Huxley, Laura. *The Timeless Moment*. Millbrae, Ca, Celestial Arts, 1975.

Robinson, Jess. *The Best We Could Do*. Published by author, 1982.

Rollin, Betty. *Last Wish*. New York: Simon & Schuster, Linden Press, 1985.

Ryan, Cornelius, and Kathryn Morgan Ryan. *A Private Battle*. New York: Fawcett Popular Library, 1979.

Selzer, Richard. *Raising the Dead: A Doctor's Encounter with His Own Mortality*. New York: Penguin Group, 1993.

## De utilidad
Bausell, R. Barker, Michael A. Rooney, and Charles Inlander. *How to Evaluate and Select A Nursing Home*. Reading, Mass: Addison-Wesley, 1983.

Buckman, Robert, M.D. *How to Break Bad News: A Guide for Health Care Professionals*. Baltimore: The John Hopkins University Press, 1992.

Calahan, Daniel. *The Troubled Dream of Life: Living with Mortality*. New York: Simon and Schuster, 1993

Covell, Mara. *The Home Alternative to Hospitals and Nursing Homes*. New York: Holt, Rinehart & Winston, 1983.

Doress, Paula Brown, Diana Laskin Siegal, et al. *Ourselves, Growing Older*. New York: Simon & Schuster, 1987.

Duda, Deborah. *Coming Home: A Guide to Dying at Home With Dignity*. New York: Aurora Press, 1987.

Feinstein, David and Peg Elliott Mayo. *Rituals for Living & Dying: How We Can Turn Loss & the Fear of Death into an Affirmation of Life*. San Francisco: Harper San Francisco, 1990.

Gamzales-Crussi, F. *The Day of the Dead and Other Mortal Reflections*. Orlando: Harcourt Brace and Co., 1993.

Hale, Glorya, ed. *The Source Book for the Disabled*. New York: Paddington Press, 1979.

Hill, Patrick T. and David Shirley. *A Good Death: Taking More Control at the End of Your Life*. Reading, Mass.: Addison-Wesley Publishing Co., Inc., 1992

Kramer, Herbert and Kay. *Conversations at Midnight: Coming to Terms with Dying and Death*. New York: William Morrow & Company, Inc., 1993.

Lang, Susan S. and Richard B. Patt, M.D. *You Don't Have to Suffer: AComplete Guide to Relieving Cancer Pain for Patients and Their Families*. New York: Oxford University Press, 1994.

Larue, Gerald A. *Euthanasia & Religion: A Survey of the Attitudes of World Religions to the Right-to-Die*. Los Angeles: The Hemlock Society, 1985.

Levine, Stephen. *Healing into Life and Death*. New York: Doubleday, 1987.

Lifchez, Raymond, and Barbara Winslow. *Design for Independent Living: The Environment and Physically Disabled People*. Berkeley: University of California Press, 1979.

Lorimer, David. *Whole in One: The Near Death Experience and the Ethic of Interconnect-edness*. New York: Penguin Group, 1990.

Nuland, Sherwin B. *How We Die: Reflections on Life's Final Chapter*. New York: Alfred A. Knopf, 1993.

Palmer, Greg. *The Trip of a Lifetime*. New York: HarperCollins, 1993.

## *Filosofía*

Anthony, Nancy. *Mourning Thoughts: Facing a New Day after the Death of a Spouse*. Mystic, Ct.: Twenty-Third Publications, 1991.

Aries, Philippe. *The Hour of Our Death*. New York: Alfred A. Knopf, 1981.

Beauvoir, Simone de. *The Coming of Age*. New York: G.P. Putnam, 1972.

Becker, Ernest. *The Denial of Death*. New York: The Free Press, 1973.

Butler, Robert N. *Why Survive? Being Old in America*. New York: Harper & Row, 1975.

Enright, D.J., ed. *The Oxford Book of Death*. Oxford: Oxford University Press, 1983.

Holbein, Hans. *The Dance of Death*. New York: Dover Press, 1971 (41 woodcuts originally published in 1538).

Keleman, Stanley. *Living Your Dying*. New York: Random House, 1974.

Krementz, Jill. *How It Feels When a Parent Dies*. New York: Alfred A. Knopf, 1981.

Kubler-Ross, Elizabeth. *On Death and Dying*. New York: Vintage Books, 1969.

Larue, Gerald A. *Euthanasia and Religion*. Los Angeles: The Hemlock Society, 1985.

Levine, Stephen. *Who Dies?* New York: Anchor Books, 1982.

Lewis, C. S. *The Problem of Pain*. New York: Macmillan Publishing Co., 1974.

Mitford, Jessica. *The American Way of Death*. New York: Simon & Schuster, 1963.

Moody, Raymond. *Life after Life*. Harrisburg, Pa: Stackpole Books, 1982.

Portwood, Doris. *Common Sense Suicide: The Final Right*. Los Angeles: The Hemlock Society, 1978.

Quill, Timothy E., M.D. *Death and Diginity: Making Choices and Taking Charge.* New York, London: W. W. Norton and Company, 1993.

Ross, Maggie. *Seasons of Death and Life: A Wilderness Memoir.* San Francisco: Harper San Francisco, 1990.

Sivananda, Sri Swami. *What Becomes of the Soul After Death?* India: The Divine Life Society, 1972.

Stoddard, Sandol. *The Hospice Movement.* New York: Vintage Books, 1978.

The Tibetan Book of the Dead.

## *Literaria*

Agee, James. *A Death in the Family.* New York: McDowell, Obolensky, 1957.

Albee, Edward. *All Over.* New York: Atheneum, 1971.

Anderson, Robert. *I Never Sang for My Father.* New York: Random House, 1966.

Bacon, Francis. "Of Death." In *The Works.* New York: Garrett Press, 1968.

Buck, Pearl S. *A Bridge for Passing.* New York: John Day, 1962.

Camus, Albert. *The Plague.* Translated by Suart Gilbert. New York: Modern Library, 1948.

Celine, Lewis-Ferdinand. *Death on the Installment Plan.* Translated by Ralph Manheim. New York: New Directions, 1966.

Clark, Brian. *Whose Life Is It Anyway.* In *The Best Plays of 1978–1979.* Edited by Otis L. Guerney, Jr. New York: Dodd, Mead, 1979.

Coleridge, Samual Taylor. "Rhyme of the Ancient Mariner." In *The Poetical Works of Samuel Taylor Coleridge.* London: Macmillan, 1925.

Cristofer, Michael. *The Shadow Box.* New York: Avon Books, 1977.

Dickinson, Emily. "Death Is Like the Insect." In *The Complete Poems of Emily Dickenson.* Boston: Little, Brown, 1924.

Dostoevsky, Fyodor. *Notes from the Underground.* New York: Dutton, 1960.

*Everyman.* In *Three Medieval Plays.* Edited by John Piers Allen. London: Heinemann Educational, 1971.

Faulkner, William. *As I Lay Dying.* New York: Random House, 1964.

Frankl, Viktor E. *Man's Search for Meaning.* New York: Washington Square Press, 1963.

Frost, Robert. "The Death of the Hired Man." In *Collected Poems of Robert Frost.* New York: Halcyon House, 1939.

Gustafsson, Lars. *The Death of a Beekeeper.* Translated by Janet K. Swaffer and Guntram H. Weber. New York: New Directions, 1981.

Kafka, Franz. *The Metamorphosis.* Translated by A. L. Lloyd. New York: Vanguard, 1946.

Millay, Edna St. Vincent. "Renascence." In *Collected Poems.* New York: Harper, 1956.

Monette, Paul. *Love Alone.* New York: St. Martin's Press, 1988.

Moore, Marianne. "What Are Years?" In *The Complete Poems of Marianne Moore.* New York: Viking, 1981.

Olds, Sharon. *The Dead and the Living.* New York: Alfred A. Knopf, 1984.

Olsen, Tillie. *Tell Me a Riddle.* New York: Dell, 1961.

Pomerance, Bernard. *The Elephant Man.* In *The Best Plays of 1978–1979.* Edited by Otis L. Guernsey, Jr. New York: Dodd, Mead, 1979.

Porter, Katherine Anne. *Pale Horse, Pale Rider.* New York: Harcourt, Brace, 1939.

Sartre, Jean-Paul. *Nausea.* Norfolk, Conn.: New Directions, 1964.

Sexton, Anne. *Live or Die.* Boston: Houghton Mifflin, 1966.

Solzhenitsyn, Alexander. *Cancer Ward.* Translated by Rebecca Frank. New York: Dial Press, 1968.

Stevens, Wallace. "Sunday Morning." In *Collected Poems.* New York: Alfred A. Knopf, 1954.

Tolstoy, Leo. *The Death of Ivan Ilyich.* Translated by Lynn Solotaroff. New York: Bantam, 1981.

Welty, Eudora. *The Optimist's Daughter.* New York: Random House, 1972.

Wharton, William. *Dad.* New York: Alfred A. Knopf, 1981.

Whitman, Walt. "Out of the Cradle Endlessly Rocking" and "When Lilacs Last in the Dooryard Bloomed." In *Complete Poetry and Collected Prose.* The Library of America. New York: Viking Press, 1982.

## Viviendo en comunidad

### *Teoria*

Bellamy Edward. *Looking Backward.* Boston: Houghton Mifflin, 1898.

Berneri, Marie Louise. *Journey Through Utopia.* Boston: Beacon Press, 1950.

Bookchin, Murray. *The Ecology of Freedom.* Palo Alto, Calif: Cheshire Books, 1978.

Butler, Samuel. *Erewhon.* Edited by William Alfred Eddy. New York: T. Nelson & Sons, 1930.

Callenbach, Ernest. *Ecotopia.* Berkeley: Banyan Tree Books, 1975.

———. *Ecotopia Emerging.* Berkeley: Banyan Tree Books, 1981.

Campanella, Tommaso. *City of the Sun.* Berkeley: University of California Press, 1981.

Cohen, Lottie, et al., ed. *Cooperative Housing Compendium.* Davis, Ga.: Center for Cooperatives, 1993.

Driver, Tom F. *The Magic of Ritual.* San Francisco: Harpers, 1991.

Ehrenhalt, Alan. *The Lost City.* New York: Bask Books, 1995.

Fourier, Charles. *Design for Utopia.* New York: Schocken Press.

Goodman, Paul, and Percival Goodman. *Communitas.* New York: Vintage Books, 1960.

Hanson, Claus. *The Cohousing Handbook.* Port Robert's, Wa.: Hartley and Marks Publishers, 1996.

Hinds, William A. *American Communities and Cooperative Colonies.* Chicago: Porcupine Press, 1975.

Kanter, Rosebeth Moss. *Commitment and Community*. Cambridge: Harvard University Press, 1972.

Kilpatrick, Joseph. *Better Than Money Can Buy*. Winston-Salem: Inner Search Publishing, 1995.

Kriyananda, Swami. *Cooperative Communities*. Ananda Publications.

Kropotkin, Peter. *Mutual Aid*. Boston: Extending Horizon Books, 1955.

Lasky, Melvin. *Utopia and Revolution*. Chicago: University of Chicago Press, 1976.

LeGuin, Ursula. *The Dispossessed*. New York: Harper & Row, 1974.

Mannheim, Karl. *Ideology and Utopia*. New York: Harcourt, Brace & World, 1953.

Manuel, Frank, and Fritze Manuel. *Utopian Thought in the Western World*. Cambridge, Mass.: Harvard University Press, 1979.

McNeill, William H. *Keeping Together in Time*. Cambridge: Harvard University. Press, 1995.

More, Sir Thomas. *Utopia*. Edited by J. Rawson Lumby. Cambridge: Cambridge University Press, 1956.

Morehouse, Ward, ed. *Building Sustainable Communities*. New York: The Bootstrap Press, 1989.

Morris, William. *Escape from Nowhere*. International Publishers.

Norwood, Ken, and Kathleen Smith. *Building Community in America*. Berkeley: Shared Living Resource Center, 1995.

Nozick, Robert. *Anarchy, State and Utopia*. New York: Basic Books, 1974.

Peck, Scott M. *The Different Drum: Community-Making and Peace*. New York: Simon and Schuster, 1987.

Plato. *Republic*. Edited and translated by I. A. Richards. Cambridge: Cambridge University Press, 1966.

Shaffer, Carolyn R., and Kristen Anundsen. *Creating Community Anywhere*. New York: G. P. Putnam's Sons, 1993.

Skinner, B. F. *Walden Two*. London: Macmillan, 1948.

Tod, Ian, and Michael Wheeler. *Utopia*. Glendale, Calif: Crown Publishers, 1978.

Vanier, Jean. *Community and Growth*. Mahwah, N.J.: Paulist Press, 1979.

Veysey, Laurence. *The Communal Experience*. New York: Harper & Row, 1973.

Walter, Bob, et. al., ed. *Sustainable Cities*. Los Angeles: Eco-Home Media, 1992.

Wells, H. G. *A Modern Utopia*. Lincoln, Nebr.: University of Nebraska Press, 1967.

White, Frederic Randolph. *Famous Utopias of the Renaissance*. New York: Hendricks House, 1955.

Williamson, Scott, G., and Innes Pearse. *Science, Synthesis and Sanity*. Edinburgh: Scottish Academic Press, 1980.

———. *Ecotopia Revisited*. Kanter, Rosebeth Moss. *Commitment and Community*. Cambridge, Mass.: Harvard University Pres, 1972.

## En practica

Andrews, Edward. *The People Called Shakers*. New York: Dover Books, 1970.

Arnold, Emmy. *Torches Together: The Story of the Bruderhof Communities*. Rifton, N.Y.: Plough Publishing House, 1964.

*Autobiography of Brook Farm*. New York: Prentice Hall, Inc.

Beame, Hugh, et al. *Home Comfort: Stories and Scenes of Life on Total Loss Farm*. New York: Saturday Review Books, 1973.

Bens mann, Dieter, et al. *Das Kommune Pouch*. Göttinger: Verlag Die Werkstatt, 1996.

Burkowitz, Bob. *Local Heroes*. Lexington, Mass.: Lexington Books, 1987.

Das Europäische Projekte-Verzeichnis 97/98. *Eurotopia: Leben in Gemeinschaft*. Beinin: Bezug: Eurotopia, 1997.

Duberman, Martin. *Black Mountain*. New York: E. P. Dutton, 1972.

Fairfield, Richard. *Communes USA: A Personal Tour*. Baltimore: Penguin Books, 1972.

Fitzgerald, Frances. *Cities on a Hill*. New York: Simon and Schuster, 1986.

Fogarty, Robert. *The Righteous Remnant*. Kent, Ohio: Kent State University Press, 1981.

Gaskin, Stephen. *Volume One*. The Book Publishing Company, Summertown, TN 38483.

Gravy, Wavy. *The Hog Farm*. New York: Links Books, 1974.

Haggard, Ben. *Living Community: A Permaculture Case Study*. Santa Fe: Sol y Sombra Foundation, 1993.

Hermann, Janet Sharp. *The Pursuit of a Dream*. New York: Oxford University Press, 1981.

Hine, Robert. *California's Utopian Colonies*. Berkeley: University of California Press, 1953.

Holloway, Mark. *Heavens on Earth: Utopian Communities in America 1680–1880*. New York: Dover Books, 1951.

Hostetler, John. *Amish Society*. Baltimore: Johns Hopkins Press, 1968.

Houriet, Robert. *Getting Back Together*. New York: Coward, McCann & Geoghegan, 1971.

Institute for Community Economics. *The Community Land Trust Handbook*. Emmaus, Pa.: Rodale Press, 1982.

*Interaction Member Profiles 1993*. Washington D.C.: Interaction, 1993.

Janzen, David. *Fire, Salt, and Peace: Intentional Christian Communities Alive in North America*. Evanston Ill.: Shalom Mission Communities Press, 1996.

Kagan, Paul. *New World Utopias*. New York: Penguin Books, 1975.

Kerista Commune. *Kerista*. Performing Arts Social Society, 1984.

Kinkade, Kathleen. *A Walden Two Experiment*. New York: William Morrow & Co., 1973.

Kinkade, Kat. *Is It Utopia Yet?* Louisa, Va.: Twin Oaks Press, 1994.

Kipps, Harriet Clyde, ed. *Volunteerism: The Directory of Organizations, Training, Programs and Publications.* New Providence, New Jersey: R. R. Bowker, 1991.

Komar, Ingrid. *Living the Dream* (Twin Oaks Community), Norwood Editions.

Krishna, Anirudh, ed. *Reasons for Hope: Instructional Experiences in Rural Development.* West Hartford: Kumarian Press, 1997.

Lee, Dallas. *The Cotton Patch Evidence.* New York: Harper & Row, 1971.

Lockwood, George. *The New Harmony Movement.* New York: D. Appleton and Co., 1905.

MacCarthy, Fiona. *The Simple Life, C.R. Ashbee in the Cotswolds.* Berkeley: University of California Press, 1981.

McCamant, Kathryn, and Charles Durett. *Cohousing—A Contemporary Way of Housing Ourselves.* Berkeley: Ten Speed Press, 1988.

McKee, Rose. *Brother Will and the Founding of Gould Farm.* William J. Gould Assoc., 1963.

McLaughlin, Corinne, and Gordon Davidson. *Builders of the Dawn.* Walpole, N.H.: Stillpoint Press, 1985.

Metcalf, Bill. *From Utipian Dreaming to Communal Reality: Cooperative Lifestyles in Australia.* Sydney: UNSW Press, 1995.

Melville, Keith. *Communes in the Counter Culture.* New York: William Morrow & Co., 1972.

Mintz, Jerry, Raymond and Sidney Solomon. *The Handbook of Alternative Education.* New York: MacMillan Publishing Co., 1994.

Nordhoff, Charles. *The Communistic Societies of the United States.* New York: Schocken Books, 1965.

Noyes, John Humphrey. *Strange Cults and Utopias of 19th Century America.* New York: Dover Books, 1969.

Pearse, Innes H. *The Peckham Experiment.* London: Allen & Unwin, 1943.

Peters, Victor. *All Things Common: The Hutterite Way of Life.* Minneapolis: University of Minnesota Press, 1965.

Pitzer, Donald, ed. *America's Communal Utopias.* Chapel Hill: The University. of North Carolina Press, 1997.

Shearer, Ann. *L'Arche.* St. Paul, Minn.: Daybreak Press, 1975.

Spiro, Melford. *Kibbutz: Venture in Utopia.* New York: Schocken Books, 1970.

Sundancer, Elaine. *Celery Wine: Story of a Country Commune.* Community Publications Cooperative, 1973.

Taylor, James B. *Mary's City of David.* Benton Harbor, Mi.: Mary's City of David Publishing, 1996.

Weisbrod, Carol. *The Boundaries of Utopia.* New York: Pantheon Books, 1980.

Whyte, William, and Kathleen Whyte. *Making Mondragon.* New York: Cornell University Press, 1988.

Williams, Paul. *Apple Bay.* New York: Warner Books.

Yablonsky, Lewis. *Synanon*. Baltimore: Pelican Books, 1965.

Zablocki, Benjamin. *The Joyful Community*. Baltimore: Penguin Books, 1971.

## *Liderazgo y poder*

Burns, James MacGregor. *Leadership*. New York: Harper and Row, 1978.

Canetti, Elias. *Crowds and Power*. New York: Continuum Press.

Center for Applied Studies. *The Servant as Leader*. 17 Dunster St., Cambridge, MA 02138.

Kriyananda, S. *The Art of Creative Leadership*.

Schmookler, Andrew Bard. *The Parable of the Tribes*. Berkeley: University of California Press, 1984.

Sennett, Richard. *Authority*. New York: W.W. Norton, 1986.

## *Transformacion cultural*

Capra, Fritjof. *The Turning Point*. New York: Simon & Schuster, 1982.

Capra, Frirjof, and Charlene Spretnak. *Green Politics*.

Drengson, Alan. *Shifting Paradigms*. Lightstar Press.

Ferguson, Marilyn. *The Aquarian Conspiracy*. Los Angeles: J. P. Tarcher Publishing, 1980.

Fuller, R. Buckminster. *Utopia or Oblivion*. New York: Bantam Books, 1969.

Katz, Michael, ed. *Earth's Answer*. New York: Harper & Row, 1977.

Smuts, General Jan. *Holism and Evolution*. Greenwood Press.

Thompson, William Irwin. *Passages about Earth*. New York: Harper & Row, 1973.

———. *At the Edge of History: Speculations on the Transformation of Culture*. New York: Harper and Row.

## *Publicaciones*

*Building Economic Alternatives*. Coop America, 2100 M Street, N.W. Washington, DC 20063

*Communal Societies*. Center for Communal Studies, Univ. of S. Indiana, Evansville, IN 47712

*Communities—A Journal of Cooperative Learning*. 105 Sunset Street, Stelle, IL 60919.

*In Context—A Quarterly of Humane Sustainable Culture*. P.O. Box 2107, Sequim, WA 98382.

*Kerista: Journal of Utopian Group Living*. Kerista Publications/Performing Arts Society.

*New Opinions,* Mark Satin, editor. 2005 Massachussetts Avenue, N.W., Washington, DC 20063

*Whole Earth Review*. P.O. Box 38, Sausalito, CA 94966

### Directorios

*A Guide to Cooperative Alternatives.* Community Publications Cooperative. 105 Sun Street, Steele, Il 60919.

*Alternative Communities.* The Teachers. 18 Garth Road, Bangor Gwynedd, North Wales.

*New Age Directory.* Victor Kulvinskas. Omangod Press.

## Construcción y planeamiento de parcela

Alexander, Christopher. *A Pattern Language.* New York: Oxford University Press, 1977.

———. *The Production of Houses.* New York: Oxford University Press.

———. *The Timeless Way of Building.* New York: Oxford University Press, 1979.

*Alternatives in Energy Conservation: The Use of Earth Covered Buildings.* Proceedings of a Conference funded by the National Science Foundation. Washington: National Science Foundation, 1975.

Ardalan, Nader, and Lateh Bakhtiar. *The Sense of Unity, the Sufi Tradition in Persian Architecture.* Chicago: University of Chicago Press, 1973.

Besset, Maurice. *Le Corbusier: To Live in the Light.* New York: Rizzoli International Pub., 1987.

Bloom, Alan. *Perennials for Your Garden.* New York: Scribner, 1975.

Bourden, David. *Designing the Earth.* New York: Harry Abrams, 1997

Bring, Mitchell, and Josse Wayenberg. *Japanese Gardens.* New York: McGraw-Hill Book Co., 1981.

Coates, Gary. *Eric Asmussen, Architect.* Stockholm: Byggfôrlaget, 1997.

de Moll, Lane, ed. *Rainbook: Resources for Appropriate Technology.* New York: Schocken Books, 1977.

Douglas, William Lake. *Hillside Gardening.* New York: Simon & Schuster, 1987.

Doxiadis, C. A. *Building Entopia.* New York: W. W. Norton & Co., 1975.

Dunne, Thomas, and Luna B. Leopold. *Water in Environmental Planning.* San Francisco: W. H. Freeman and Co., 1978.

Grabow, Stephen. *Christopher Alexander: The Search for a New Paradigm in Architecture.* Oriel Press.

Hait, John. *Passive Annual Heat Storage.* Missoula, Mont.: Rocky Mountain Research Center, 1983.

Hashimoto, Fumio. *Architecture in the Shoin Style.* Kodansha International, Ltd. 1981.

Higuchi, Tadahiko. *The Visual and Spatial Structure of Landscapes.* Cambridge: MIT Press, 1983.

Horn, Walter, and Ernest Born. *The Plan of St. Gall.* Berkeley: University of California Press, 1979.

Howard, Ebenezer. *Garden Cities of Tomorrow.* Cambridge: MIT Press, 1965.

Jeavons, John. *How to Grow More Vegetables.* Berkeley: Ten Speed Press, 1979.

Khalili, Nader. *Ceramic Houses.* New York: Harper & Row, 1986.

Labs, Kenneth, and Donald Watson. *Climatic Design.* 1983.

Le Corbusier. *Towards a New Architecture.* New York: Praeger Publishers, 1946.

Lobell, John. *Between Silence and Light.* Boston: Shambhala Publishers, 1979.

Logsdon, Gene. *Organic Orcharding.* Emmaus, Pa.: Rodale Press, 1981.

Malkin, Jain. *Hospital Interior Architecture.* New York: VanNostrand Reinhold, 1990.

———. *Medical and Dental Space Planning.* New York: VanNostrand Reinhold, 1990.

Maritinell, Cesar. *Gaudi.* Cambridge, Mass.: MIT Press, 1967.

McHarg, Ian. *Design with Nature.* Garden City, N.Y.: Doubleday, 1971.

Merrill, Richard, ed. *Energy Primer.* New York: Dell Publishing Co., 1974.

Minckler, Leon. *Woodland Ecology.* Syracuse, N.Y.: Syracuse University Press, 1975.

Mollison, Bill. *Permaculture,* Vol. 1 and Vol. 2.

Morse, Edward. *Japanese Homes and Their Surroundings.* New York: Harper, 1885; New York: Dover Books, 1961.

Phelps, Herman. *The Craft of Log Building.* Buffalo, N.Y.: Firefly Books, Ltd., 1982.

Point Foundation. *The Essential Whole Earth Catalog.* Garden City, N.Y.: Doubleday, 1986.

Price, Lorna. *The Plan of St. Gall in Brief.* Berkeley: University of California Press, 1982.

Rudofsky, Bernard. *Architecture Without Architects.* Garden City, N.Y.: Doubleday, 1964.

Safdie, Moshe. *Form and Purpose.* Boston: Houghton Mifflin Co., 1982.

———. *For Everyone a Garden.* Cambridge: MIT Press. 1974.

Schuyt, Michael, et al. *Fantastic Architecture.* New York: Harry N. Abrams, 1980.

*Shelter.* Bolinas, Calif.: Shelter Publications, 1973.

Simonds, John Ormsbee. *Landscape Architecture.* New York: McGraw-Hill Book Co., 1983.

Smith, Russell J. *Tree Crops.* New York: Harper Colophon Books, 1950.

Sullivan, Louis. *Kindergarten Chats.* New York: Dover Books, 1980.

———. *The Autobiography of an Idea.* New York: American Institute of Architects, 1926.

The Underground Space Center. *Earth Sheltered Design.* New York: Van Nostrand Reinhold Co., 1979.

Van der Ryn, Sim. *Ecological Design.* Washington D.C.: Island Press, 1996.

Van der Ryn, Sim, and Peter Calthorpe. *Sustainable Communities.* San Francisco: Sierra Club Books, 1986.

Venolia, Carol. *Healing Environments.* Berkeley: Celestial Arts, 1988.

Wright, Frank Lloyd. *The Future of Architecture*. New York: Horizon Press, 1953.
——. *The Living City*. New York: Horizon Press, 1958.
——. *The Natural House*. New York: Horizon Press, 1954.

## Publicaciones

*ASE* (Alternative Sources of Energy), 107 South Central Avenue, Milaca, MN 56353.
*Fine Homebuilding*. Taunton Press, Newtown, CT 06470.
*Hortideas*. Route 1 Box 302, Gravel Switch, KY 40328.
*Real Gods*. 966 Mazzoni Street, Ukiah, CA 95482.
*Tranet: Transnational Network for Appropriate Technologies*. Box 567, Rangeley, ME 04970.

## El arte como terapia

Csikszentmihalyi, Mihaly. *Flow: The Psychology of Optimal Experience*. New York: Harper and Row, 1990.
Dewey, John. *Art as Experience*. New York: Capricorn Books, 1934.
Koestler, Arthur. *The Art of Creation*. New York: Macmillan, 1964.
May, Rollo. *The Courage to Create*. New York: Bantam Books, 1975.
Nachmanovitch, Stephen. *Free Play*. Los Angeles: Jeremy Tarcher, 1990.
Oech, Roger von. *A Kick in the Seat of the Pants*. New York: Perennial Library, 1986.
——. *A Whack on the Side of the Head*. New York: Warner Books, 1983.

## Organizaciones

**International Arts in Medicine Association**
19 South 22nd Street
Philadelphia, PA 19103

**National Coalition of Arts Therapy Associations**
505 11th Street, S.E.
Washington, D.C. 20003
(202) 543-6864

**International Society for Music for Medicine**
Paulmannshoher Strasse 17
D-5880 Ludenscheid, Germany

# Índice

# OTROS LIBROS DE
# INNER TRADITIONS EN ESPAÑOL

**El corazón del Yoga**
Desarrollando una práctica personal
*por T. K. V. Desikachar*

**Puntos de activación: Manual de autoayuda**
Movimiento sin dolor
*por Donna Finando, L.Ac., L.M.T.*

**Usos médicos del nopal**
Tratamientos para la diabetes, el colesterol y el sistema inmunológico
*por Ran Knishinsky*

**Secretos Tántricos para hombres**
Lo que toda mujer le gustaría que su hombre supiera acerca
de intensificar el éxtasis sexual
*por Kerry Riley con Diane Riley*

**Secretos sexuales**
La alquimia del éxtasis: el arte amatorio de las
civilizaciones más exquisitas
*por Nik Douglas y Penny Slinger*

**Medicina con plantas sagradas**
La sabiduría del herbalismo de los aborígenes norteamericanos
*por Stephen Harrod Buhner*

**La solución para la hipertensión**
Prevención y cura natural con el factor K
*por Richard D. Moore, M.D., Ph.D.*

**La dieta del sosiego**
Comer por placer, para obtener energía y para adelgazar
*por Marc David*

INNER TRADITIONS • BEAR & COMPANY
P.O. Box 388
Rochester, VT  05767
1-800-246-8648
www.InnerTraditions.com

O contacte a su libería local